言語聴覚士のための
音声障害学

編集 大森孝一

Speech-
Language-
Hearing
Therapist

医歯薬出版株式会社

執筆者一覧

編集・執筆

大森　孝一（京都大学大学院医学研究科耳鼻咽喉科・頭頸部外科）

執筆

平野　滋（京都府立医科大学耳鼻咽喉科・頭頸部外科）

多田　靖宏（福島赤十字病院嚥下・ボイスセンター）

田口　亜紀（県立広島大学保健福祉学部コミュニケーション障害学科）

田山　二朗（国立国際医療研究センター耳鼻咽喉科・頭頸部外科）

城本　修（県立広島大学保健福祉学部コミュニケーション障害学科）

金子　真美（京都府立医科大学耳鼻咽喉科・頭頸部外科）

前川　圭子（神戸市立医療センター中央市民病院耳鼻咽喉科）

石毛美代子（東北文化学園大学医療福祉学部リハビリテーション学科）

羽石　英里（昭和音楽大学音楽学部）

細川久美子（元・昭和音楽大学名誉教授）

西澤　典子（北海道医療大学リハビリテーション科学部言語聴覚療法学科）

生井友紀子（横浜市立大学附属病院耳鼻咽喉科）

齋藤　幹（さいとう耳鼻咽喉科クリニック）

丹生　健一（神戸大学大学院医学研究科外科系講座耳鼻咽喉科頭頸部外科学分野）

平林　秀樹（獨協医科大学病院耳鼻咽喉・頭頸部外科）

中山　剛志（日本福祉教育専門学校言語聴覚療法学科）

深浦　順一（国際医療福祉大学大学院医療福祉学研究科）

（執筆順）

This book was originally published in Japanese under the title of :

GENGOCHOUKAKUSHI NO TAMENO ONSEISYOGAIGAKU
(Voice Disorder for Speech-Language-Hearing Therapist)

Editor：
OMORI, Koichi

Professor and Chair
Department of Otolaryngology, Head and Neck Surgery
Graduate School of Medicine Kyoto University

© 2015 1st ed.

ISHIYAKU PUBLISHERS, INC.
7-10, Honkomagome 1 chome, Bunkyo-ku,
Tokyo 113-8612, Japan

序文

　人類の歴史のなかで音声言語を考えてみると，初めに音声と聴覚があって伝達手段となり，脳機能の発達と共に言語が生まれ，言語により文明や文化は発展し，人類の存在を意義あるものとしている．音声，言語，聴覚は互いに密接に関連しており，コミュニケーションをとることでコミュニティーが生まれ，人間らしい生活の営みや社会的な活動を円滑にする役割を果たしてきた．わが国では超高齢社会を迎えて，生活の質を保ったままでの健康長寿が求められており，コミュニケーション医学のなかで，音声障害学は大切な医学分野といえる．

　発声の仕組みは，大脳皮質からの発声指令により，呼吸筋が収縮して肺より呼気流が動力源として供給され，声帯を内転させて声門を閉鎖し気流が声帯を振動させて音源となり，声道を共鳴腔として通過して音声となる．子音と母音が構音されて語音となり，これらが連続して生成されることで意味を持った言語となる．発声における一連の動きのいずれかに異常を生じると発声障害となり，音声の高さ，強さ，持続，音質に異常を生じると音声障害となる．音声障害の病態を正しく理解し，音声障害の程度を的確に評価することで，治療に入ることができる．とくに内視鏡の進歩と共に喉頭疾患の診断を容易に共有できるようになってきており，医師と言語聴覚士が連携して治療計画を立てることが大切である．

　本書は，言語聴覚士国家試験出題基準をふまえて構成され，教科書として理解しやすいように編集している．医師の視点，言語聴覚士の視点，そして患者の視点に立って，実地臨床が行えるように配慮し，とくに言語聴覚士が音声障害を正しく理解し，音声障害を訴える患者に対して訓練や指導を適切に行うことができるようにわかりやすく記述している．

　本書が言語聴覚士を目指す学生の学習や実習に用いられると共に，すでに言語聴覚士として活躍されている方々の現場で役立つことを切に希望している．

2015 年 9 月

大森　孝一

目　次

序文 iii

第 1 章　声の特性と機能および調節　　　　　　　　　　（平野　滋）　1

1　声の特性 2
1　声の機能 2
2　声に含まれる情報 2
　① 時間情報と周波数情報　2　　② 言語的情報と非言語的情報　3　　③ 知覚的・物理的情報　3
3　声の可変性（高さ，大きさ，声質，持続） 4
　① 声の高さ（ピッチ，pitch）　4　　② 声の大きさ（loudness）　5　　③ 声質　5
　④ 声の持続　5
2　発声の物理的特徴 6
1　音声生成の物理的基礎 6
2　声帯振動 7
　① 声門の解剖　7　　② 声帯の解剖　8　　③ 声帯振動のメカニズム　9
3　共鳴 11
4　発声の効率 12
3　発声の生理とその調節 13
1　神経系の制御 13
　① 高位中枢における制御　13　　② 末梢神経系における制御　14　　③ 知覚神経支配　14
2　呼気調節 14
　① 呼気調節に関与する器官の解剖・生理　15　　② 呼吸運動　15　　③ 発声の呼気調節　16
3　喉頭調節 16
　① 喉頭の解剖・生理　16　　② 発声の調節　20
4　まとめ 21

第 2 章　音声障害の発生メカニズムと分類　　　　　　　（大森孝一）　23

1　音声障害の定義と病態 24
1　病的音声と正常音声の区別 24
2　障害の判定における留意点（年齢，性別，文化社会的要素など） 25
3　発声機構と障害のメカニズム 25
　① 発声機構　25　　② 発声障害を生じる病態　25

2　声帯の器質的病変に基づく音声障害　29

1　喉頭の炎症，喉頭の腫瘤，喉頭の腫瘍　29

- ① 急性声帯炎　29　　② 声帯結節　29　　③ 声帯ポリープ　29
- ④ ポリープ様声帯（ラインケ浮腫）　29　　⑤ 声帯嚢胞　30　　⑥ 喉頭肉芽腫　30
- ⑦ 声帯萎縮　30　　⑧ 声帯溝症　31　　⑨ 声帯上皮過形成症　31　　⑩ 喉頭乳頭腫　31
- ⑪ 喉頭癌　31

2　その他（先天異常など）　32

3　声帯の運動障害に基づく音声障害　33

1　喉頭麻痺　33
2　披裂軟骨脱臼　33

4　その他の音声障害　34

1　機能性音声障害　34
2　心因性音声障害　34
3　痙攣性発声障害　34
4　過緊張性発声障害　35
5　低緊張性発声障害　35
6　発声の悪習慣など　35

5　まとめ　36

第3章　音声の検査・評価・診断　（多田靖宏・田口亜紀・田山二朗）　37

1　検査の種類と目的　（多田靖宏・田口亜紀）　38

1　内視鏡検査　（多田靖宏）　38
2　聴覚心理的評価　（多田靖宏）　40
- ① GRBAS 尺度　40

3　音響分析による検査　（多田靖宏）　41
4　発声の能力と機能の検査　（多田靖宏）　42
- ① 空気力学的検査　42　　② 声の高さの検査　43　　③ 声の強さの検査　43
- ④ 声の能率指数（AC/DC 比：vocal efficiency index）　43　　⑤ 発声機能検査装置　44

5　音声障害の自覚的評価　（田口亜紀）　44
- ① Voice Handicap Index（VHI）　45　　② Voice-Related Quality of Life（V-RQOL）　48

2　基本的な検査の方法　（多田靖宏）　52

1　検査手順　52
- ① 問診（医療面接）　52　　② 視診　52　　③ 検査　53

2　記録法　53

3　特殊な検査とその臨床的意義　（田山二朗）　54

1 声帯振動を評価するための検査 — 54
- 1 電気グロトグラフィー（electro-glotography：EGG） 54
- 2 光電グロトグラフィー（photo-electrical plottography：PGG） 55
- 3 高速度デジタル撮影 55

2 喉頭筋電図検査 — 58
- 1 原理と意義 58
- 2 方法 59

3 心理検査 — 61
- 1 原理と意義 61
- 2 方法 61

4 評価と鑑別診断 — （多田靖宏）63
- 1 声帯結節 63
- 2 声帯ポリープ 63
- 3 ポリープ様声帯（ラインケ浮腫）63
- 4 声帯炎 63
- 5 声帯麻痺 63
- 6 声帯溝症 64
- 7 声帯囊腫 65
- 8 声帯上皮過形成症 65
- 9 喉頭乳頭腫 65
- 10 喉頭癌 65
- 11 声帯瘢痕症 65
- 12 心因性失声症 65
- 13 過緊張性発声障害 65
- 14 低緊張性発声障害 65
- 15 痙攣性発声障害 66
- 16 変声障害 66
- 17 本態性振戦 66

5 まとめ — （多田靖宏）67

第4章　音声障害の治療　（大森孝一・城本 修・金子真美・前川圭子）69

1 治療法の種類 — （大森孝一）70
1 外科的治療 — 70
- 1 喉頭内腔からのアプローチ 70
- 2 経皮的アプローチ 73

2 保存的治療 — 75
- 1 薬物治療 75
- 2 音声治療 76
- 3 疾患と治療法の選択 77

2 音声治療の種類と理念 — （城本 修）80
1 音声治療の定義 — 80
2 音声治療の目標と種類 — 80
3 音声治療を行う前に知っておくべきこと — 82
- 1 音声治療前に収集すべき情報 82
- 2 音声治療におけるドロップアウトの実態 82
- 3 音声治療への運動学習理論の応用 83

3 声の衛生指導 — （金子真美・城本 修）86
1 声の衛生指導の目標（定義） — 86
2 声の衛生指導の適応 — 86
3 声の衛生指導の効果と効果的な指導法 — 86
4 声の衛生指導の実際（4つの柱） — 87
- 1 発声に関する基礎的理解の促進 88
- 2 誤った発声行動および生活習慣の修正 88
- 3 水分補給 91
- 4 声の安静 92

- 5 症例提示 ··· 92
  - 1 問診 92　　2 諸検査結果 93　　3 問診から考えられる問題点 93
  - 4 諸検査結果から考えられる問題点 94　　5 対応策 94

4　音声訓練の目的・種類・適応 ··（城本　修）96
- 1 音声訓練の目的 ··· 96
- 2 音声訓練の種類とその考え方 ··· 97
- 3 音声訓練の適応 ··· 97

5　音声訓練の方法 ··（前川圭子・城本　修）100
- 1 音声訓練の種類と特徴 ··· 100
- 2 各音声訓練の特徴 ·· 100
  - 1 症状対処的音声訓練の特徴 100　　2 包括的音声訓練の特徴 101
- 3 音声訓練の前に確認しておくべき事項 ·· 102
  - 1 声門閉鎖度の確認 102
- 4 音声訓練の実際―Ⅰ　症状対処的音声訓練 ··· 103
  - 1 声門閉鎖を促進する音声訓練 104　　2 声門閉鎖を緩和する訓練（声門開大訓練）107
  - 3 声の高さを調節する訓練 111　　4 声の強さを調節する訓練 114
- 5 音声訓練の実際―Ⅱ　包括的音声訓練 ··· 116

6　まとめ ··（大森孝一）122

Column
- 心因性音声障害 ···（前川圭子）123
- 痙攣性発声障害 ···（石毛美代子）125
- 医師と言語聴覚士の連携 ···（田口亜紀）128
- 歌声への対応 ··（羽石英里・細川久美子）130

第5章　無喉頭音声　　　　　　　　　　　　　　　　　　　　　（西澤典子・生井友紀子）133

1　喉頭摘出後の呼吸・発声・発語のメカニズム ··（西澤典子）134
- 1 喉頭摘出術 ··· 134
  - 1 正常喉頭の生理的機能 134　　2 喉頭癌の治療 135
- 2 喉頭摘出術後の呼吸・発声・発語機能 ·· 136
  - 1 喉頭摘出後の呼吸機能 136　　2 喉頭摘出後の発声・発語機能 137

2　無喉頭音声の検査 ··（西澤典子）139
- 1 喉頭摘出者に対する話しことばの検査と評価 ··· 139
- 2 声の品質の検査 ··· 139
  - 1 無喉頭音声評価の特殊性 139

| ③ 発話の品質の検査 | 142 |
| ④ 生活の質の検査 | 142 |

3 無喉頭音声の種類と特徴および選択基準 （西澤典子） 145
1 緒言 145
2 主な無喉頭音声 145
- ① 振動源を器具に求める方法（人工喉頭発声） 145
- ② 振動源を自家組織に求める方法（食道発声，気管食道瘻発声） 147

3 無喉頭音声の選択基準 149

4 無喉頭音声のリハビリテーション （生井友紀子） 151
1 無喉頭音声のリハビリテーションとは 151
- ① 無喉頭音声のリハビリテーションとは何か 151
- ② 無喉頭音声のリハビリテーションを開始する前に 151

2 無喉頭音声のリハビリテーションの内容 152
- ① 情報提供 152　② コミュニケーション指導 152　③ 無喉頭音声訓練 153

3 無喉頭音声のリハビリテーションの開始 153
- ① リハビリテーションの流れ 153　② 術前の初回面接 154

4 無喉頭音声訓練の方法 154
- ① 無喉頭音声訓練の開始にあたって 154
- ② 人工喉頭（電気式人工喉頭 electrolarynx：EL） 155　③ 食道発声 158
- ④ 気管食道瘻（シャント：shunt）発声 161

5 まとめ （西澤典子） 164
1 喉頭全摘出術と無喉頭音声の歴史 164
- ① 最初の喉頭全摘出術 164　② 食道発声の歴史 164

2 医療における無喉頭音声のリハビリテーション 164

Column
TE シャント発声（天津法） （齋藤　幹・丹生健一） 166
TE シャント発声（プロヴォックス Vega®） （齋藤　幹・丹生健一） 168
社会保障（障害者手帳） （西澤典子） 170

第6章　気管切開患者への対応 （平林秀樹） 175

1 気管切開とは 176
1 気管切開の適応 176
2 気管切開のインフォームド・コンセント 176
3 気管切開術の種類 176

- ④ 気管切開の方法 177
- ⑤ 手術後の管理 179
- ⑥ 合併症 180
- **2　各種気管切開チューブ（気管カニューレ）についての基礎知識** 182
- ① 気管カニューレの種類 182
- **3　気管切開患者の管理** 184
- ① 気管切開部の管理 184
- ② 気管カニューレの固定 184
- ③ 気管吸引 184
- ④ 自動持続吸引器 186
- **4　コミュニケーション手段の種類と選択** 187
- **5　まとめ** 189
  - ❶ 気管切開の適応　189　　❷ インフォームド・コンセント　189　　❸ 気管切開術の種類　189
  - ❹ 手術後の管理　189　　❺ 合併症　190

Column
現場での気管切開患者への対応 ....（中山剛志）191

第7章　音声障害者の社会復帰　　　　　　　　　　　　　　　（深浦順一）195

- **1　社会復帰の問題点** 196
- ① 社会復帰の条件と当事者のニーズ 196
- ② 動機づけと環境調整 198
- **2　社会復帰のための言語聴覚士の役割** 200
- ① 情報収集 200
- ② 評価 201
- ③ 訓練・指導 201
- ④ 環境調整 201
- ⑤ 喉頭摘出者への言語聴覚士の役割 201
- **3　まとめ** 203

Column
保険診療（検査と治療） ....（深浦順一）204

サイドメモ

効果的な日常生活への般化	（前川圭子）	102
プッシング法について	（前川圭子）	104
喉摘者団体と言語聴覚士	（生井友紀子）	153
無喉頭音声訓練のポイント	（生井友紀子）	154
電気式人工喉頭の機種の色々	（生井友紀子）	157
笛式人工喉頭	（生井友紀子）	157
口腔囁語と咽頭発声	（生井友紀子）	159
食道発声における悪い癖：雑音と大げさな動作	（生井友紀子）	161

和文索引 ･･････････････ 207
欧文索引 ･･････････････ 211

第1章 声の特性と機能および調節

Speech-
Language-
Hearing
Therapist

第1章 声の特性と機能および調節

1 声の特性

1 声の機能

　声は声帯の振動により発生する音であり，動物のきわめて重要なコミュニケーション手段としての機能を持つ．動物社会においては，危険を知らせるための警告，威嚇，求愛など，動物の本能的な行動に伴うことが多いが，人間においてはより社会的意義が強くなる．小児期の言語発達に声は必要不可欠であり，聴覚フィードバックと相まって脳における言語体系の発育を促す．この時期のコミュニケーション障害は人格形成，学習機能に大きな支障をきたすため，医療介入を含めた慎重かつ適切な対応が求められる．社会生活においては学校，職場におけるプレゼンテーション能力が問われる時代となり，声をいかに使いこなすかが重要であり，音声障害は社会生活の質を低下させる大きな要因となっている．また，声を必要とする職業においては，音声障害により職を失うこともあり深刻である．このように，声は就職を含めた社会生活上のQOL維持にきわめて重要であるといえる．

　声は芸術的機能も有する．これは人間において顕著であり，歌唱，読誦，詩吟，さらにはお経を含む宗教的役割すらある．歌唱において声は根本的要素であり，クラシック，ポップ，ロック，演歌，民謡など様々なジャンルにおいて，それぞれの発声法による芸術性が形成される．とくにクラシックにおいては声の純度が問われる．また，宗教においては，説教が人の魂に響くためには，それなりの声は必要かつ有用であろうし，声が教主のカリスマ性を高めることもある．音声外来には歌唱関係者と共に宗教関係の方の受診も多い．

　声は喜怒哀楽などの感情や理性を伝える機能も有する．喜怒哀楽は笑い声や怒声，泣き声として表現される．声によって男女の区別，老若の区別がつけられ，さらには知的レベルや理性のレベルすら推測されてしまうことがある．とくに欧米においては「声＝人格（personality）」といわれる所以である．

2 声に含まれる情報

1 時間情報と周波数情報

　声は楽音的要素と雑音とが混在した，音響学的には一種変わった音である．すなわち，時間領域では非反復性の音響信号であるが，周波数領域では，母音のように楽音的連続スペクトルを有する．母音の周波数情報には基本周波数とその調波構造（ハーモニクス）が明確に認められるが，一方，子音ではこのような調波構造は認められず，むしろ雑音に近

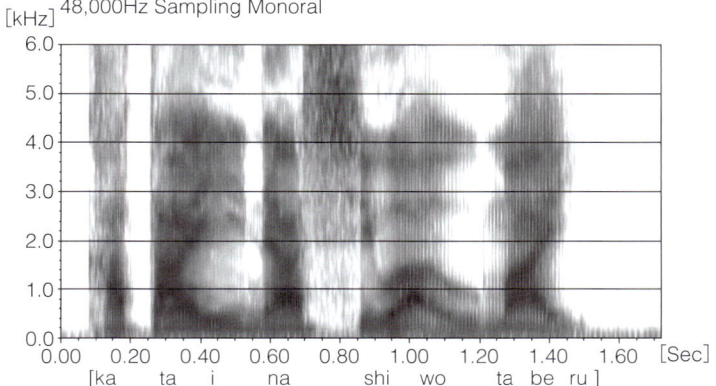

図 1-1 サウンドスペクトログラム
　[katai nashi wo taberu]発声中の情報．母音はフォルマント周波数の変移として認められるが，子音部分は周波数情報よりも時間情報が強くなる

く，その構音・認知においては時間情報が重要なキューとなる（図 1-1）．

　母音の周波数情報には，後述のごとくフォルマント周波数が確認されており，母音の認知にはとくに第1，第2フォルマントが重要といわれる．かつて人工内耳のワードプロセッサーがフォルマント解析方式を用いたとき，母音の認知は良好であったが，子音の認知能はきわめて不良であった．これは子音が周波数情報に乏しく，子音の認知においては時間情報が大きな役割を担っているからであった．時間情報は構音器官の構音運動（構音結合）と対になるものであり，構音結合が音声の時間情報を生むのであり，これを用いて聴覚で認知を行い，その照合作業が声の入力・出力器官の間で行われることにより言語の発達・修得を促すのである．このように，周波数情報，時間情報はいずれも言語音の出力・認知においてきわめて重要な情報である．

2　言語的情報と非言語的情報

　母音［a］を発声すると，前述のごとく周波数情報および時間情報により言語としての意味を有するが，声には言語以外の情報も入ってくる．たとえば，発声者が男か女か，高齢者か若年者か，誰が発声したのか，など個人的な情報すら含まれる．呻き声や泣き声，怒鳴り声などは言語的情報よりも非言語的な感情的，対外的要因が強い．このように，声には多面的な役割があることを認識する必要があり，それゆえに声は人格を表すといわれるのである．

3　知覚的・物理的情報

　声は知覚的，聴覚心理的に，高さ，大きさ，声質（音色），長さ（持続）の要素を持つ．これらの知覚的特性は，音の物理的，音響学的特性に対応する．これらの特性は言語的，非言語的情報の構成・修飾に重要な役割を有する．

3 声の可変性（高さ，大きさ，声質，持続）

1 声の高さ（ピッチ，pitch）

　音響学的には基本周波数（F_0［Hz］）で表される．1秒間の声帯の振動数により規定され，振動数が多いほどピッチは高く，少ないほどピッチは低くなる．声帯の振動数は声帯の質量，張力，粘弾性により可変であり，他の条件が一緒であれば声帯は短いほど振動数は多くなる．女性や小児がこれにあたる．一方，個人内でのピッチの変化は声帯の伸張により調節される．

　声位：特定の発声をするときの声の高さ．会話時の声位を話声位といい，声域下限より4分の1あたりとされている．話声位は成人男性で120Hz前後，成人女性で240Hz前後である．発声機能検査のときによく用いられる「無関位」発声は，通常の大きさ（normal loudness, comfortable loudness）で発声したときの声位である．

　声域・声区：発声可能な最も低い声から最も高い声までの範囲を生理的声域と呼び，通常，健常成人男性で60〜500Hz（約3オクターブ），女性で120〜800Hz（約2.5オクターブ）とされている．ソプラノ，テノールなどの声域は音楽的声域と呼ばれる（図1-2[1]）．声域は声区（register）で区分され，最も低いところからボーカルフライ（vocal fry），表声，裏声（ファルセット，falsetto），ホイッスル（whistle）と呼ばれる（図1-3）．歌声

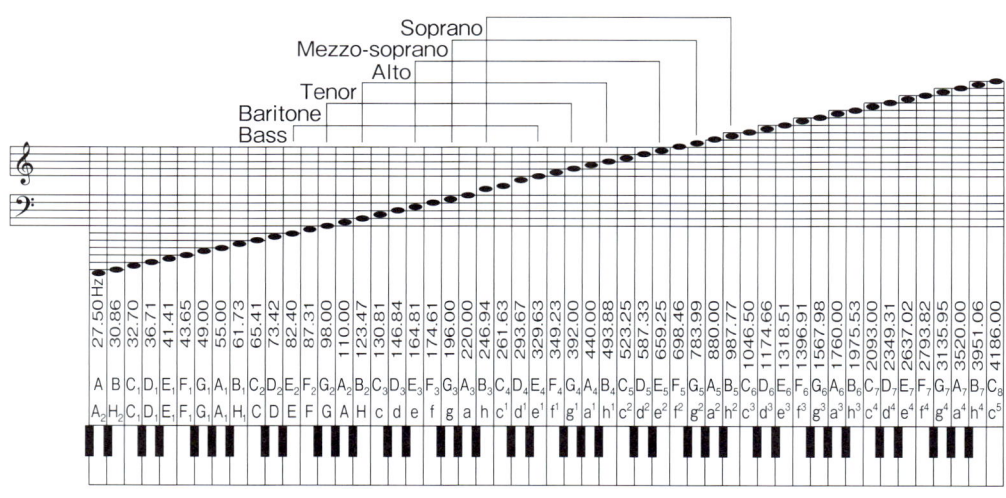

図1-2　声域[1]

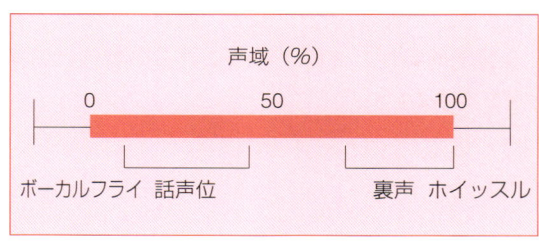

図1-3　声区

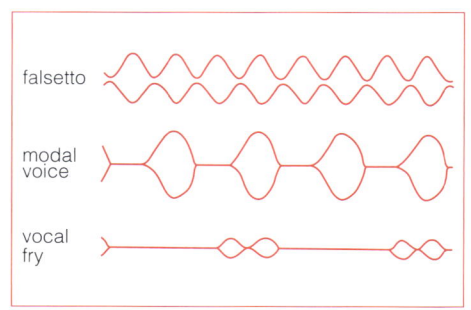

図1-4　声区による声帯振動様式[1]

の場合，表声，裏声はそれぞれ胸声，頭声と呼ばれる．各声区により声帯振動様式が異なり（図1-4[1]），ボーカルフライは声域下限測定時にみられる不規則な声帯振動様式を呈する．裏声では声帯の張力があがり，声帯辺縁部に限局した高速振動様式をとる．ホイッスルはさらに高いところで，声門部の乱気流により生じ，声帯振動を伴わない．通常，ボーカルフライとホイッスルは声域には含めない．

声の高さの調節：「喉頭調節」（p20）を参照．

2　声の大きさ（loudness）

声の大きさは音響学的には強さ（intensity），音圧レベル（SPL：sound pressure level）[dB]で表される．口から約20 cm離れたマイクロフォンで測定する場合，話声位から表声上限までのピッチ範囲においては，50～100 dBの範囲の強さが発声可能であり，声域の上下限近辺ではこのレンジは狭くなる．

声の大きさの分類は，小さい（弱い）声（soft voice），普通の声（normal voice），大きい（強い）声（loud voice）になるが，聴覚心理的な分類であり，音響学的に明確に分類することは難しい．

声の大きさの調節：「喉頭調節」（p20）を参照．

3　声質

声の質（voice quality）は聴覚印象的指標であり，これに対応する物理学的，音響学的指標はない．声質は広義の意味を有し，たとえば「綺麗な声」「美しい声」「汚い声」，あるいは「男らしい声」「子どもっぽい声」などの知覚的意義から，嗄声の分類に用いられる粗糙成分，気息成分などによる規定を受ける．嗄声は病的な声質ということになる．また，クラシック歌唱においては，女性ではソプラノ，メゾソプラノ，アルト，男性ではテノール，バリトン，バスなどの分類として表現される．

音色は，とくにクラシック歌手における独特の声質として表現されることが多い．オペラ歌手の声がオーケストラ伴奏のなかで明確に聴取されるのは，第3フォルマントより広域に形成される歌唱フォルマント（singer's formant）によるとされる[2]．オーケストラ伴奏の平均スペクトルは500 Hz付近にピークがあるとされ，singer's formantはこれより高い音域において強い音響パワーを持つからである．クラシック歌唱の音色は，他にいわゆる「響き」やビブラート，共鳴の豊かさやバランスなど，多数の知覚的要因から評価されるため，きわめて複雑である．

4　声の持続

発話に要する発声持続時間は3秒前後であるが，実際の会話を不自由なく行うには10秒以上の持続時間が必要である．声を最も長く持続できる時間が最長発声持続時間（MPT：maximum phonation time）で，成人で無関位発声時10秒以上（男性30秒前後，女性で15秒前後）を正常範囲とする．声の持続時間は，発声時の呼気量，声門での呼気消費量（呼気流率），および気道抵抗で決まる．通常発話における母音発声においては，気道抵抗はわずかであり，平均呼気流率は100～200 mL/sec，持続時間は2～3秒程度であるが，吸気量を増やすことで発声持続時間は延長する．深吸気時の持続時間がMPTに相当する．

第1章 声の特性と機能および調節

2 発声の物理的特徴

I 音声生成の物理的基礎

　音は，空気の微細な圧力変化により生み出され伝播する空気の疎密波とされている．声は声帯振動によって発生するが，声門の開閉によって通過してくる断続的な空気の流れが音源となる．この断続する空気の流れは，声門の開閉に伴う声門面積の変化と相関するので，音声波形は声門面積波形としてとらえることができる（図 1-5）．この声門において生成される音源が喉頭原音と呼ばれる．声門面積波形は声門の開大期（open phase）と閉鎖期（closed phase）により構成され，一周期における声門の開大時間の割合（声門開放率；OQ：open quotient）や，声門が開大する時間（opening period）と閉鎖する時間（closing period）との割合（声門速度率；SQ：speed quotient）により声帯の振動状態を理解することができる．なお，声門面積波形は声門体積流波形，さらには喉頭原音波形に類似する．

　音声生成の物理は，声門下圧（Psub），声門抵抗（R），声門を通過する気流量（声門体積流：U）により規定され，物理学的に U＝Psub/R の関係が成り立つ（図 1-6）．すなわち，声門下圧が上昇すると気流は流れやすくなり，声門抵抗が上昇すると気流は流れにくくなる．

　以上は喉頭原音の原理であるが，音声を取り扱う際には，喉頭での状態だけでなく，その後の声道（vocal tract）を含めた理解が必要である（図 1-7）．喉頭で生成される音は声帯振動数により規定される基本周波数（F_0）とその倍音成分であるハーモニクスだけからなる．これが声道を通過する際に共鳴が起こり，共鳴周波数が形成され，いわゆる独特の音色を作り出す．音声を考える場合，声門下から流れてくる気流が声門を通過し，さら

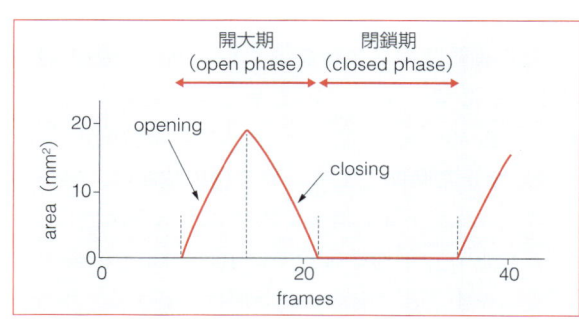

図 1-5　声門波形（声門面積波形）

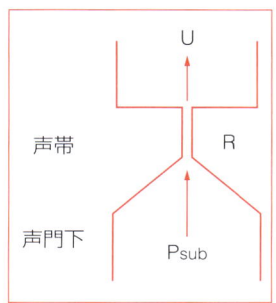

図1-6 音声生成の物理
U＝Psub/R（U：声門体積流, Psub：声門下圧, R：声門抵抗）

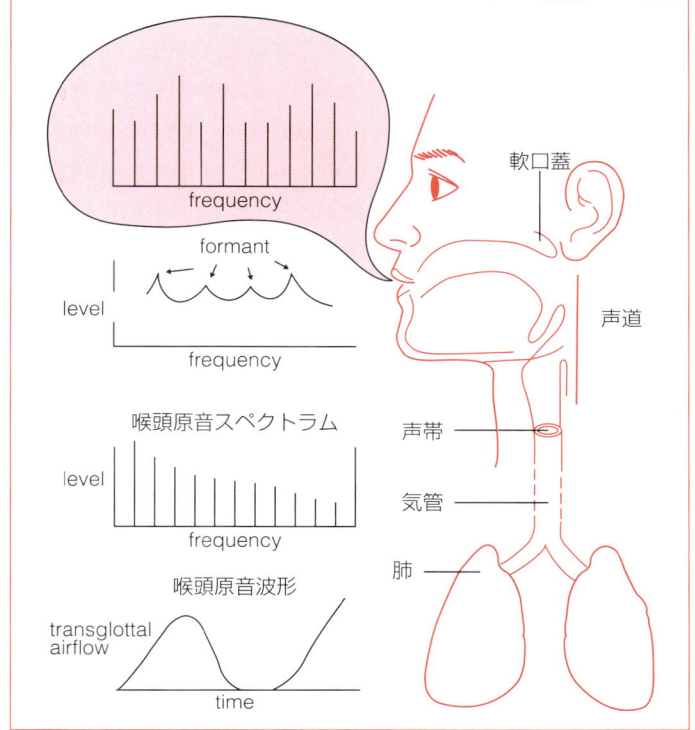

図1-7 音声の生成様式
喉頭原音は基本周波数と倍音成分からなるが，声道を通ることでフォルマント周波数が形成される

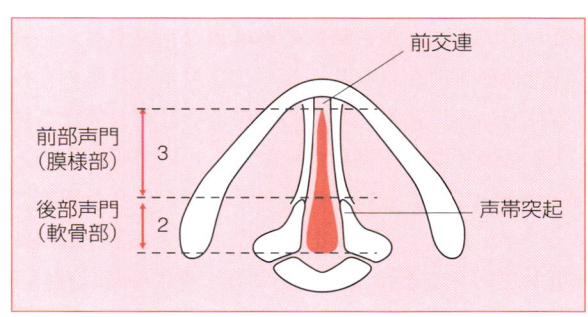

図1-8 声門の解剖[3]

に声道を経過して実際に口唇より発せられるまでの一連の過程としてとらえる必要があり，音声治療も声門の状態だけにとらわれることなく，全体の気流のコントロールを常に意識する必要性がある．

2 声帯振動

1 声門の解剖（図1-8）

両側声帯に囲まれる喉頭水平面上の構造を声門と呼ぶ．声門の前方は前交連であり，両

側声帯の交連線維が交差する部位で，前交連腱（Broyle 靱帯）を形成する．声帯後方は披裂軟骨声帯突起につながっている．声帯の吻側は喉頭室，仮声帯である．声門は両側の声帯突起を結ぶ線で前部声門と後部声門とに分けられる．前部声門は声帯粘膜で挟まれ，膜様部と呼び，後部声門は披裂軟骨，輪状軟骨で囲まれるため軟骨部と呼ぶ．前部声門は声帯が内転し振動する場所であり，発声の役割が強く，一方，後部声門は軟骨部で囲まれ気道としての空間を確保する役割が強い．出生時は，前部声門と後部声門の距離比は1：1で，後部声門が比較的広く確保されている．これは出生時は発声よりもむしろ呼吸が重要だからと考えられている．成人になるとこの比は3：2となり，前部声門の方が長くなる．成長と共に発声の持つ役割が重要になってくるからと考えられる．

図1-9は声門を含めた喉頭腔の構造を示す．声門部は声帯レベルを指し，これより下方を声門下腔（下部），上方を声門上部という．声帯の上方は喉頭室として陥凹し，その上方に仮声帯のヒダがある．

2　声帯の解剖

声帯粘膜は男性で1秒間に約100回，女性で約200回振動する高速振動体であり，歌唱においては600〜800 Hzの速度で振動する．このような振動を行える粘膜は声帯のみであるが，この機能は独特の組織構造によるものと考えられている．図1-10[3]は声帯粘膜の冠状段を示すが，声帯のほとんどは筋肉（声帯筋）により支持されており，粘膜はわずか1 mm程度の厚みしかない．この粘膜には独特の層構造が知られており，浅い方から粘膜上皮，粘膜固有層浅層，中間層，深層である．粘膜固有層深層は主に膠原線維（コラーゲン線維）からなり，中間層は主に弾性線維（エラスチン線維）からなっており，この2層で声帯靱帯を形成する．声帯靱帯はヒトにしか存在せず，また幼少期には存在しない．思春期に声帯靱帯が形成され，声帯粘膜の層構造は完成する．粘膜固有層浅層は線維成分は少なく，間質蛋白や糖蛋白からなり，とくにヒアルロン酸の存在が振動体としての維持に必要不可欠とされている．粘膜固有層の各層はそれぞれ異なる粘弾性を有しており，この連続的に変化する粘弾性が高速振動を可能ならしめているものと考えられている．

Cover-body theory[4]：この層構造をもとに考えられた理論であり，声帯振動は，声帯筋の収縮による土台（body）の上を，粘膜上皮と粘膜固有層浅層とからなる振動部分（cover）が伝播していくことにより成立する．声帯靱帯は移行部（transition）との位置づけである．声帯靱帯の役割については十分解明されてはいないが，coverの振動を補助すること，声帯のテンションを維持し高音発声に有利に作用することなどが推測されている．

声帯粘膜の組織構造の年齢変化：声帯粘膜は出生時は均一な疎な組織であり，声帯靱帯はなく層構造もない．声帯の膜様部長は4〜5 mmで，厚さは10 mm程度である．成長と共に声帯膜様部長は男性で15 mm前後，女性で12 mm前後程度まで伸長するが，厚さはほとんど変わらない．この変化は声変わりを経て思春期に完成する．この過程において，幼少期にはまず声門下を支持する靱帯組織である弾性円錐が発達してきて，声帯膜様部の遊離縁部において声帯靱帯が形成される．したがって，声帯靱帯と弾性円錐は連続する（図1-10）．

声帯粘膜は加齢と共に萎縮する．ここで，粘膜固有層においては不整かつ硬化したコラーゲン線維が蓄積し，エラスチン線維やヒアルロン酸は減少していく．その結果，粘膜固

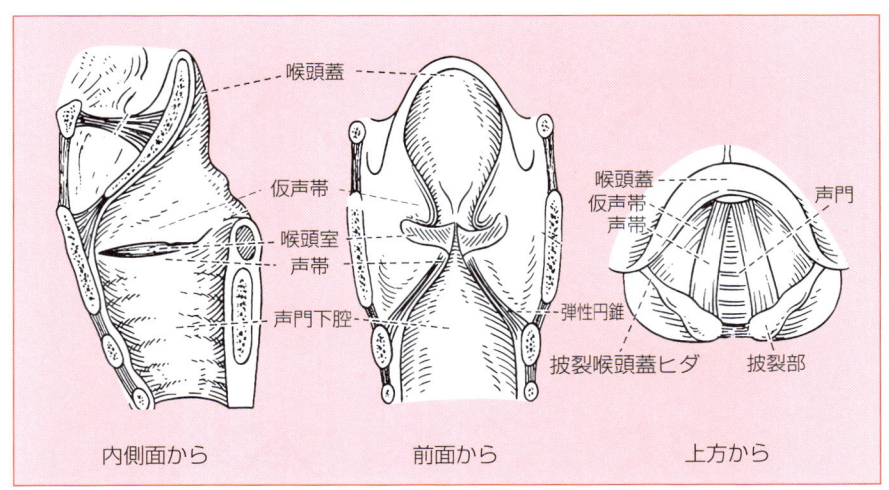

図 1-9　喉頭内腔の解剖

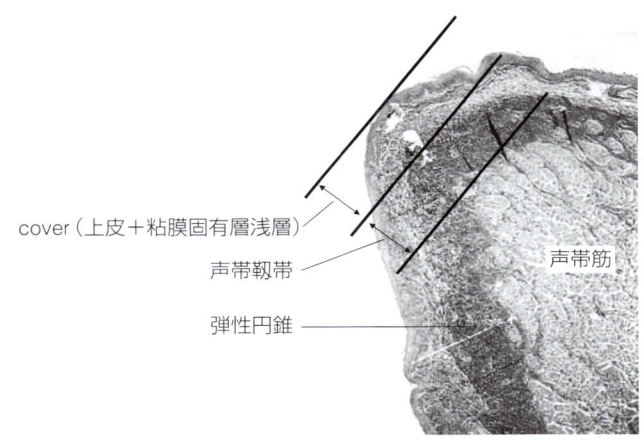

図 1-10　声帯の層構造[3]

有層浅層が希薄化し，粘膜萎縮と線維化をきたす．この変化は男性で顕著である．女性ではむしろ声帯粘膜固有層が浮腫をきたして腫脹することもあるが，これは女性ホルモンの変化によるものと理解されている．

3　声帯振動のメカニズム

　声帯振動が起こるためにはいくつかの重要な用件があり，声門閉鎖，声門下圧の上昇，ベルヌーイ効果の作動が必須である．声帯振動の駆動力は呼気流，呼気圧（声門下圧）である．また健常な声帯振動のためには適度な湿潤も必要であり，声帯粘膜の乾燥はしばしば振動の障害の原因となる．

　声帯振動は声帯の声門下側から始まり，声帯粘膜にそって吻側へと伝播する，いわゆる travelling wave である（図 1-11）．まず声門が適度に閉鎖する必要があり，声門閉鎖不全があると気流が過剰に抜け，声帯振動は減弱し気息性嗄声をきたす．逆に声門閉鎖が強すぎると振動のために過大な声門下圧を必要とし，かつ声帯は振動しにくくなり，振動が

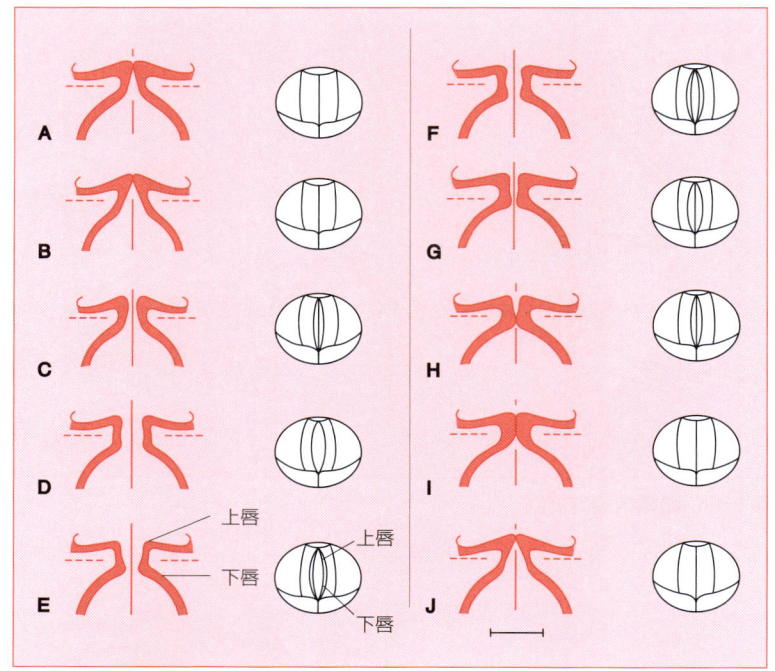

図 1-11 声帯振動のメカニズム
(A〜E) 開大期：下唇から開大し上唇が開大する．(F〜J) 閉鎖期：下唇から閉鎖を始め上唇が閉鎖する

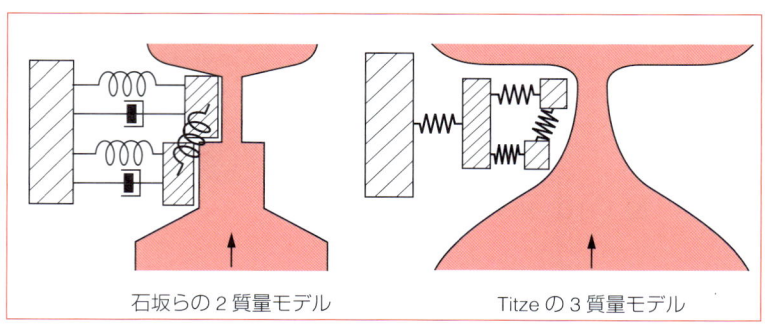

図 1-12 声帯振動のモデル

断絶することもある．声門閉鎖が適度に行われ，4〜8 cm 水柱程度の声門下圧がかかると振動が開始される．振動は声帯下面から始まり，まず下唇が気流により開き，引き続き上唇が開く．上唇と下唇には位相差が生じることがわかる．ここで，上唇と下唇は見かけ上指定されるものであり，声帯内の特定の部位を指すものではない．声門が開大した後は，持続する気流に対しベルヌーイ効果が作用し，粘弾性に富んだ声帯粘膜は気流に吸い込まれる形で閉鎖を始める．これも下唇から閉鎖が始まり，引き続き上唇が閉鎖する．この声門の開大から閉鎖までが振動の一サイクルであり，これを繰り返すことになる．このような物理的作用を継続して受けるのに，前述の声帯の粘膜固有層の層構造が重要と考えられている．

上記の声門下側から位相差を持って伝播するメカニズムは，現在のところ，2質量モデルや3質量モデルとして理解されている（**図1-12**）．少なくとも楽器の弦のような単方向

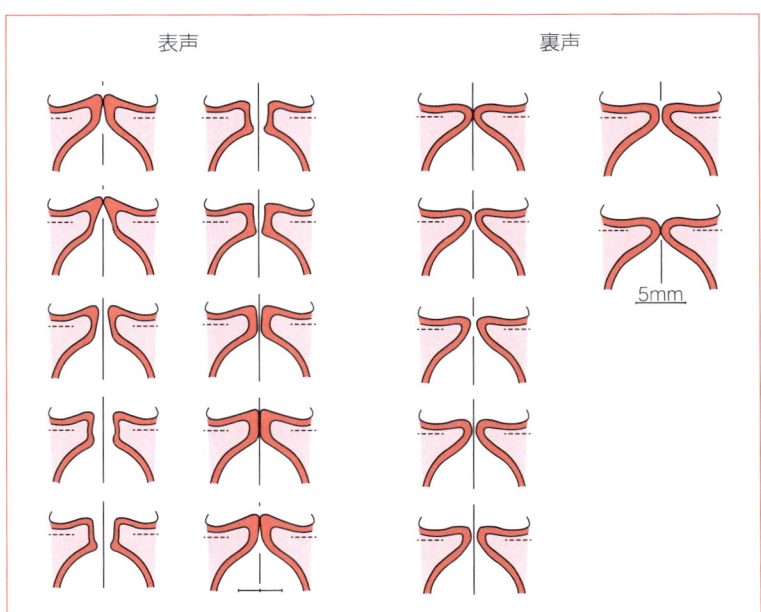

図 1-13　声帯振動パタン

性での振動ではなく，声門に対して水平および垂直方向からなる 3 次元での振動であることを理解しておく必要がある．

声帯振動のパタン（図 1-4）：声帯振動パタンは声区によって異なることがわかっている．表声（胸声）は日常的な発声様式で，声門の開大期の後一定期間の閉鎖期があり，これを繰り返す．裏声（頭声，ファルセット）になると，振動数が増加すると共に，両側の声帯遊離縁はほとんど接触しなくなる．最も低い声（ボーカルフライ）では，閉鎖期が長く，1 周期のなかに 2～3 個の開大期が起こる．

図 1-13 は表声と裏声での声帯振動様式を示す．裏声発声では，表声でみられる上唇と下唇の関係が不明瞭となり，遊離縁の先端を主体として振動様式に変わる．

3　共鳴

　喉頭原音は基本周波数とその倍音からなる複合音であり，ここに通常の発話者と歌手や訓練された発話者との間に大きな差はみられない．これが声道を通過する間に共鳴を受けることにより，声質，音色が異なってくる．共鳴腔（口腔，咽頭，鼻腔）では，ある周波数領域は強調され（共鳴周波数），別の周波数領域は減弱される．声道における音声スペクトルには 4～5 個の強いパワーを持つ重要な共鳴周波数があり，これをフォルマント（formant）と呼ぶ[2]．周波数の低い方から第 1，第 2，第 3…フォルマントと呼び，これらのフォルマントの形成が発語や歌唱の特徴をつける．とくに第 1，第 2 フォルマントの組み合わせは母音の区別に重要とされている．フォルマントは声道の形状によって変化し，喉頭，咽頭，口腔の筋肉の調節を受ける．声道の基本的な長さや形は個人によって先天的に決まっており，これは年齢や性別によってもある程度決まっている．たとえば，女性や小児は声道が成人男性より短く，フォルマント周波数は高くなる傾向がある．

表 1-1　歌声の各カテゴリーにおける歌唱フォルマント周波数

バス	2,300 Hz
バリトン	2,600 Hz
テノール	2,800 Hz
メゾソプラノ	2,900 Hz
ソプラノ	3,200 Hz

　一方，歌手においてはこの声道の形状を適切に調節する必要があり，この過程で発生するのが歌唱フォルマント（singer's formant）である．歌唱フォルマントはすべての母音スペクトルにおいてほぼ一定しており，約 2,300 Hz から 3,200 Hz の間にある．これは歌声のカテゴリーによっても変わる（表 1-1）．歌唱フォルマントの生成のためには喉頭腔と咽頭腔との直径比を 1：6 程度にする必要があるとされている．これを達成するためには，咽頭腔を広げると共に喉頭腔はむしろ狭くする必要があり，歌唱者の喉頭を観察すると，声門上部はむしろ拘扼気味になっていることが多い．声楽においては，俗に「のどを広げて」といわれるが，ここでいう「のど」は咽頭腔のことであり，喉頭腔は逆に狭くなっていることに留意が必要である．喉頭の状態だけをみると過緊張のようにも見てとれるが，そうではない．

　以上のように，音声障害を考えるうえで声道の役割は大きく，喉頭だけをみて診断をするのは危険であり，前述のごとく，声門下から声門，声道を通過する一連の気流として全体的にとらえることが重要である．声帯振動と声道との相互作用については古くから研究されてきているが，モデルの確立が困難なことから，未解明な部分が多い．

4　発声の効率

　声は，声門下からの空気力学的エネルギーを原動力として声帯が振動することで，音響学的エネルギーに変換され，口から放射される．この声門下のパワーがどの程度音響パワーに変換されるかを声の効率とする．少ない声門下パワーで最大限の音響パワーを引き出せると効率のよい発声ということになる．声の効率は発声法や声の大きさにより左右される．計測方法には喉頭効率，声門効率，AC/DC 比，など種々の方法が考案されており，これらの実際の計測方法については第 3 章を参照．

第1章 声の特性と機能および調節

❸ 発声の生理とその調節

Ⅰ 神経系の制御

1 高位中枢における制御（図1-14）

　発声は反射的に起こることもあるが，人間社会のなかで発話や歌唱発声を行う場合，まずブローカ野などの高位中枢において発声の企画やプログラミングが行われる．この指令は大脳皮質中心前回（運動野）に伝えられ，さらに延髄・脊髄を介し，呼吸，発声器官，構音器官の筋肉へと伝えられる．錐体外路，小脳，基底核などもこれらの運動の修飾，調整に働く．

　発せられた音声は，発話者の耳から側頭葉聴覚野へ伝えられ，聴覚フィードバックを介した修正が行われる．

　発声器官の駆動においては，運動野からの指令はまず延髄疑核に送られ，ここから迷走

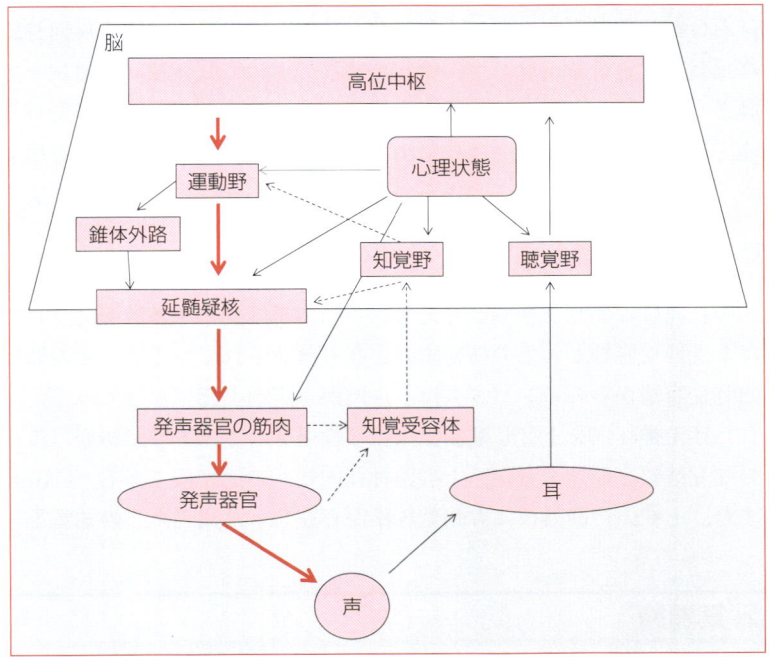

図1-14　発声の神経系制御

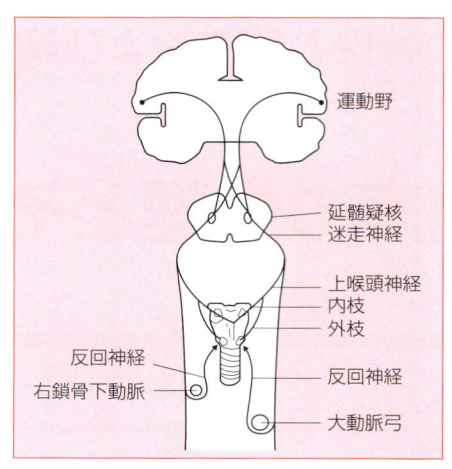

図 1-15　発声の末梢神経系における制御

神経を介して喉頭の各筋肉へと伝えられ，筋肉の収縮が行われる．疑核には各内喉頭筋を支配する運動神経細胞が整然と配列しており，輪状甲状筋支配細胞が最吻側に位置し，腹側から背側にかけて，輪状甲状筋，後輪状披裂筋，甲状披裂筋，外側輪状披裂筋，そして披裂筋の各支配細胞が配列されている．大脳皮質から延髄疑核に至る投射線維は両側性であるので，一側性の大脳障害で声帯麻痺をきたすことはない．

2　末梢神経系における制御（図 1-15）

　迷走神経が頭蓋外に出ると，まず上喉頭神経が分枝する．上喉頭神経は内枝と外枝に分かれ，内枝は甲状舌骨膜から喉頭内に進入し喉頭の知覚を司る．一方，外枝は輪状甲状筋に至り，この筋肉の運動を支配する．迷走神経は頸動脈鞘を下降し，いったん胸腔に入った後，右は鎖骨下動脈で，左は大動脈弓で前から後ろに反回する反回神経を分枝する．反回神経は気管食道溝を上行して，輪状咽頭筋の下縁で気管枝，食道枝を分枝した後に下喉頭神経となり喉頭へ入る．運動神経線維は下喉頭神経前枝にそって走行し，後輪状披裂筋，披裂筋，外側輪状披裂筋に順次枝を出した後，甲状披裂筋に最終枝を出す．披裂筋のみは両側からの下喉頭神経支配を受けるが，他の内喉頭筋はすべて一側性支配である．

3　知覚神経支配（図 1-16）

　喉頭の粘膜には感覚受容器と考えられる自由神経終末が多数確認されている．また喉頭における進展受容器としての筋紡錘の存在も確認されているが，その数は多くはない．これら知覚受容器からのインパルスは，声門から声門上部にかけては主に上喉頭神経内枝に送られ，迷走神経内を上行し延髄孤束核に投射される．下喉頭神経（後枝）は主に声門下からの知覚情報を伝達するが，上喉頭神経内枝への連絡枝である Galen 吻合枝を分枝する．また，上喉頭神経外枝にも知覚線維が存在し，前交連直下の知覚を司る．

2　呼気調節

　発声における駆動力は呼気流のエネルギーであり，これを効率よく調節することは発声

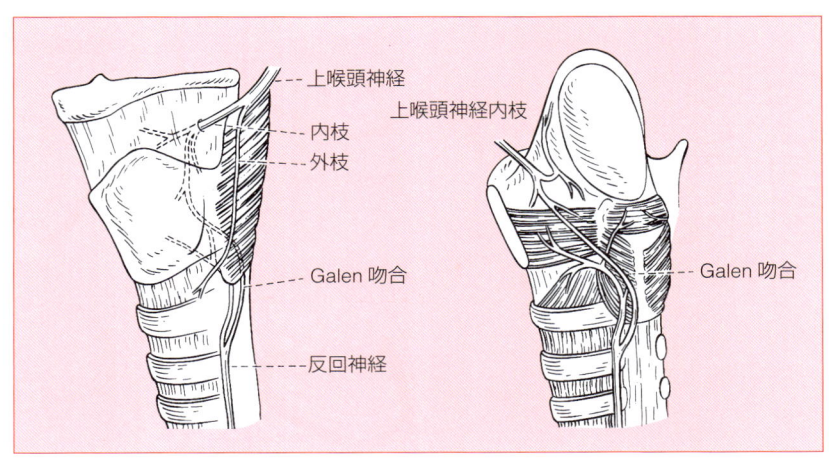
図 1-16 喉頭の知覚神経

効率をあげるうえでもきわめて重要である．声楽においては，むしろこの呼気調節を意識した発声訓練が主体となっているともいえる．

1 呼気調節に関与する器官の解剖・生理

呼吸運動は肺で行われ，気流は肺胞から気管，気管支を経て，喉頭へ送られる．呼吸の調節は胸郭と呼吸筋の動きによってなされている．胸郭は上方と周囲が胸壁，下方は横隔膜からなる．横隔膜は胸郭下部の肋骨および脊椎にそった靱帯に付着しており，呼吸筋として働く．もう一つの呼吸筋は肋間筋であり，肋骨間を前下方に走る外肋間筋と後下方に走る内肋間筋とがある．

2 呼吸運動

呼吸運動は吸気相と呼気相に分けられ，吸気相では胸腔容積が増加し，呼気相では減少する．

安静時の吸気相では胸郭は上下，前後，横方向に拡張する（図 1-17）．上下方向の拡張は，横隔膜が収縮することで胸郭底部が下降することにより起こる．前後および横方向では，肋間筋，とくに外肋間筋が収縮することで，すべての肋骨が第一肋骨に向かって引き上げられる．これにより前後および横方向に胸郭は拡張される．このようにして胸腔は上下，前後，横方向に膨らむ．また，横隔膜の収縮に伴い腹壁の筋肉は弛緩し，胸郭が拡張しやすくなる．

一方，安静時の呼気運動の大部分は受動的現象であり，横隔膜と肋間筋の弛緩による胸腔の縮小，弛緩した横隔膜を胸腔内へ押し戻すような前腹壁筋の緊張，そして肺内の弾性線維が進展された状態から戻される復元力によって安静時呼気がもたらされる．

呼吸運動のモード：乳幼児では肋間筋の収縮による胸郭の拡張が少なく，横隔膜の働きが主となるため，前腹壁の呼吸運動に伴う陥入と突出が激しく，腹式呼吸となる．成人では呼吸法に性差があるとされ，女性では肋骨の働きに依存する傾向があるため胸式呼吸になりやすいが，男性では腹式，胸式の両方の形式をとるものの，主として腹式呼吸になりやすい．声楽では腹式呼吸が採用される．胸郭の拡張の 75％ 程度が横隔膜の収縮による

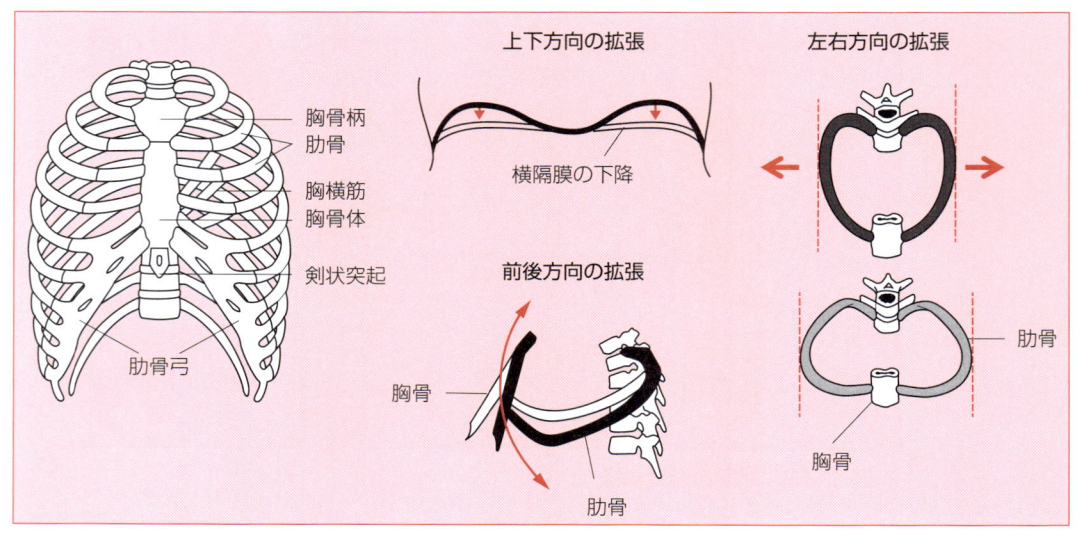

図 1-17　胸郭の構造と吸気による上下，前後，横方向の拡張

ことと，呼気圧のサポートとして腹圧をかけやすいからと考えられる．

3　発声の呼気調節

　発声は大脳皮質で統御され，延髄における呼吸中枢を介して調節されるが，このとき自発呼吸は抑制されている．発声中の呼吸運動のリズムは一定でなく，通常，吸気相より呼気相が長い．また，発声中の音声の強さや高さに応じて，肺活量の変化に応じた呼吸筋による呼気圧の調節がなされる．発声時の呼気圧は通常の楽な発声で5～10 cm H_2O 程度で，強い声や高い声では呼気圧は高くなる．持続発声に要する1秒当たりの呼気量は100～200 mL である．声の持続時間は呼気量の調節によってなされる．

3　喉頭調節

　肺からの呼気流を音声に変換すると共に，声の高さや強さ，音質を変化させることを喉頭調節という．これらの調節は喉頭における呼気圧の変化，あるいは声帯粘膜の物性の変化として説明される．そのためには，まず喉頭の解剖を熟知する必要がある．

1　喉頭の解剖・生理

(1) 喉頭の枠組みと関節（図 1-18）

　喉頭内腔は気道であり，軟骨と靱帯によって気道としての空間が保持されている．また軟骨は枠組みの維持のみならず声帯運動にも大きく貢献している．主な軟骨と関節を列記する．

　●甲状軟骨：声帯を含む最大の軟骨であり，喉頭の前面と側面を形成する．第5頸椎の高さに位置する．左右の甲状軟骨板は正中で交わり，その上端が喉頭隆起（アダムのリンゴ）と呼ばれる．甲状軟骨が正中でなす角度は成人男性で急峻（90度）であり，成人女性ではなだらか（120度）である．輪状軟骨と関節を形成する．

　●輪状軟骨：甲状軟骨の尾側，第6頸椎の高さにある．前部は低く弓部を形成し，後方

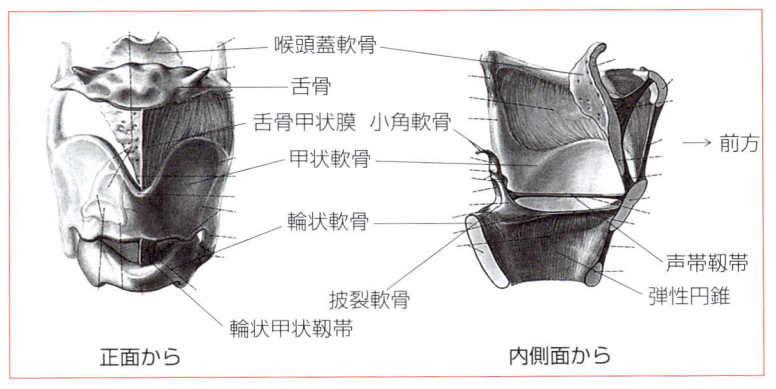

図 1-18 喉頭の枠組み

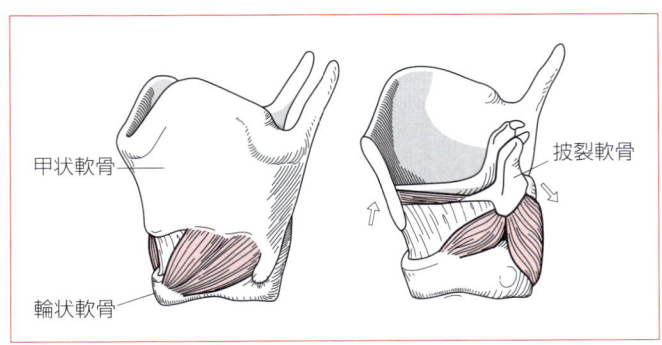

図 1-19 輪状甲状関節の動き
輪状軟骨と甲状軟骨が関節を軸に接近すると声帯が伸長する

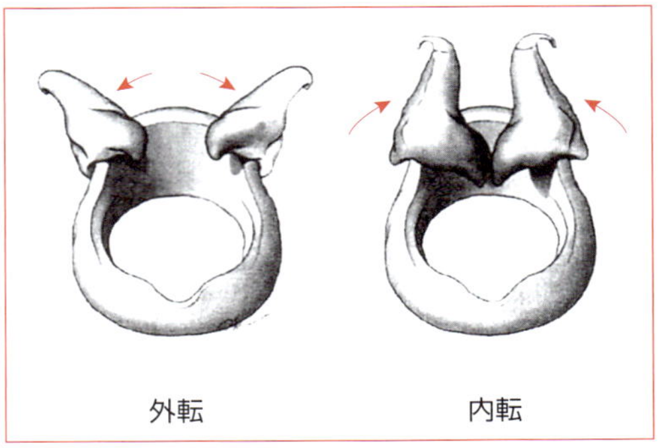

図 1-20 輪状披裂関節と輪状軟骨の動き

は高く軟骨板を形成する輪状の構造をとる.

● **披裂軟骨**：輪状軟骨に左右に対となり位置する．三角錐の形状をなし，前方に声帯突起があり，声帯靱帯で甲状軟骨正中内面と結ばれる．外側に筋突起があり，外側輪状披裂筋，後輪状披裂筋が付着する．披裂軟骨は回転，内方へのスライド，声門下方向への陥屯（ロッキング）することで，声帯の位置が変化する．

● **小角軟骨**：披裂軟骨の吻側に位置する小さな軟骨である．披裂喉頭蓋襞がこの軟骨を含めて覆っており，披裂喉頭蓋襞の支持に関わっていると考えられている．

● **喉頭蓋軟骨**：喉頭蓋を形成するしゃもじ状の軟骨．前方で舌骨，下方で甲状軟骨とそれぞれ靱帯で結合する．

● **輪状甲状関節**：甲状軟骨下角内側面と，輪状軟骨外面にある甲状関節面とで形成される関節．これを軸に，甲状軟骨と輪状軟骨が接近すると，声帯粘膜は伸長される（**図 1-19**）.

● **輪状披裂関節**：輪状軟骨板上縁の外側部にある披裂関節面と，披裂軟骨底の輪状関節面によって形成される．この関節を軸に披裂軟骨が内転，外転，スライドなどを行い，これに伴って声帯も動く（**図 1-20**）.

(2) **喉頭の靱帯**

喉頭の枠組みを形成する各軟骨は靱帯によって結合している．主な靱帯を列挙する（図 1-18）.

3 発声の生理とその調節 17

表 1-2 内喉頭筋の声帯の位置, 形状, 物性に及ぼす効果[1]

	前筋	声帯筋	側筋	横筋	後筋
位置	副正中位	内転	内転	内転	外転
レベル（高さ）	低位	低位	低位	不変	高位
長さ	伸長	短縮	伸長	（短縮）	伸長
厚さ	薄く	厚く	薄く	（厚く）	薄く
遊離縁の形状	鋭化	丸み	鋭化	不変	丸み
筋肉の物性	緊張	緊張	緊張	（弛緩）	緊張
粘膜の物性	緊張	弛緩	緊張	（弛緩）	緊張

前筋：輪状甲状筋, 声帯筋：甲状披裂筋, 側近：外側輪状披裂筋, 横筋：披裂筋, 後筋：後輪状披裂筋

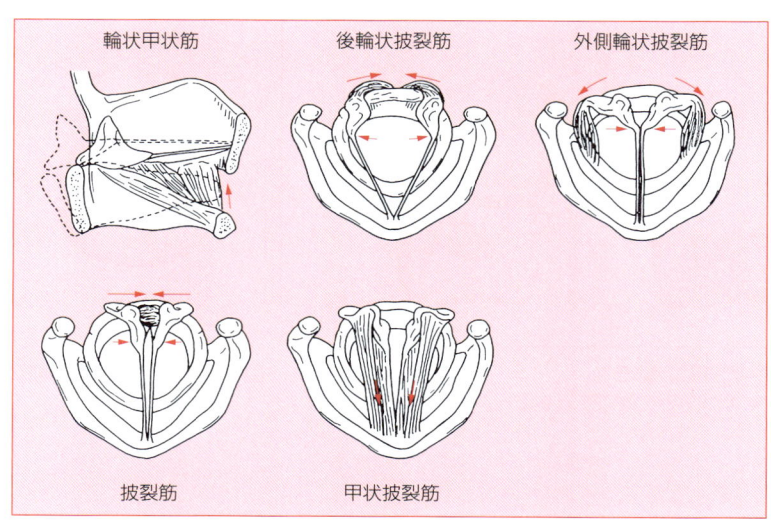

図 1-21 内喉頭筋とその作用

- 舌骨喉頭蓋靱帯：舌骨と喉頭蓋とを結ぶ靱帯.
- 甲状喉頭蓋軟骨：甲状軟骨と喉頭蓋軟骨下端とを結ぶ靱帯.
- 舌骨甲状膜：舌骨と甲状軟骨を結ぶ靱帯. 上喉頭神経内枝はこれを貫いて喉頭内腔に進入する.
- 輪状甲状靱帯：甲状軟骨正中の下端と輪状軟骨前面とを連結する靱帯.
- 後輪状披裂靱帯：披裂軟骨下端後面と輪状軟骨とを結ぶ靱帯.
- 声帯靱帯：声帯粘膜内の構造物であり, 声帯突起と前交連とを結ぶ靱帯.
- 弾性円錐：声門下の粘膜下にある弾性線維性の靱帯であり, 吻側で声帯靱帯と結合する. 弾性円錐は前交連を頂点に, 輪状軟骨上縁と内側面に伸びている.

(3) 内喉頭筋

喉頭には5つの内喉頭筋が存在する. そもそも, わずか1対の声帯粘膜が, 楽器と同様に様々な音を出せるのは, 内喉頭筋の存在による. 内喉頭筋は声帯の位置, 形, 粘弾性を変化させ, 各筋の作用の度合いにより声帯粘膜の物性が決定される. これによって, 声帯は様々な種類の楽器の弦となりうるのである（表 1-2[1], 図 1-21）.

- 輪状甲状筋（前筋）：内喉頭筋とはいいながら, 唯一喉頭の枠組みの外にある. 甲状

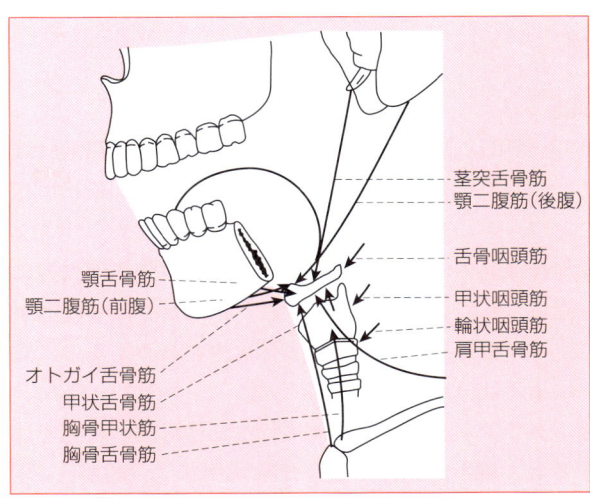

図 1-22 外喉頭筋

軟骨前面下端から輪状軟骨前面に起始する．収縮することにより輪状軟骨と甲状軟骨が接近し，結果として声帯は伸長する．声帯は副正中位に移動し，薄くなるため，声の高さは高くなる．

- 甲状披裂筋（声帯筋，内筋）：披裂軟骨前外側面，声帯突起と甲状軟骨正中内面とに起始する．声帯粘膜を支持する筋肉で，収縮により声帯は短縮し厚くなる．結果，声は低くなる．
- 外側輪状披裂筋（側筋）：披裂軟骨筋突起と輪状軟骨外側部上縁とに起始する．収縮により披裂軟骨が内転し，声門が閉鎖する．声帯はやや伸長され薄くなる．
- 披裂筋（横筋）：披裂軟骨内側をつなぐ筋肉で，収縮により披裂間が接近，声帯は内転する．声帯の形状や物性に対する効果は少ない．
- 後輪状披裂筋（後筋）：披裂軟骨筋突起と輪状軟骨後部に起始する．披裂軟骨を外転させ，声門が開大する．声帯はやや伸長され薄くなる．

これらのうち，後輪状披裂筋のみが外転筋であり，その他の4つの筋肉は内転筋である．また披裂筋のみが両側の神経支配を受ける．

(4) 外喉頭筋

喉頭の外にあり，喉頭を取り巻く筋肉群である（図 1-22）．内喉頭筋ほどではないが，多少，声帯の物性変化に貢献することが示唆されている．

- 舌骨下筋群：胸骨舌骨筋，胸骨甲状筋，甲状舌骨筋，肩甲舌骨筋．基本的に喉頭を下降させる．
- 舌骨上筋群：顎二腹筋，茎突舌骨筋，顎舌骨筋，オトガイ舌骨筋．基本的に舌骨を挙上し，これに伴い喉頭を挙上する方向に働く．
- 咽頭収縮筋：上咽頭収縮筋，中咽頭収縮筋，下咽頭収縮筋（甲状咽頭筋，輪状咽頭筋）．いずれも嚥下に関与するが，甲状咽頭筋は喉頭を挙上する働きがある．

一般的に，喉頭が挙上すると声の高さは高くなる傾向にある．筋緊張性発声障害においては，喉頭は高位に位置し，これには外喉頭筋の筋緊張が作用しているものと理解されている．

2　発声の調節

(1) 声の高さの調節

　　甲状披裂筋，輪状甲状筋が大きな役割を果たす．甲状披裂筋は収縮により声帯を短縮し，厚く弛緩する．これにより声の高さは低下する．一方，輪状甲状筋は声帯を伸長し，薄く緊張させることで，声の高さを高くする．また，ファルセットなど，非常に高い発声においては，後輪状披裂筋の活動も観察されており，声帯の伸長力に対し，披裂部を後方に固定する働きと推察されている．このように，声の高さは各内喉頭筋間の力のバランスによって決まってくる．また，声門下圧の上昇も声を高くするのに貢献する．声楽における高音発声はこれによる部分が多い．

　　声区の調節：クラシック歌手を対象に行った筋電図の研究では，同じ高さの声を異なる声区で発声すると，胸声，頭声，裏声で輪状甲状筋（前筋），外側輪状披裂筋（側筋）の活動はあまり変わらないが，甲状披裂筋（声帯筋）は声区が高くなるほど活動が弱くなる．このように声区の調節には甲状披裂筋が主役を果たすと考えられている[3]．

(2) 声の大きさの調節

　　声の大きさ（強さ）は主として呼気圧（声門下圧）に依存する．声門下圧が上昇することで声の大きさがあがり，また声の高さも高くなる．

　　クラシック歌手を対象に行った筋電図の研究では，中低音においては声の大きさは甲状披裂筋（声帯筋），外側輪状披裂筋（側筋）の収縮と比例し，声門下圧とも比例した．輪状甲状筋（前筋）の収縮はあまり変化しない．これが高音になると，声帯筋の収縮は声の大きさに比例して増大するが，側筋と前筋は弱くなる．これは，声門下圧が高くなると声の高さも高くなるので，一定の高さを保つために側筋と前筋は収縮を弱めるものと理解されている．また，さらに高い音になると声帯筋，側筋，前筋すべての活動は弱くなる．高い声ほど声門下圧による調節が主体となることがわかる[3]．

(3) 音色の調節

　　音色の調節機構は不明な点が多い．音色は聴覚心理的な表現であり，物理学的に対応する尺度はないが，母音の含む調波構造などはこれに関与する．またフォルマント周波数の構成が歌唱を含めた音色の表現に重要であることも確かである．狭義の音色としては頭声，中声，胸声などの声区としてとらえることができ，これらの声区は前述のごとく声帯の振動様式によって変化するが，この振動様式の変化のメカニズムについては不明な点が多い．また，ベルカント歌唱法に代表される声楽的技法の調節機構については科学的に解明されていない点が多い．このように，音色の調節機構は十分に解明されていないのが現状である．

第1章 声の特性と機能および調節

4 まとめ

- 声は重要なコミュニケーションの手段であると共に,芸術性や人格まで表現する.
- 声には調波構造を代表とする周波数情報と,時間情報がある.母音の弁別には周波数情報が重要であるが,子音においては時間情報の関与が大きくなる.また,声には言語的情報の他,感情,年齢,個人などを表す非言語的情報が含まれる.
- 声には高さ,大きさ(強さ),声質(音色),長さ(持続)の可変的要素がある.
- 声の高さは声帯の基本振動数で規定される.男性の話声位は約120 Hz,女性は240 Hzで,男性の生理的声域は約3オクターブ,女性で約2.5オクターブである.声区はボーカルフライ,表声(胸声),裏声(頭声,ファルセット)に区分される.
- 声の高さは主に甲状披裂筋(声帯筋)と輪状甲状筋,声門下圧により調整される.甲状披裂筋は声を低くし,輪状甲状筋は声を高くする.声門下圧が上昇すると声は高くなる.
- 声の大きさは主に声門下圧により調節されるが,声が大きくなると甲状披裂筋(声帯筋)の収縮が増大する.
- 声質(音色)は聴覚印象的表現であり,調波構造やフォルマントなどにより修飾されるが,歌唱においてはかなり複雑である.
- 音声の生成は駆動力である呼気流が声帯粘膜を振動させることによる.喉頭原音は声道により共鳴を受け,フォルマント周波数を形成し,声質を形成する.音声は声門下から声道を駆け抜ける一連の気流の流れとしてとらえることが重要である.
- 声帯粘膜は特徴的な層構造を呈しており,これが振動体としての機能を支えている.声帯筋の収縮土台の上を粘膜上皮と粘膜固有層浅層が振動し伝播する.この間に声帯靱帯が存在する.
- 声帯振動は声門下から声門上へ伝播する travelling wave である.声門閉鎖,声門下圧,ベルヌーイ効果,声帯粘膜の適度な湿潤などが必要である.
- 共鳴は構音器官である口腔,咽頭,鼻腔においてなされ,声道と呼ばれる.この過程で共鳴周波数が形成され,パワーの強いところにフォルマントが形成される.
- 発声の神経制御は,高位中枢である大脳皮質での発声の企画に始まる.この指令は運動野から延髄疑核に伝えられ,迷走神経を介して各内喉頭筋に送られ,発声運動が起こる.
- 呼吸運動において,吸気時には横隔膜,肋間筋の作用で胸郭が上下,前後,左右方向に拡張するが,呼気はほとんど受動的運動であり,胸郭の縮小に伴い呼気が発せられる.発声に際しては,呼気流の調節により音声の強弱,高低,リズム,持続などが決定される.歌唱においては呼気調節は重要な役割を担う.
- 喉頭は軟骨と靱帯により枠組みがつくられるが,軟骨の動きによって声帯粘膜が影響

を受ける．とくに甲状軟骨，輪状軟骨，披裂軟骨の動きが重要である．

●喉頭には5つの内喉頭筋があり，それぞれが声帯の位置，形，物性を変化させる．この作用により，わずか一対の声帯粘膜は限りない物性を持つ弦へと変化しうるのである．

●文献

1) Hirano M：Clinical Examination of Voice, Springer-Verlag, 1981.
2) Sundberg J：The Science of the Singing Voice, Northern Illinois University Press, 1987.
3) 平野　実：音声外科の基礎と臨床．耳鼻と臨床，**21**：239〜440, 1975.
4) Hirano M, Kakita Y：Cover-body theory of vocal fold vibration. Speech science（Daniloff RG ed), College-Hill Press, 1985, pp1〜46.

第2章 音声障害の発生メカニズムと分類

Speech-
Language-
Hearing
Therapist

第2章 音声障害の発生メカニズムと分類

1 音声障害の定義と病態

I 病的音声と正常音声の区別

音声の要素として，高さ（pitch, 基本周波数 F_0），強さ（intensity），持続（duration），音質（quality）の4つが重要であり，それぞれについて，年齢や性別，生理的な変化を考慮したうえで正常範囲に入らない場合を音声障害という．

音声障害の分類も様々あり，音声の要素からみた分類（表2-1），原因や病態からみた分類（表2-2），年齢や性別からみた分類（表2-3）などがある．

音声障害と発声障害はよく似ている用語であるが，発声障害の方が幅広い状態を表現している．発声障害とは発声の動作に関連する障害で，多くの場合は音声障害を伴っている

表2-1 音声の要素からみた音声障害の分類[5]

1. 高さの障害
2. 強さの障害
3. 持続の障害
4. 音質の障害

表2-2 原因や病態からみた音声障害の分類[5]

1. 器質的病変に基づく音声障害
 (1) 喉頭の炎症，喉頭の腫瘤，喉頭の腫瘍
 (2) その他（先天異常など）
2. 声帯の運動障害に基づく音声障害
 (1) 喉頭麻痺
 (2) 披裂軟骨脱臼
3. その他の音声障害
 (1) 機能性音声障害
 (2) 心因性音声障害
 (3) 痙攣性発声障害
 (4) 過緊張性発声障害
 (5) 低緊張性発声障害
 (6) 発声の悪習慣

表2-3 年齢，性別からみた音声障害をきたす主な疾患[5]

1. 小児　先天性疾患（喉頭横隔膜症，喉頭形成不全など）
　　　　急性声門下喉頭炎（仮性クループ）
　　　　声帯結節
2. 思春期　変声障害
3. 成人　外傷
　　　　炎症（急性声帯炎など）
　　　　炎症性腫瘤（声帯ポリープ，声帯結節，喉頭肉芽腫など）
　　　　腫瘍（喉頭乳頭腫，喉頭癌など）
　　　　神経麻痺（反回神経麻痺など）
　　　　心因性失声症
　　　　声帯溝症
4. 高齢者　声帯萎縮

が，発声中や発声直後の喉頭痛，発声中の息苦しさ，長時間の会話で徐々に疲労するなど音声障害を伴わない場合もある．

2 障害の判定における留意点（年齢，性別，文化社会的要素など）

　声の加齢的変化は病的な変化ではなく生理的な変化として考えられる．声の高さの変化は男児から男性への声変わりによりほとんどの男性でみられるが，声の高さについては性同一性障害などを含めて本人の満足度に関わるので，一概に正常・異常を判断できないことがある．高齢男性にみられる声帯萎縮による気息性嗄声は年齢を考えると異常とはいえず，一般化した取り扱いは難しい．声の強さや持続については高齢になると呼吸機能の低下により影響を受ける．障害の判定は年齢，性別，文化社会的要素に留意する必要がある．

3 発声機構と障害のメカニズム

1 発声機構

　一般に，声を生成することを発声といい，ことばの音を生成する動作を発語あるいは構音という．発声や発語に関与する器官は，口腔，鼻腔，咽頭，喉頭，気管，気管支，肺，胸郭，横隔膜であり，これら複数の器官が協調して複雑な統合運動を行っている．

　発声の仕組みは，大脳皮質からの発声指令により，呼吸筋が収縮して肺より呼気流が気管を上方に向かって動力源として供給され，同時に反回神経を介して両声帯を内転して声門は閉鎖し，気流が声帯を振動させて音源となり，声道を共鳴腔として通過して声となる．子音と母音が構音されて語音となり，これらが連続して生成されて話しことばとなる（図2-1）．

　声帯振動は声帯下方から生じるとされており，閉鎖した声門に対して呼気流から生じる声門下圧の上昇により声帯を外方へ押し広げようとする力と，声帯の弾性による復元力と，呼気流が高速で通過すると流れに直交する方向に陰圧を生じるベルヌーイ効果により声帯が内方へ引き寄せられる力とが交互に働いて起こる（図2-2）．

　声帯は組織学的に粘膜と筋からなり，粘膜は粘膜上皮と粘膜固有層からなる（図2-3）．粘膜上皮は，発声時に最も大きく振動する声帯遊離縁では重層扁平上皮であるが，上面と下面は多列線毛上皮である．粘膜固有層は線維成分によって，浅層（いわゆるラインケ腔 Reinke's space），中間層および深層（声帯靱帯）の3層に分けられる．浅層は線維成分や細胞が疎で軟らかいゼリー状の組織からなり，発声中に最もよく振動する層で，病変が波及すると声帯振動が損なわれ嗄声となる．滑らかな声帯振動を得るには，粘膜上皮および粘膜固有層のしなやかさが重要である．

2 発声障害を生じる病態

　発声障害の病態を考える際には，正常な発声に必要な条件をよく知っておく必要がある．その条件がくずれると声の障害が起こる．発声障害の病態とは，正常な発声に必要な条件が保たれていない状態といえる．発声の仕組みからみた発声障害の主な病態を図2-1に示し，解説する．

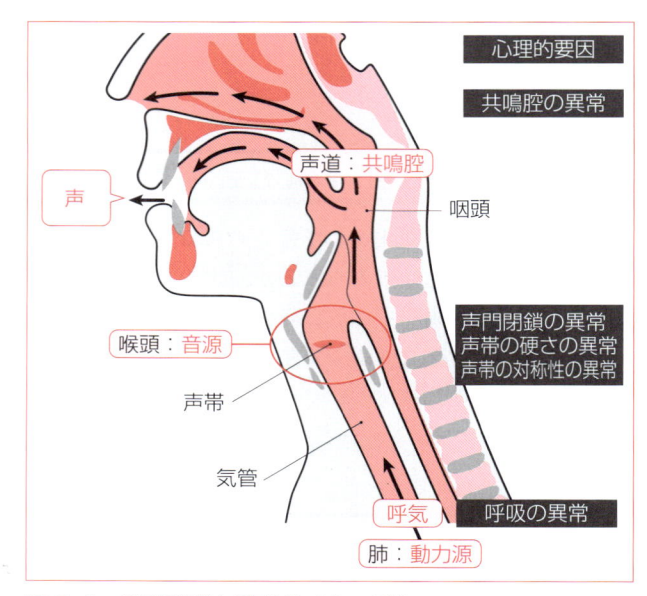

図 2-1　発声機構と障害のメカニズム

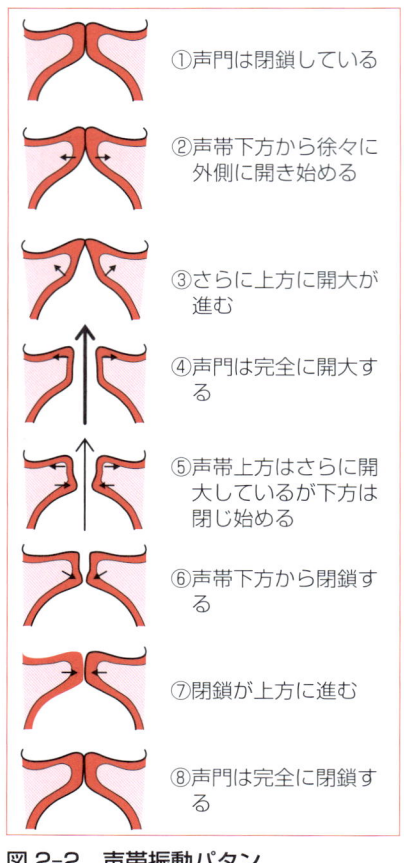

図 2-2　声帯振動パタン

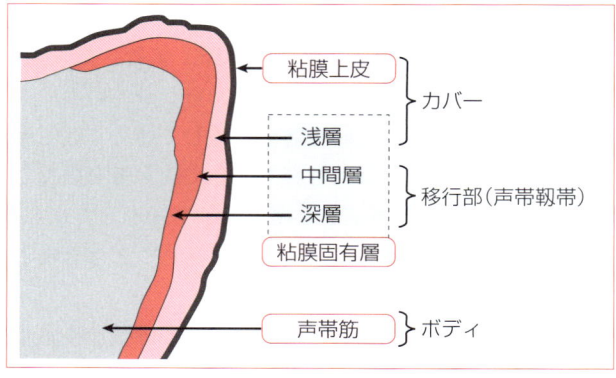

①声門は閉鎖している
②声帯下方から徐々に外側に開き始める
③さらに上方に開大が進む
④声門は完全に開大する
⑤声帯上方はさらに開大しているが下方は閉じ始める
⑥声帯下方から閉鎖する
⑦閉鎖が上方に進む
⑧声門は完全に閉鎖する

図 2-3　声帯組織の層構造

(1) 声門閉鎖の異常

　　声帯が正常な振動をするには，声門が適度に閉鎖しなければならない．"適度" という程度は呼気圧との関連で決まり，呼気圧の大きさに対応して一定の範囲がある．声門の閉鎖が不十分であると，肺からの呼気が声門から流出するので息漏れの状態となり，発声時に声門下圧が十分に上がらず声帯振動が障害され，さらには声門部での高周波数領域の気流雑音が生じて嗄声となる．疾患としては声帯結節，反回神経麻痺などがあり，嗄声の聴覚心理的評価では主に気息性成分が増加する．

　　その逆に声門閉鎖が強すぎると呼気が声門を通過できず，息詰め発声となってしまい嗄声を生じる．嗄声の聴覚心理的評価では一般的に努力性成分が増加する．実際にはこの状態が続くと声が出ないので，間欠的に閉鎖を弱めて発声する．疾患としては痙攣性発声障害，過緊張性発声障害などがある．

(2) 声帯の硬さの異常

　　声帯は粘膜と筋からなり，粘膜上皮と粘膜固有層浅層は発声中に振動する層（カバー）で，

移行部として粘膜固有層中間層および深層があり，その深部には声帯の主体をなす声帯筋（ボディ）がある．発声中に筋は多少なりとも収縮するので硬い．粘膜の物理的性質は，喉頭筋の働きによって受動的に調節される．声帯筋の物理的性質は，他の筋によって受動的に，また声帯筋自身によって能動的に調節される．

このように物理的性質および調節機能の異なる層を有することは，喉頭筋による調節を受けて，声の高さ，強さ，音質を変化させるうえで有利な構造である．また，硬いボディを軟らかいカバーが覆っているため，振動中，粘膜表面に波状の動き（粘膜波動）が起こる．これは浅瀬に波が立つのと同じ理屈である．

声帯のカバーが硬くなると，呼気流が高速で通過すると流れに直交する方向に陰圧を生じるベルヌーイ効果が減弱し，声帯が振動しにくくなり，振幅が減少し嗄声を生じる．嗄声の聴覚心理的評価で一般的に気息性成分が増加する．カバーが硬くなる原因には，腫瘍や腫脹によるものとして癌や声帯炎などがあり，瘢痕によるものとして気道熱傷や声帯手術後などがある．また，声帯溝症や声帯萎縮があげられる．逆に浮腫性病変などで声帯が軟らかいと，振幅幅が大きくなり，声門下圧との均衡が保てず不規則に振動し，嗄声の聴覚心理的評価で粗糙性成分が増加する．

(3) 声帯の対称性の異常

健常者では両声帯の物理的性質はほぼ対称であり，振動中はほぼ対称に動く．片側声帯に病変がある場合，あるいは両声帯に非対称な病変がある場合には，両声帯は非対称に振動する．

一般に，他の条件が同じであれば，振動体の質量が増すと振幅が小さくなり，動く速度が遅くなる．実際には，腫瘤を形成する疾患などで声帯の質量が変化するような場合，声門閉鎖，両声帯の対称性，声帯の硬さなどについても異常があって，声帯振動に質量の変化が及ぼす影響は比較的小さい．

声帯は，その前後軸にそってほぼ均質な構造を有している（厳密には膜様部中央が最も軟らかく，前後ではより硬い）．声帯の器質的変化により左右に質量や緊張度の対称性が失われると，声帯振動に左右の不均衡が生じ，その結果，同一声帯内の部位によって異なるパタンの振動を行う．嗄声の聴覚心理的評価で主に粗糙性成分が増加する．疾患としては声帯ポリープやポリープ様声帯などがある．

(4) 呼吸・共鳴腔の異常

呼気流が声帯振動で断続されることで生じるのが喉頭原音であることからも，呼気が発声に重要であることはいうまでもない．呼吸器疾患などで呼気流率が低下すれば声門閉鎖が十分であっても声門下圧は上昇せず嗄声をきたす．嗄声の聴覚心理的評価で主に無力性成分が増加する．

十分な呼気エネルギーが生成できない状態では，大きな声が出ない，高い声が出にくいといった症状がみられる．音声振戦，失声症，痙攣性発声障害などで声帯と呼気との協調性に問題がある場合がある．

共鳴腔の異常については，喉頭自体には異常がないためいわゆる嗄声にはならないが，音声としてはアデノイド増殖症や上咽頭癌などで鼻咽腔が閉鎖されると閉鼻声を生じ，口蓋裂や粘膜下口蓋裂などで鼻咽腔閉鎖不全となれば開鼻声を生じる．

(5) 心理的要因

音声は"極度の緊張で声も出ない"という表現があるように，ことばを発するヒトの精

神状態や喜怒哀楽を著明に反映する．疾患としては，ストレスからくる心因性音声障害がよく知られており，嗄声の聴覚心理的評価では無力性成分が増加し，重度の場合は有響音のない失声となる．

第2章 音声障害の発生メカニズムと分類

2 声帯の器質的病変に基づく音声障害

I 喉頭の炎症，喉頭の腫瘤，喉頭の腫瘍

1 急性声帯炎

　感冒などで炎症が喉頭に及ぶと声がかすれ，失声となることもある．声帯所見は両側声帯のびまん性発赤腫脹で，粘膜固有層浅層の細胞浸潤，浮腫，血管拡張などによる．急激な声帯腫脹のため粘膜が過度に伸展され，粘膜の余裕がなくなり移動性が低下し，粘膜波動が低下あるいは消失する．声帯の硬さと質量が変化して振動が制限され，聴覚心理的評価では一般に気息性成分が増加する．

2 声帯結節

　声帯膜様部の前1/3から中央に，通常両側性に生じる．両声帯膜様部に機械的刺激が加わることによるとされているが，初期には軟らかく声の乱用など音声の酷使が持続すると線維性に硬化して増大する．学童期の男児と成人女性に好発する．代表例の内視鏡写真を提示する（図2-4）．

3 声帯ポリープ

　好発部位は声帯結節と同様で，多くは片側性で，両側性でも左右非対称である．主な病態は，ポリープの前後で声門が閉じない，対称性がくずれる，ポリープのある部分とない部分とで物性が異なり均質性がくずれる，などである．ポリープは，浮腫が主体の場合には軟らかく，出血，細胞浸潤，線維化が主体の場合には硬い．ポリープのため粘膜の質量が増し，対側の声帯振動を妨害する．代表例の内視鏡写真を提示する（図2-5）．

4 ポリープ様声帯（ラインケ浮腫）

　声帯膜様部のほぼ全長にわたって，粘膜固有層浅層が浮腫状ないしポリープ状に腫脹する．両側性が多い．声帯粘膜の血液循環障害により血管からの血漿成分の漏出や吸収障害により生じた病変と考えられている．発症原因として喫煙の関与が大きく，他に声の乱用も関わりがあるとされている．喫煙歴のある壮年から高齢の女性に多い．多くは両側性で，左右の病変は非対称的である．浮腫状腫脹部は軟らかいが，粘膜の質量が増し，対側の声帯振動を妨害する．代表例の内視鏡写真を提示する（図2-6）．

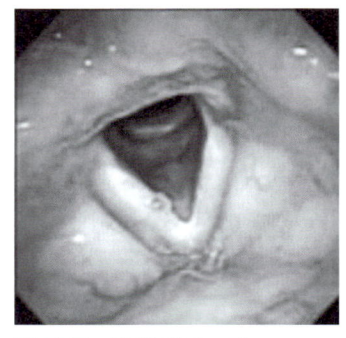

図 2-4　声帯結節　　　　　図 2-5　声帯ポリープ　　　　図 2-6　ポリープ様声帯

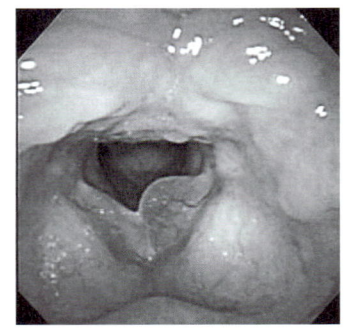

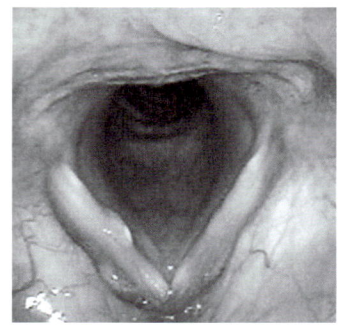

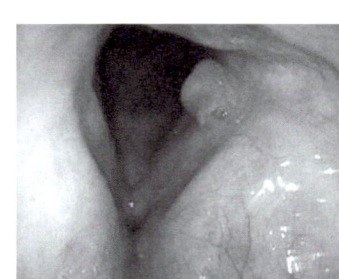

図 2-7　声帯嚢胞　　　　　図 2-8　喉頭肉芽腫　　　　　図 2-9　声帯萎縮

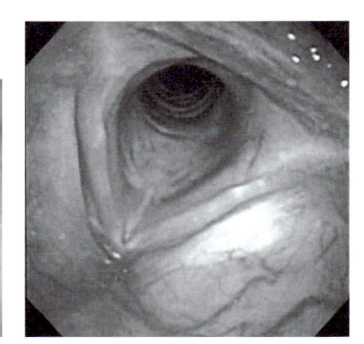

5　声帯嚢胞

　粘膜固有層浅層内に発生する．通常片側性である．病態の特徴は，嚢胞の前後で声門は完全には閉じない，対称性がくずれる，均質性がくずれる，などである．嚢胞は健常組織よりも硬く，粘膜の質量が増し，対側の声帯振動を妨害する．代表例の内視鏡写真を提示する（図 2-7）．

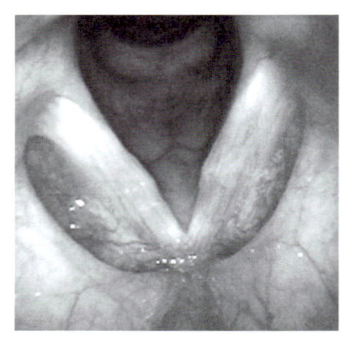

6　喉頭肉芽腫

　声帯突起に好発する炎症性肉芽病変である．気管挿管や咳嗽，逆流性食道炎が原因とされる．症状は声の異常とされているが，病変が声帯後方に限局することが多いため，あまり嗄声を生じないことが多い．ただし，大きくなってくると声帯振動を妨害して嗄声を生じる．他の症状として喉頭異常感，咽頭痛，慢性咳嗽などがあるが，無症候性で胃内視鏡検査を受けた際に偶然発見されることも少なくない．代表例の内視鏡写真を提示する（図 2-8）．

7　声帯萎縮

　声帯萎縮は声帯膜様部が薄くなり，遊離縁が弓状に変形し，声門閉鎖不全を認める．嗄声は気息性成分が増加し，大きな声が出ない，発声で疲れやすいなどの症状がある．高齢の男性に多い．代表例の内視鏡写真を提示する（図 2-9）．

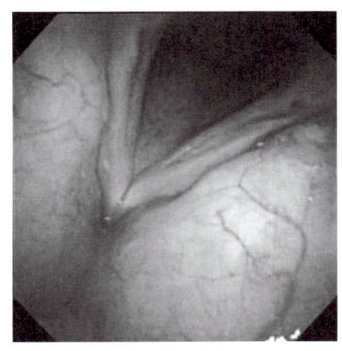

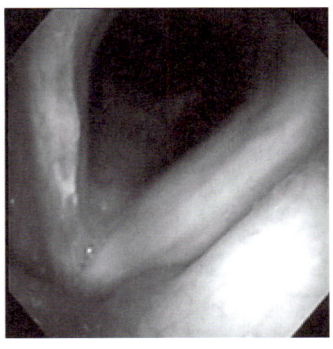

図2-10 声帯溝症　　　　図2-11 声帯上皮過形成症　　　図2-12 喉頭乳頭腫

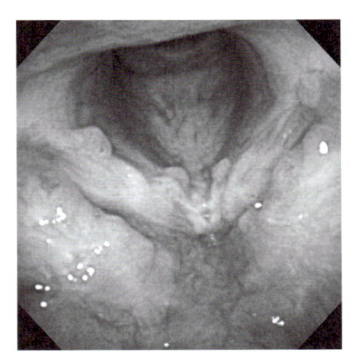

8　声帯溝症

　声帯溝症は声帯膜様部ほぼ全長にわたって遊離縁付近に前後に走る溝があり，声帯振動が障害され，気息性成分が増加する．原因は不明であるが，高齢者に多く，先天性のものや後天性のものとして加齢や炎症の繰り返し，囊腫との関連が考えられている．多くは両側性である．代表例の内視鏡写真を提示する（図2-10）．

9　声帯上皮過形成症

　白板症，白斑症，角化症，ロイコプラキーなどとも呼ばれる．粘膜上皮が過形成を起こし，肥厚する．片側性または両側性に発生し，粘膜固有層浅層までにとどまる．主な病態は，部分的，あるいは全長にわたる声門閉鎖不全があることが多い．対称性，均質性がくずれる．上皮の肥厚がある部分は，健常組織よりも硬い．上皮の肥厚のために粘膜の質量が増し，増生した上皮が突出すると，対側の声帯振動を妨害する．代表例の内視鏡写真を提示する（図2-11）．

10　喉頭乳頭腫

　上皮から発生する良性腫瘍である．声帯，仮声帯，披裂部，喉頭蓋に発生する．気管に進展することもある．粘膜固有層浅層までにとどまる．主な病態は，声門閉鎖が部分的に障害され，健常組織よりやや硬く，質量が増加し，振動の対称性がくずれる．病因はヒトパピローマウイルスで，好発年齢は乳幼児期と成年期である．代表例の内視鏡写真を提示する（図2-12）．

11　喉頭癌

　上皮から発生する悪性腫瘍で，粘膜固有層，筋層に侵入する．筋層に侵入すると声帯の振動が障害される．輪状披裂関節に浸潤すると声帯は可動性が低下するか固定し，声帯運動麻痺となり，声門閉鎖不全を生じる．声帯が主な病変の声門型，仮声帯や披裂部や喉頭蓋が主な病変の声門上型，声門下が主な病変の声門下型に分けられる．声門型は早期に嗄声を生じることから，声門上型や声門下型に比べて早期発見されることが多い．代表例の内視鏡写真を提示する（図2-13）．

図 2-13　喉頭癌声門型　　　　　　　図 2-14　喉頭横隔膜症

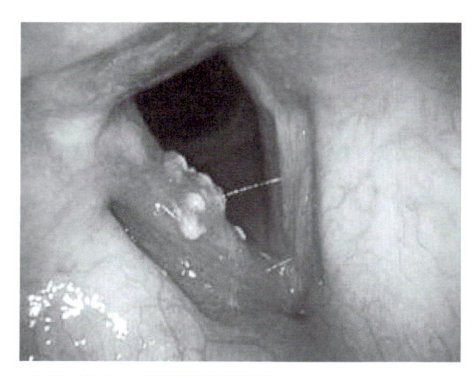

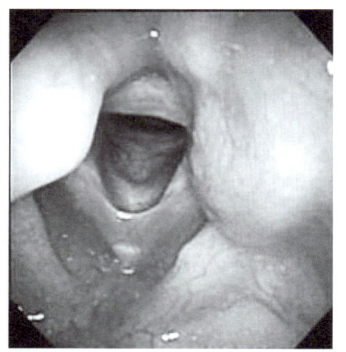

2　その他（先天異常など）

　先天異常として喘鳴を生じる疾患には，喉頭軟弱症，声門下狭窄，喉頭横隔膜症などがある．喉頭横隔膜症で気道が保たれている場合は，前交連から声帯前部の振動がなく，声帯後部のみに振動が制限されることから，聴覚心理的評価で気息性成分が増加することがある．代表例の内視鏡写真を提示する（図 2-14）．

　成長してから早老症の症状として出現する遺伝性疾患の Werner 症候群では，声帯萎縮を生じた場合は聴覚心理的評価で気息性成分が増加することがある．

第2章 音声障害の発生メカニズムと分類

❸ 声帯の運動障害に基づく音声障害

1 喉頭麻痺

　反回神経麻痺は反回神経に何らかの障害や断裂があり麻痺している状態を表す．声帯麻痺は反回神経麻痺に加えて披裂軟骨脱臼などにより声帯運動に障害がある状態を表す．喉頭麻痺は声帯運動麻痺に加えて，上喉頭神経麻痺による喉頭の知覚障害や声の高さ調節障害を含み，迷走神経麻痺などで生じる．

　声帯の運動を支配する反回神経は，延髄の疑核を出て喉頭に達するまでに長く走行する．種々の部位で種々の原因により障害を受けて麻痺する．原因としては頸部疾患と胸部疾患が多く甲状腺癌，食道癌，肺癌などの腫瘍やリンパ節転移，これらの手術の合併症，ウイルスなどの感染症，気管挿管などがある．また，特発性，頭蓋内・頭蓋底疾患もある．声帯麻痺の場合の主な病態は，発声中に声帯が正中まで内転されないので，声門が完全には閉じない．声帯が固定する位置により，声門閉鎖の状態が決定され，嗄声の程度も異なる．多くは片側性なので，左右非対称である．声帯筋が収縮できないので，筋は通常より軟らかい．声帯筋が萎縮すると質量が減少する．代表例の内視鏡写真を提示する（図2-15）．

2 披裂軟骨脱臼

　自然発症は稀で，全身麻酔での気管挿管など喉頭内腔への鈍的損傷や医療行為に続発して起こることが多い．披裂軟骨の脱臼方向は前方と後方があり，前方脱臼では，声帯は弛緩した状態に陥っており，後方脱臼の場合には，声帯前後径は引き伸ばされ，緊張した状態にあると考えられている．片側の声帯運動が障害されるので，発声時声門間隙を生じ，聴覚心理的評価で気息性成分が増加することが多い．代表例の内視鏡写真を提示する（図2-16）．

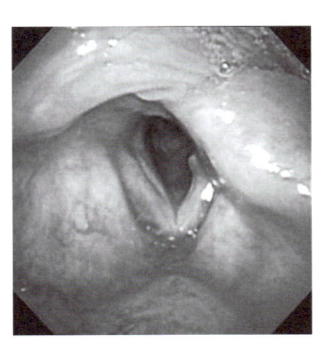

図2-15　左反回神経麻痺　　図2-16　左披裂軟骨脱臼

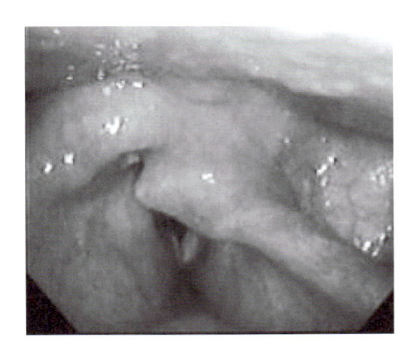

第2章 音声障害の発生メカニズムと分類

4 その他の音声障害

1 機能性音声障害

　機能性音声障害として主なものに変声障害がある．変声期に入ると，性ホルモンの影響を受けて喉頭が成長し，男子では約1オクターブ，女子では約2全音下降する．このような生理的な声変わりの経過が阻害されると変声障害となる．男性で声が高すぎる場合としては，機能的なもの以外に声帯萎縮など器質的なものもある．女性で声が低すぎる場合としては，機能的なもの以外に蛋白同化ホルモン，男性ホルモンなどの内服後の副作用や前筋麻痺などがある．特徴的な症状は声の翻転で，声の高さが急変する．

2 心因性音声障害

　心因性音声障害は稀ではなく，女性に多く，年齢は思春期から40歳までに多い．症状は，会話などの意図的な発声では高度の気息性嗄声やささやき声，あるいは失声となる．精神疾患の合併はなく高度の心理的障害もないとされている．心因性失声症はWHOの国際疾病分類ICD-10では解離性運動障害のなかに分類され，米国精神医学会の診断分類DSM-5では身体化障害に含まれる一つの症状であり，転換性障害に相当する．
　心因性の原因で喉頭筋が適切に働かず，意図的な発声をする際には声門が完全には閉鎖しない．呼気がその隙間から流出するので，声帯が振動しない．高度の気息性の発声あるいは無力性で有響性の音声は出せないが，ささやき声で話すことはできる．泣いたり笑ったり，咳や咳払いのときには有響性の音が出ることがある．

3 痙攣性発声障害

　発話中に断続的な声の詰まりや声の途切れなどの症状がみられ，dystoniaの一種とされている．dystoniaとは神経学的には横紋筋の持続的な筋緊張により，しばしば，捻転性または反復性の運動や異常な姿勢をきたす病態で，その責任病巣は大脳基底核や上部脳幹にあるといわれている．中枢神経系のこれらの部位は抑制性の支配に関与しており，抑制性の障害によってdystoniaの症状が成立する．
　痙攣性発声障害はほとんどが内転型であるが，稀に外転型がある．内転型痙攣性発声障害の病態は甲状披裂筋が過度に収縮するために，声門閉鎖が強すぎて正常な発声ができない．症状は，話しことばの出始めが引っかかり，声は途切れ，絞り込まれ苦しそうになり，

声を出し続けようとしても呼吸が苦しくて声が途絶える．圧迫性や努力性の発声，息漏れがある．音韻の障害として有声音の無声化，音の脱落があり，流暢性の障害として反復や不自然な延長がある．

外転型痙攣性発声障害は発声時に声帯が過外転し間欠的に失声状態となり，その原因は後輪状披裂筋の過緊張であるといわれている．間欠的に失声状態となり，とくに無声子音に後続する母音の無声化が顕著となる．鑑別診断としては失声症，音声衰弱症，音声振戦などがある．

4　過緊張性発声障害

発声に際して，喉頭およびその周辺の筋が，過度に緊張するために起こる声の障害である．声門閉鎖が強すぎると呼気が声門を通過できず息詰め発声となる．両仮声帯が過度に内転し声帯が見えないことがある．力み過ぎた発声のため，努力性の異常な声を出している状態である．

5　低緊張性発声障害

発声に必要な筋の緊張が不十分なために起こる声の障害である．一般的に力のない，弱々しい声となる．音声衰弱症もこの範疇に入る．心因性や声の酷使による発声筋の疲労，呼吸器疾患や加齢による呼吸機能低下などで，呼気流率が低下し，声門下圧は上昇せず嗄声をきたす．神経・筋疾患のなかでは重症筋無力症，筋ジストロフィーなどで生じる．

6　発声の悪習慣など

声に悪影響を及ぼす要因としては，長時間話し続ける，大声を出す，のどに力を入れて話す，無理な声の高さで話す，習慣的な咳払い，喫煙，空気の乾燥，過労，ストレス，胃酸過多になる食事などがあげられる．とくに声帯結節や喉頭肉芽腫では声の乱用が原因となる場合が多い．歌手，アナウンサー，教師など声を職業とする場合は，声を多用するので声帯を傷めるリスクが高いことを考慮しておく．

第2章 音声障害の発生メカニズムと分類

5 まとめ

　正常な発声には必要な条件があり，その条件がくずれると声の障害が起こる．発声障害の病態とは，正常な発声に必要な条件が保たれていない状態といえる．重要な条件は5種類あり，声門閉鎖，声帯の硬さ，声帯の対称性，呼吸・共鳴腔，心理的要因があげられる．発声障害のうち，音声の要素（高さ，強さ，持続，音質）が正常でない場合を音声障害といい，音声障害の発生メカニズムを考える際はこれらの条件に着目するとよい．

　音声障害の原因となる疾患について病態からみると，声帯の器質的病変に基づく音声障害，声帯の運動障害に基づく音声障害，その他の音声障害に分類される．音声障害の原因としては器質的病変による発声器官の形態異常が多い．

　音声障害の患者をみる際には，原因疾患を診断し，音声障害の発生メカニズムを明らかにし，その程度を評価することが大切である．これらを的確に判断することで，病状に合った治療方針を決定することが可能となる．

●文献

1) 大森孝一：声の障害と検査の概要．新編声の検査法（日本音声言語医学会編），医歯薬出版，2009．
2) 大森孝一：＜特集　声を取り巻く諸問題＞発声障害の診断．日本医師会雑誌，**139**(4)：815〜819，2010．
3) 大森孝一：〈25．耳鼻咽喉科疾患〉音声障害．今日の治療指針 2011 年版（山口　徹，他編），医学書院，2011，pp1297〜1298．
4) 大森孝一：〈第 18 章〉難治性発声障害．症例から見る難治性疾患の診断と治療 2．鼻　口腔・咽頭　喉頭編（加我君孝・監修，小林俊光・他編），国際医学出版，2011，pp229〜240．
5) 牛嶋達次郎：新　臨床耳鼻咽喉科学　基礎編（加我君孝，市村惠一，新美成二・編著），中外医学社，2001，pp201〜204．

第3章 音声の検査・評価・診断

第3章 音声の検査・評価・診断

1 検査の種類と目的

I 内視鏡検査

　従来喉頭の観察法として，侵襲の少ない間接喉頭鏡を用いることが多かった．現在でも簡便的に用いられているが，軟性内視鏡（ファイバースコープ）が開発され経鼻的に喉頭腔を観察する方法は開業医でも日常的に行う一般的な検査となった．最近ではより画質の向上した電子内視鏡が開発され，詳細な喉頭の観察が可能となっている．また，経口腔的に挿入して用いられる硬性内視鏡や曲達内視鏡もあり，これらは用途によって使い分けられている．喉頭内視鏡検査の体位はいずれも共通であり，患者の上体をやや前傾（猫背）にさせたうえで，下顎を挙上させると鼻腔・咽頭腔と喉頭腔が比較的直線になり喉頭内腔が観察しやすくなる．喉頭蓋が咽頭後壁に接するタイプや，オメガフォームの場合は，間接喉頭鏡では喉頭蓋喉頭面の観察はもとより声帯全体を観察することも困難なことが多く，内視鏡が必要となることがある．

　軟性内視鏡には，従来からあるファイバースコープと近年開発がすすんでいる電子内視鏡がある．前者はスコープと光源さえあれば観察は可能であり簡便性が高いが，グラスファイバーを通して映像を接眼レンズまで送るため画質はそれほど高くない．ファイバー線維が途中で断裂すると黒点として観察される．複数の医師で所見を確認するには，カメラヘッドを装着してモニタに映さなければならない．後者はスコープ先端にCCDカメラを搭載したもので，スコープ単体では所見を確認することはできず，必ずビデオシステムが必要となるが解像度は高く，最近はハイビジョン映像や3D映像での病変の詳細な評価も可能となっている．現在は多くの電子内視鏡はストロボスコープに対応している．また，メーカーによってはビデオシステムに付加した機能として，粘膜表層の微小な血管変化を描出するための技術を開発しており，OLYMPUS社ではNBI（Narrow Band Image）を，PENTAX社はi-scanをそれぞれ提供しており，がんを診断する際の一助となっている（図3-1）．

　硬性内視鏡は，筒状の内視鏡の中に工学レンズを装備して，先端でとらえた映像を接眼レンズまで送るもので，映像は肉眼に近い．先端は斜視鏡になっており，経口腔的に内視鏡を挿入し喉頭蓋を越えて声門に近接して観察することができる．外径を軟性内視鏡より太くすることができ，明るく観察することが可能で，ストロボスコピーによく用いられる．硬性内視鏡での観察には若干の慣れが必要であり検者の技量にも左右される．経口腔的に行うため咽頭反射の強い患者には不向きである（図3-2, 3-3）．

　曲達内視鏡は，硬性内視鏡の先端を弯曲させ，内部にプリズムを並べて映像を接眼レン

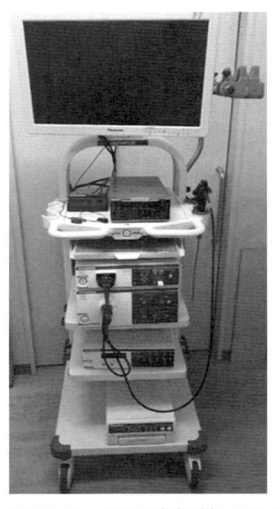

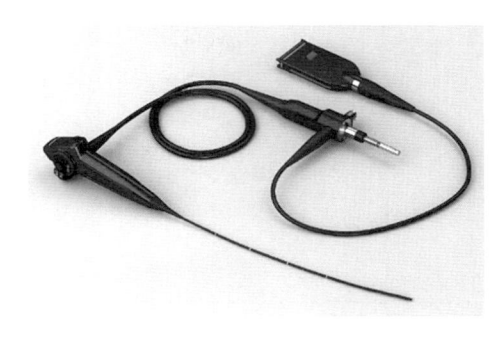

図 3-1　電子内視鏡（OLYMPUS 社）

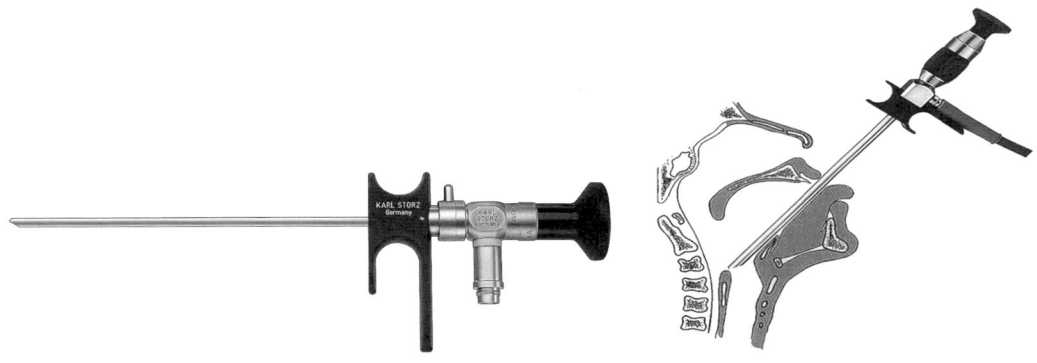

図 3-2　硬性内視鏡（STORZ 社）　　　　図 3-3　硬性内視鏡の挿入図

ズまで送る構造である．画質は硬性鏡と変わらない．先端が弯曲している分，喉頭により近づくことが可能であるが，挿入する前には十分な喉頭麻酔が必要である．

　内視鏡検査の観察項目は，軟性内視鏡の場合は経鼻的に挿入するために，①鼻腔から上咽頭，口蓋の所見を確認する．咽頭腔からは軟性鏡も硬性鏡も一緒となり，②喉頭全体の形態的異常の有無，③声門の形態的異常の有無，④声帯および披裂部の可動性異常の有無，⑤発声時の声門間隙の有無，⑥発声時の声帯振動，⑦発声時の緊張などについて観察する．具体的には，①はアデノイド増殖症や鼻咽腔閉鎖不全，口蓋裂などを確認する．②は喉頭蓋，喉頭蓋舌根面，披裂喉頭蓋ヒダ，披裂部，梨状陥凹を観察する．喉頭内腔の観察は，喉頭蓋喉頭面，仮声帯，声帯，喉頭室，声門下について観察する．③はポリープや肉芽腫など隆起性病変の他，声帯の白色病変などについても観察する．④は発声時と安静呼吸時に分けて行い，声帯と披裂部の可動性を左右それぞれについて観察し，さらには左右の協調性についても観察する．発声時の仮声帯が張り出してくるかどうかなども同時に確認するとよい．⑤は発声時の間隙の有無だけでなく，位置や程度も重要となる．間隙が比較的声門後方であれば発声には影響が少ないとされ，前方では大きくなるとされる．間隙が大きくなればなるほど息漏れが多くなり嗄声が強くなる傾向にある．⑥は主にストロボスコピーで観察する（後述）．⑦は発声時の過緊張もしくは低緊張を評価する．その他，ジス

1　検査の種類と目的　39

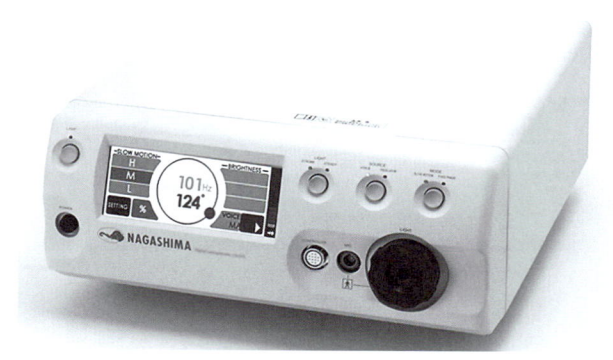

図 3-4　ストロボスコープ (LS-H10)

トニアなどについても観察する．構造を大きくとらえて全体を評価することは重要であるが，一つひとつの項目をしっかりと分けて詳細に観察することも病態を理解して正確な診断に結びつけるために重要なことである．

　ストロボスコピーは，内視鏡の種類ではないが，内視鏡と関連した重要な検査であり，声帯の振動を観察するのに用いられる．内視鏡の光源としてストロボ発光を用いることで，ほぼ周期的に振動する声帯の運動を見かけ上ゆっくりと動く映像として観察する装置である．発光を定常発声中の声帯振動の基本周波数と同一，同一位相にすれば声帯は振動周期のある特定の位相で固定して見える．逆に声帯振動の基本周波数と少しずらすことで，声帯はゆっくりと振動しているように見ることができ，声帯の動く部分と動かない部分を区別できる．振動の減弱している部分には病変が存在することを示唆しており，声帯病変の範囲を把握することができる．また，振動の減弱程度で病変の深さ（深達度）をある程度予測することができ，消失している場合は声帯靱帯まで及んでいる可能性が考えられる．通常光では判別困難な早期喉頭癌の病変範囲をストロボスコピーにて確認することも可能である．観察は通常の発声だけではなく，高音や低音での発声時も行うようにする．また，特定の発声法（たとえば詩吟）でのみ嗄声を訴えるような場合は，その発声法で観察を行うことも重要である（図 3-4）．

2　聴覚心理的評価

1　GRBAS 尺度

　日本音声言語医学会が提案した評価法で，現在は世界中に普及している音声の主観的な評価法である．音声の総合的な異常度，すなわち嗄声度を表す（grade：G）という尺度，および音声の異常さの内容ないしは定性的尺度を表す粗糙性（rough：R），気息性（breathy：B），無力性（asthenic：A），努力性（strained：S）の頭文字を並べたものである．5 項目に対しそれぞれの程度を 0，1，2，3 の 4 段階で評価する．0：正常，1：軽度，2：中等度，3：高度とし，数字が小さいほど良く，大きいほど悪い．評価する音声は，でき

るだけ同じ高さで同じ大きさの持続発声母音が推奨されている．なお，この評価の標準となる嗄声のサンプルテープとDVDがある．この基準をもとにすれば，音声を聞くだけで約70％の発声障害の診断が可能といわれる．しかし，主観的評価であるために同一医師が評価する場合は問題が少ないが，複数の医師が診察する場合には医師の熟練度によって評価が異なることがあり，同一施設であれば日頃から評価を統一するように訓練しておく必要がある．

粗糙性（R）：声帯縁の軟らかい病変などの存在によって声帯振動が不規則な場合の聴覚印象に相当する．濁った声，がらがら声などという表現に相当するが，声の周波数や振幅の変動性（ゆらぎ）に対応する他，低周波領域の雑音などにも対応すると考えられている．二重声もこのカテゴリーに入れられる．声帯ポリープやポリープ様声帯などで経験される．

気息性（B）：声帯閉鎖不全に伴うような息漏れのある気流雑音を含んだ声である．中音域以下の雑音の存在に対応している．かすれ声の印象に相当する．反回神経麻痺や声帯萎縮などで発声時に声門間隙が生じる場合に経験される．

無力性（A）：弱々しい声という印象で，声帯の緊張不全などに伴う喉頭音源が弱い状態に対応している．高音域に調波成分が乏しい状態である．低緊張性の機能性発声障害や呼吸器疾患などで声門下圧が低下する場合などで経験される．この尺度は判定にやや難度がある．

努力性（S）：過剰に力の入った，いきんだような発声印象を指す．高音域の雑音の存在，高音域調波成分の過剰などの音響的特徴が指摘される．声帯硬化病変，あるいは内転型の痙攣性発声障害や過緊張発声などで経験される．

3 音響分析による検査

正常な声帯振動であっても，常に一定の周期ではなく変動性を持っており，いわゆる「ゆらぎ」が存在するとされている．この変動性には波形の周期の変動性（jitter）と，波形の振幅の変動性（shimmer）の2つの種類がある．音響分析はこれらのゆらぎの成分を分析的に検討して，客観的および定量的に評価する検査である．音声を各パラメータによって数値化することで定量的な評価が行える．経過の評価に関する数量化が行えるために，治療効果の判定などにも有用である．機種によっては計測結果をレーダーチャート化して表示することも可能で，ビジュアル的に計測結果の変化を確認することも可能である．サンプリングした音声データを機械的に分析するためGRBAS尺度のような主観的評価と比較すると，評価者によるばらつきはないが，被験者の発声の仕方や音声データのどの部分を計測するかなどで結果に違いが生じることがある．音声のサンプリングは，毎回同じ大きさの声で，同じ母音を発声させるようにする．分析する際は，起声時は音声波形のばらつきが大きくなる傾向があり，安定した波形部分の約1秒間を計測するなど，常に一定の基準を設けて行うことが望ましい．反回神経麻痺などで極端に発声持続時間が短い症例の場合，分析に適さないことがある．

実際の臨床では，基本周波数のゆらぎに関するパラメータとして，声帯振動の平均周期に対するゆらぎの百分率であるPPQ（Pitch Period Perturbation Quotient）が用いられる．また，基本周波数の標準偏差を平均周波数で割った値のvF_0（Coefficient of Fundamental

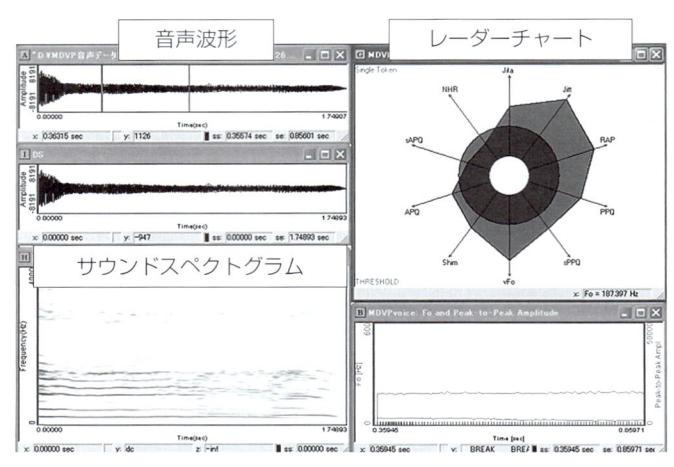

図 3-5　音響分析検査画面（MDVP）

Frequency Variation）は基本周波数の変動を表す．振幅のゆらぎに関するパラメータとして，振幅の平均値に対するゆらぎの百分率である APQ（Amplitude Perturbation Quotient）が用いられる．聴覚的にこの2種類の変動性が，ある程度以上大きくなると嗄声とくに粗糙性嗄声の印象を与えることが以前から指摘されている．他には，発声時の振幅や周期のゆらぎ，息漏れなどによる雑音成分の割合をみる指標である NNE（normalized noise energy）があり，値が大きくなるほど嗄声の雑音が多いことを表す．HNR（Harmonic-to-Noise Ratio）や NHR（Noise-to-Harmonic Ratio）もある（図 3-5）．

4　発声の能力と機能の検査

1　空気力学的検査

(1) 発声時呼気流率

　　発声中に呼出する単位時間当たりの呼気流量を呼気流率と定義する．空気力学的検査のなかにおいて欠かすことのできない検査である．通常，楽な高さ，楽な強さで発声したときの平均呼気流率は約 100 mL/sec であるが性別や体型などにより差が大きいとされる．正常成人の平均値は 140 mL/sec で，220 mL/sec を超えた場合は声門閉鎖不全を疑う．この検査には間接的検査と直接的検査がある．間接的検査として，発声指数（PQ：phonation quotient）があり，肺活量を最長発声持続時間で割った値である．直接的検査としては閉鎖型（volume type）と開放型（flow type）の2つに大別される．閉鎖型には，スパイロメータがあり，換気の量的変化を時間に対して描いた曲線をスパイログラムと呼ぶ．開放型には，気流の方向性を測定するニューモタコグラフ，呼気流率を計測する定温型熱線流量計，発話中の呼気流率や，声門部分における呼気流率を測定する vented pneumotachograph がある．

(2) 最長発声持続時間（maximum phonation time：MPT）

　　呼気を利用する検査であり被験者に持続発声を行わせ，どの程度の時間発声を持続できるかを測定する検査である．特別な器具を必要とせず，簡易的に発声機能をみる検査とし

て有用である．実際の方法としては，被験者に最大深呼吸をさせ，楽な高さ，楽な強さの母音/a/を持続発声させる．発声を止めずに最後まで努力させ，発声時間を計測する．同じ方法で3回計測を行い，その最大値をMPTとする．この検査は被験者の努力が必要となるため，あらかじめ検査の主旨をよく理解させておく必要がある．正常値は，男性15秒以上，女性10秒以上とされているが，年齢による差が大きく小児や老人では短くなる傾向がある．MPTは長い場合は異常とは判定されない．反回神経麻痺などの声門閉鎖不全をきたす疾患で5秒以下となる場合は手術適応となることが多い．

(3) 声門下圧測定

発声時の声門下圧を測定することは発声機能の評価にとって非常に重要である．しかし，声門下の呼気圧を正確に実測することは非常に困難である．よって，実際に声門下圧を測定する以外にも，発声時の呼気圧を測定して代用する方法などがある．

正常者において楽な高さ，楽な強さで発声を行ったときの平均声門下圧は5～10 cmH$_2$O程度である．

2　声の高さの検査

声の高さは声帯の振動数で決定され，Hzで表される．声帯の振動数を調節する役割を持つのが内喉頭筋のうちの輪状甲状筋と声帯筋である．これらは声帯の長さや厚み，硬さのコントロールを行っている．一般的に声帯が長く伸ばされ，粘膜上皮・固有層浅層（カバー）が薄くなり，硬くなるほど声帯振動は速くなり，結果として声は高くなる．一般的にヒトは2～3オクターブの声域を持つとされるが，訓練によってはそれ以上の声域を獲得することも可能とされている．また，話し声の高さを話声位というが，成人男性で100～200 Hz，成人女性で200～300 Hzとされている．計測はピッチメーターを用いて直接計測する方法と，電子オルガンなどの楽器を用いて音名表記してから周波数と対応させて計測する方法がある．

3　声の強さの検査

声の強さは主に声帯を振動させようとする力である声門下圧によって調節され，dBで表される．声門下圧の上昇には，声門を閉鎖する力と呼気流量の2つが大きく関与し，声門を強く閉鎖しようとする力が増加し，多くの息を吐き呼気流量を上昇させることで声は大きくなる．その関係を式で表すと，【声門下圧＝声門抵抗×呼気流率】となる．また，正常成人男性で28 dB SPL以上のdynamic rangeを持ち，60～100 dBの強さでの発声が可能とされる．計測は，できるだけ防音設備のある場所で行う．口唇から約20 cmと一定の距離を保ち，騒音計のマイクに対して話声位で声の強さ，可能な限り大きな声の強さ，可能な限り小さな声の強さをそれぞれ計測する．

4　声の能率指数（AC/DC比：vocal efficiency index）

肺から声門を通り抜ける気流をどれくらい効率よく用いて声を出したかを計測した値である．そもそも呼気は流れとして直流（DC）であるが，発声時に声門閉鎖が起こると気流が途切れて交流成分（AC）が生じる．声門を通過した気流の直流成分と交流成分の比（AC/DC）で表すと，呼気流をどれくらい発声に利用したかを意味し，この値を能率指数という．AC/DC比の正常範囲は0.5以上とされ，声門閉鎖不全があると0.5以下となる

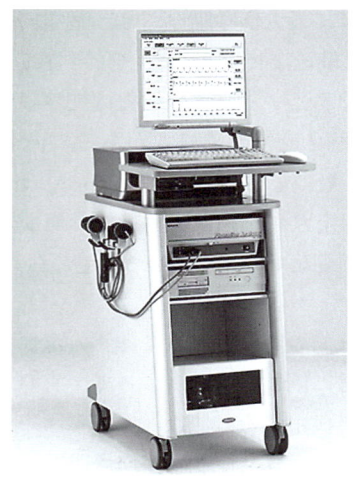

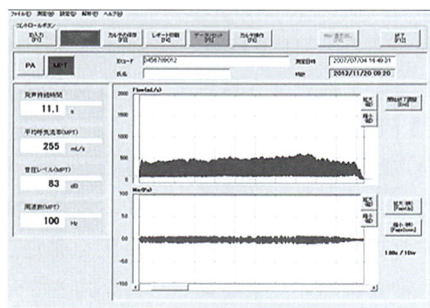

図3-6 左：発声機能検査装置（PA-1000），右：検査結果画面

ことが多い．

5　発声機能検査装置

　音声の高さ（pitch），声の強さ（intensity），発声時呼気流率，呼気圧を同時に測定し，それぞれを表示する検査法である．話声位の能率指数も計測できる．

　実際の計測方法は，鼻から呼気が漏れることを防止するためにノーズクリップをつけて，筒状のマウスピースを口角から呼気が漏れないように口をすぼめてくわえさせる．2～3回普通に呼吸した後で，できるだけ楽な声で，楽な大きさで，楽な高さで母音/a/声を出させて計測する．その他にも大きい声，小さい声，高い声，低い声をそれぞれ計測しておくとよい（図3-6）．

5　音声障害の自覚的評価

　音声障害症例に対する検査としては，前述されているように喉頭の内視鏡検査や，従来GRBAS法による聴覚印象評価，最長発声持続時間，空気力学的検査，音響解析などによる他覚的評価法が用いられている．しかし，音声は年齢や性による個人差や職業や趣味などによる声の使用度の違いが大きいため，上記の検査に加えて患者自身の音声に対する支障度や，声の問題が患者の生活の質（QOL：Quality of Life）にどのような影響を与えているかなどを把握することも重要である．そこで，患者の声に対するQOLを理解するために，他覚的評価法に加えて，声に対する自覚的な評価法が併用されるようになってきた．声のQOLに対する自覚的評価方法には，Voice-Related Quality of Life（V-RQOL）[1]，Voice Handicap Index（VHI）[2]，Voice Activity and Participation Profile（VAPP）[3]，Voice Outcomes Survey（VOS）[4]，Voice Symptom Scale（VoiSS）[5]などがあげられる．それぞれ利点欠点はあるが，現在世界各国で翻訳され，一番用いられているのがVHIである．本邦でもVHI日本語版[6]が作成され，近年では多くの施設で用いられてきている．2012年，日本音声言語医学会音声情報委員会により，VHI日本語版とV-RQOL日本語版の推奨版が作成され，信頼性と妥当性が検証され[7～9]，日本音声言語医学会のホームペー

表 3-1　VHI（原文）[2]

F1*	My voice makes it difficult for people to hear me.
P2	I run out of air when I talk.
F3*	People have difficulty understanding me in a noisy room.
P4	The sound of my voice varies throughout the day.
F5	My family has difficulty hearing me when I call them throughout the house.
F6	I use the phone less often than I would like.
E7	I'm tense when talking with others because of my voice.
F8	I tend to avoid groups of people because of my voice.
E9	People seem irritated with my voice.
P10*	People ask, "What's wrong with my voice".
F11	I speak with friends, neighbors, or relatives less often because of my voice.
F12	People ask me to repeat myself when speaking face-to-face.
P13	My voice sounds creaky and dry.
P14*	I feel as though I have to strain to produce voice.
E15	I find other people don't understand my voice problem.
F16*	My voice difficulties restrict my personal and social life.
P17*	The clarity of my voice is unpredictable.
P18	I try to change my voice to sound different.
F19*	I feel left out of conversations because of my voice.
P20	I use a great deal of effort to speak.
P21	My voice is worse in the evening.
F22*	My voice problem cause me to lose income.
E23*	My voice problem upsets me.
E24	I am less outgoing because of my voice problem.
E25*	My voice makes me feel handicapped.
P26	My voice "gives out" on me in the middle of speaking.
E27	I feel annoyed when people ask me to repeat.
E28	I feel embarrassed when people ask me to repeat.
E29	My voice makes me feel incompetent.
E30	I'm ashamed of my voice problem.

F：functional　P：physical　E：emotional.　＊は VHI-10 で使用される項目.

ジ（http:www.jslp.org/）に掲載されている．現在日本語訳にされている自覚的評価法は，VHI と V-RQOL である．本項では，この 2 つを中心に紹介する．

1　Voice Handicap Index（VHI）

　VHI は，1997 年 Jacobson ら[2]が提唱した音声障害に対するアンケート方式の自覚的評価方法である（表3-1）．心理社会的に患者が自分の音声障害をどのようにとらえているかを機能的，身体的および感情的側面から評価する指標である．欧米では VHI の質問項目を 30 項目から 10 項目に減らした VHI-10[10]や，歌手などの professional voice user を対象とした Singing Voice Handicap Index（SVHI）[11]や小児を対象とした Pediatric Voice Handicap Index（pVHI）[12]など様々な VHI の応用版が報告されており，様々な疾患や音声障害症例に使用されている．2000 年に我々は VHI 日本語版を作成し[6]，本邦でも近年多数の施設がこれを使用している．VHI の利点は，患者個人の声に対するハンディキャップを機能的，身体的，感情的の 3 側面から検討し，数値化できることである．本項では日本音声言語医学会による日本語改訂版を紹介する．

(1) 方法

　VHI 日本語推奨版は，Jacobson ら[2]が作成した VHI30 項目を患者に理解しやすいよう

表 3-2　VHI 日本語推奨版[17]

声の問題であなたの日頃の生活がどのように影響を受けているかについて教えて下さい．この質問紙には声に関して起こりうる問題が記載してあります．この 2 週間のあなたの声の状態について以下の質問に答えて下さい．以下の説明を参考に該当する数字に○をつけて下さい．

　　　　0＝全く当てはまらない，問題なし
　　　　1＝少しある
　　　　2＝ときどきある
　　　　3＝よくある
　　　　4＝いつもある

1.	私の声は聞き取りにくいと思います．	0　1　2　3　4
2.	話していると息が切れます．	0　1　2　3　4
3.	騒々しい部屋では，私の声が聞き取りにくいようです．	0　1　2　3　4
4.	1 日を通して声が安定しません．	0　1　2　3　4
5.	家の中で家族を呼んでも，聞こえにくいようです．	0　1　2　3　4
6.	声のせいで，電話を避けてしまいます．	0　1　2　3　4
7.	声のせいで，人と話すとき緊張します．	0　1　2　3　4
8.	声のせいで，何人かで集まって話すことを避けてしまいます．	0　1　2　3　4
9.	私の声のせいで，他の人がイライラしているように感じます．	0　1　2　3　4
10.	「あなたの声どうしたの？」と聞かれます．	0　1　2　3　4
11.	声のせいで，友達，近所の人，親戚と話すことが減りました．	0　1　2　3　4
12.	面と向かって話していても，聞き返されます．	0　1　2　3　4
13.	私の声はカサカサした耳障りな声です．	0　1　2　3　4
14.	力を入れないと声が出ません．	0　1　2　3　4
15.	誰も私の声の問題をわかってくれません．	0　1　2　3　4
16.	声のせいで，日常生活や社会生活が制限されています．	0　1　2　3　4
17.	声を出してみるまで，どのような声が出るかわかりません．	0　1　2　3　4
18.	声を変えて出すようにしています．	0　1　2　3　4
19.	声のせいで，会話から取り残されていると感じます．	0　1　2　3　4
20.	話をするとき，頑張って声を出しています．	0　1　2　3　4
21.	夕方になると声の調子が悪くなります．	0　1　2　3　4
22.	声のせいで，収入が減ったと感じます．	0　1　2　3　4
23.	声のせいで，気持ちが落ち着きません．	0　1　2　3　4
24.	声のせいで，人づきあいが減っています．	0　1　2　3　4
25.	声のせいで，不利に感じます．	0　1　2　3　4
26.	話している途中で，声が出なくなります．	0　1　2　3　4
27.	人に聞き返されるとイライラします．	0　1　2　3　4
28.	人に聞き返されると恥ずかしくなります．	0　1　2　3　4
29.	声のせいで，無力感を感じます．	0　1　2　3　4
30.	自分の声を恥ずかしいと思います．	0　1　2　3　4

に日本語訳したものである（**表 3-2**）．VHI は機能的側面（F：Functional），身体的側面（P：Physical），感情的側面（E：Emotional）の 3 つのサブスケールより構成され，それぞれ 10 項目の質問項目がランダムに配置されている．機能的側面は，「私の声は聞き取りにくいと思います」，「声のせいで，会話から取り残されていると感じます」などの自分の声の障害による社会生活での支障度や，社会活動の制限を問う内容からなる．身体的側面は，「力を入れないと声が出ません」，「話をするとき，頑張って声を出しています」といったように自分の声の状態がどの程度悪いと感じているか，それに対してどのくらい努力しているかの度合いについての質問となっている．感情的側面は，「誰も私の声の問題をわかってくれません」，「自分の声を恥ずかしいと思います」など自分の声に対する不安や精神的な抑圧などを問う項目で構成されている．VHI はアンケート方式で，0～4 点の 5 段階

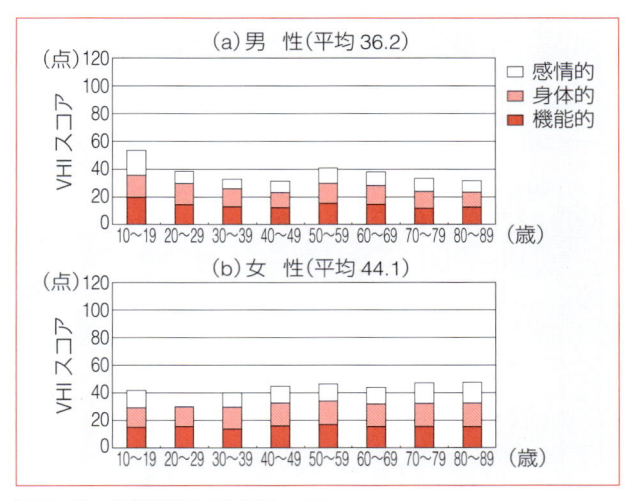

図 3-7　年齢別の VHI スコア

から患者自身が選択し回答するようになっている．回答は，全くあてはまらない，問題なし：0点，少しある：1点，ときどきある：2点，よくある：3点，いつもある：4点でスコアをつける．120点満点で，点数が高いほど音声に対する障害を強く感じているということになる．VHI は 30 項目で構成されているが，回答数が多く時間を要するのが欠点である．このため，VHI のなかでもより重要な 10 項目を抜粋した VHI-10[10] でも同様の評価が可能であるといわれており，時間に余裕のない場合は VHI-10（表 3-1 中＊の項目）を使用してもよい．

(2) 活用例

我々が[13]，音声障害症例 546 例（男性 281 例，女性 265 例）に対して施行した VHI スコアでの検討例を示す．VHI スコアの平均は男性 36.2，女性 44.1 で女性の方が高い傾向を示した．年齢別にみると（図 3-7），男性ではとくに 10 歳代のスコアが高かったのに対し，女性では年齢によるスコアの違いは認めなかった．また，男女共に感情的側面に比べて機能的および身体的側面のスコアが高い傾向にあった．

疾患別で検討すると，VHI スコアが高い傾向にあったのは一側性声帯麻痺，機能性発声障害，心因性発声障害，痙攣性発声障害の症例であった（図 3-8）．一方，喉頭肉芽腫・LPRD（laryngopharyngeal reflux disease）の症例ではスコアの平均は 19.3 と低い傾向にあった．各側面についてみると，器質的疾患で感情的側面に比して身体的側面および機能的側面のスコアの方が高い傾向を示していた．

治療前後での評価も可能である．治療前後で VHI スコアが有意に減少したのは一側性声帯麻痺であった（図 3-9）．次いで声帯ポリープ，ポリープ様声帯，声帯結節で有意な改善がみられた．その他の疾患でも治療前に比べて VHI スコアは減少傾向にあった．このように，VHI は音声外科手術や音声治療前後での患者の自覚的な満足度や支障度を評価でき，治療の効果判定や終了のタイミングの指標の一つとして役立てることができる．

VHI スコアと他覚的検査法との関連性については，Wheeler ら[14] が音響解析と VHI での相関について報告している以外には詳細な検討がなされていない．

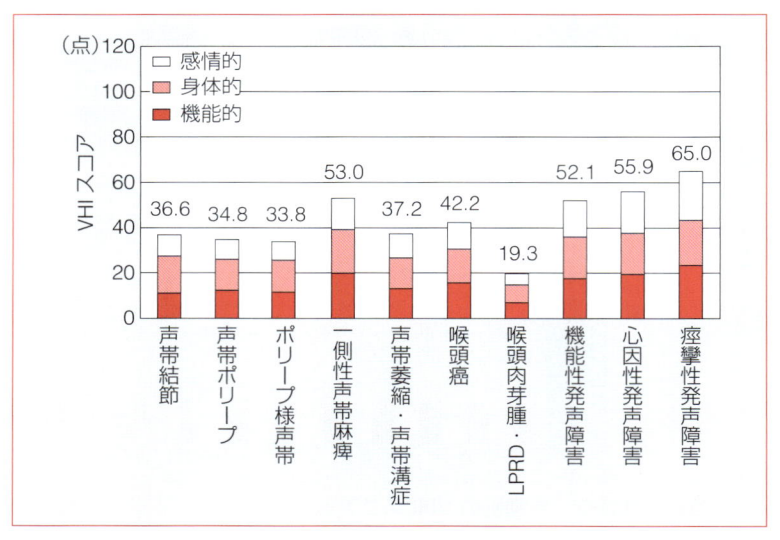

図 3-8　疾患別の VHI スコア

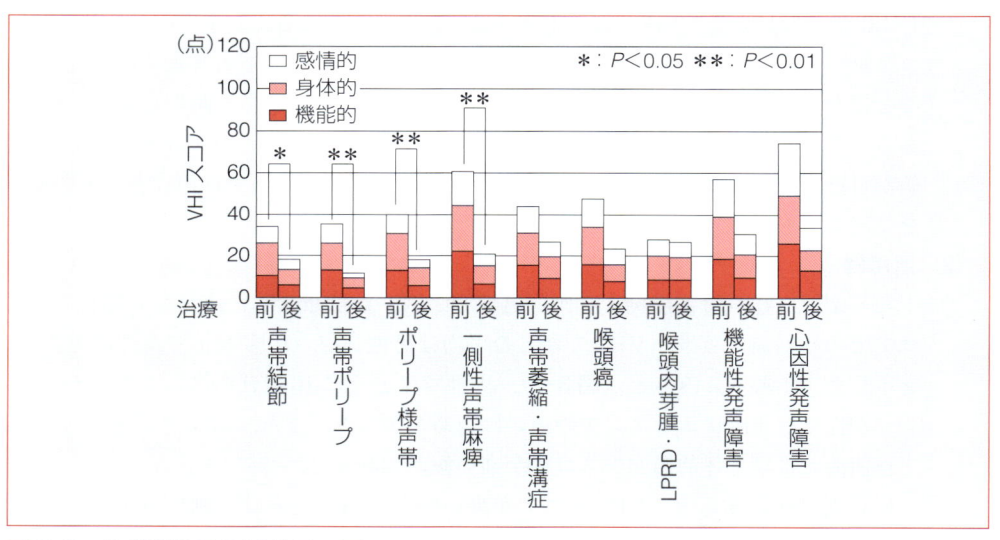

図 3-9　治療前後での VHI スコア

2　Voice-Related Quality of Life（V-RQOL）

V-RQOL は，1999 年に Hogikyan ら[1]が提唱した声の機能的側面と感情的側面に関する 10 項目の評価を基本とした検査である．VHI に次いで，比較的多く用いられている自覚的評価である．こちらも日本音声言語医学会で日本語改訂版が作成されたのでこれを紹介する（**表 3-3**）．

（1）方法

声の問題で日常生活がどのように影響を受けているかについて問う質問となっている．10 項目からなり，それぞれの質問に対し，アンケート方式で，1〜5 点の 5 段階から患者自身が選択し回答するようになっている．回答は，全く当てはまらない，問題なし：1 点，少しある：2 点，ときどきある：3 点，よくある：4 点，これ以上ないぐらい悪い：5 点で

表3-3 声に関する質問紙（V-RQOL）[18]

声の問題であなたの日頃の生活がどのように影響を受けているかについて教えて下さい．
この質問紙には声に関して起こりうる問題が記載してあります．この2週間のあなたの声の状態について以下の質問に答えてください．以下の説明を参考に，該当する数字に○をつけてください．

　　　　　　　　　　　1＝全く当てはまらない，問題なし
　　　　　　　　　　　2＝少しある
　　　　　　　　　　　3＝ときどきある
　　　　　　　　　　　4＝よくある
　　　　　　　　　　　5＝これ以上ないぐらい悪い

1. さわがしい所では，聞き返されたり，大きな声で話さなければならなかったりと大変です．
　　1 2 3 4 5
2. 話していると息が切れて何度も息継ぎしなければなりません．　　　　　　　　　　1 2 3 4 5
3. 話し始めた時に，どんな声が出るのかわかりません．　　　　　　　　　　　　　　1 2 3 4 5
4. 声のせいで，不安になったりイライラしたりします．　　　　　　　　　　　　　　1 2 3 4 5
5. 声のせいで，落ち込むことがあります　　　　　　　　　　　　　　　　　　　　　1 2 3 4 5
6. 声のせいで，電話で話すときに困ります．　　　　　　　　　　　　　　　　　　　1 2 3 4 5
7. 声のせいで，仕事（家事・学業）に支障をきたしています．　　　　　　　　　　　1 2 3 4 5
8. 声のせいで，外でのつきあいは避けています．　　　　　　　　　　　　　　　　　1 2 3 4 5
9. 自分の言うことをわかってもらうまで何度も繰り返して言わなければなりません．　1 2 3 4 5
10. 声のせいで，前ほど活発ではなくなりました．　　　　　　　　　　　　　　　　　1 2 3 4 5

スコアをつける．これを下記の計算式に当てはめて，100点満点とする．こちらはVHIとは逆にスコアが低いほど声の障害が日常生活に影響を与えていることになる．感情的側面の項目が4, 5, 8, 10，身体的側面の項目が1, 2, 3, 6, 7, 9となっている．

身体的-機能的ドメイン　　　$100 - \left\{\dfrac{([1+2+3+6+7+9])-6}{24}\right\} \times 100$

社会的-感情的ドメイン　　　$100 - \left\{\dfrac{([4+5+8+10])-4}{16}\right\} \times 100$

総得点　　　$100 - \left\{\dfrac{([1+2+3+4+5+6+7+8+9+10])-10}{40}\right\} \times 100$

注：□内の数値は質問項目番号を示し，各質問項目の評点を代入

(2) 活用例

現在，日本ではVHIでの検討の方が多く報告されているが，折舘ら[15]は喉頭癌治療後の音声に関するQOLについてV-RQOLを用いて検討し，V-RQOLスコアの平均値は放射線治療92.6，化学放射線治療92.9，レーザー手術85.5，喉頭全摘術後68.4で既報の結果と矛盾しなかったと報告している．また，V-RQOLはVHI-10と強い相関を示し，聴覚印象Gと中等度の相関を示したと記している．

[補足：抑うつ状態に対する自己評価法]

音声に対する自覚的評価方法をいくつか紹介したが，これに加えて機能性発声障害や心因性発声障害の患者はとくに心因性の要素が絡んでくることが多い．心因性，精神的疾患の要素をみるうえで，精神科で用いられている「うつ」に関するアンケートを併せて行うことが多い．ここでは自己評価抑うつ尺度（SDS）を紹介する．

[自己評価抑うつ尺度（SDS：Self-rating Depression Scale）]

SDSは，1965年にZung氏によって作成されたもの[16]で抑うつ性を評価する自己評定尺度である（表3-4）．簡単にできるうつ性自己評価尺度として臨床的に定評がある．質

表3-4 自己評価抑うつ尺度（SDSスコア）[16]（一部改変）

以下の質問を読んで，現在あなたの状態にもっともよく当てはまると思われる欄に○をつけて，その右の点数欄に点数を記入してください．全ての質問に答えて，その点数を合計してください．

質問	ないかたまに 1点	ときどき 2点	該当する かなりの間 3点	ほとんどいつも 4点	点数
1. 気が沈んで憂うつだ．					
2. 朝方はいちばん気分が悪い．					
3. 泣いたり，泣きたくなる．					
4. 夜よく眠れない．					
5. 食欲がない．					
6. 性欲がない．（独身者：異性に対する関心がない）					
7. やせてきたことに気づく．					
8. 便秘している．					
9. ふだんよりも動悸がする．					
10. 何となく疲れる．					
11. 気持ちがいつもさっぱりしていない．					
12. いつもと変わりなく仕事ができない．					
13. 落ち着かずじっとしていられない．					
14. 将来に希望がない．					
15. いつもよりイライラする．					
16. たやすく決断できない．					
17. 役に立つ働ける人間だと思わない．					
18. 生活が充実していない．					
19. 自分が死んだほうが，他の者は楽に暮らせると思う．					
20. 日頃していることに満足していない．					

問項目は20項目で，10項目は陽性に，残り10項目は陰性に書いてあって配列が入り交じっているため，被験者は答案のパターンがわかりにくい．質問は，ないかたまに：1点，ときどき：2点，かなりの間：3点，ほとんどいつも：4点の4段階で回答する．最低20点，最高80点満点で評価し，点数が高いほど抑うつ性が強いということとなる．40点未満で抑うつ性が乏しい，40点台で軽度抑うつ性がある，50点台で中等度うつ病疑い，60点以上で重度のうつ病疑いという尺度に設定されている．我々の検討ではSDSとVHIでは有意な相関が認められた．

心因性発声障害の診断や，機能性発声障害で心因性の要素が高いと疑われる疾患にはSDS検査は有用である．SDSスコアの高い症例については，音声治療だけでなく，心療内科等の受診やカウンセリングを勧める必要がある．

● 文献

1) Hogikyan ND, Sethuraman G：Validation of an instrument to mesure voice-related quality of life (V-RQOL). J Voice, **13**(**4**)：557〜569, 1999.

2) Jacobson BH, et al.：The Voice Handicap Index（VHI）：development and validation. Am J Speech-Lang Pathol, **6**(6)：66〜70, 1999.
3) Ma EP, Yiu EM：Voice Activity and Participation Profile：assessing the impact of voice disorders on daily activities. J Speech Lang Hear Res, **44**(3)：511〜524, 2001.
4) Gliklich RE, Glovsky RM, Montgomery WM：Validation of a voice outcome survey for unilateral vocal cord paralysis. Otolaryngol Head Neck Surg, **102**(2)：153〜158, 1999.
5) Deary IJ, et al.：VoiSS：a patient-derived voice symptom scale. J Psychosom Res, **54**(5)：483〜489, 2003.
6) 田口亜紀・他：Voice Handicap Index 日本語版による音声障害の自覚度評価．音声言語医学, **47**(4)：372〜378, 2006.
7) 折舘伸彦・他：推奨版VHIおよびV-RQOL作成と質問紙のアンケート調査—多施設共同研究—．音声言語医学, **55**(4)：284〜290, 2014.
8) 城本　修・他：推奨版VHIおよびVHI-10の信頼性と妥当性の検証—多施設共同研究—．音声言語医学, **55**(4)：291〜298, 2014.
9) 田口亜紀・他：推奨版V-RQOLの信頼性と妥当性の検証—多施設共同研究—．音声言語医学, **55**(4)：299〜304, 2014.
10) Rosen CA, et al.：Development and validation of the voice handicap index-10. Laryngoscope, **114**(9)：1549〜1556, 2004.
11) Cohen SM, et al.：Creation and validation of the Singing Voice Handicap Index. Ann Otol Rhinol Laryngol, **116**(6)：402〜406, 2007.
12) Zur KB, et al：Pediatric Voice Handicap Index（pVHI）：a new tool for evaluating pediatric dysphonia. Int J pediatr Otorhinolaryngol, **71**(1)：77〜82, 2006.
13) Taguchi A, et al：Japanese version of voice handicap index for subjective evaluation of voice disorder. J Voice, **26**(5)：668 e15〜19, 2012.
14) Wheeler KM, Collins SP, Sapienza CM：The relationship between VHI scores and specific acoustic measures of mildly disordered voice production. J Voice, **20**(2)：308〜317, 2006.
15) 折舘伸彦・他：喉頭癌治療後の音声に関するQOLの検討．頭頸部癌, **33**(4)：465〜469, 2007.
16) Zung WW：A self-rating depression scale. Archives of General Psychiatry, **12**：63〜70, 1965.
17) http://www.jslp.org/pubcomm/vhi.pdf
18) http://www.jslp.org/pubcomm/vrqol.pdf

第3章 音声の検査・評価・診断

❷ 基本的な検査の方法

Ⅰ 検査手順

1 問診（医療面接）

問診は検査ではないが，音声障害を診断するうえではとても重要であり，問診から推測される疾患も多い．問診で聴取する重要な項目を表3-5に示す．

2 視診

問診聴取段階で，おおよその疾患予測を立て視診を行うが，重要な情報を見逃すことを避けるためにも先入観を持たずに手順を決めて観察するように心がける．喉頭の視診はほとんどの疾患が鑑別可能といわれるほど重要である．

(1) 頸部を中心とした外観の観察

頸部外傷の有無，斜喉頭などの形態異常の有無，喉頭癌などの悪性疾患の頸部リンパ節転移の有無についてここで把握する．

(2) 鼻咽腔の観察

声の障害には，閉鼻声や開鼻声，構音障害も含まれるため，鼻腔の形態や鼻咽腔閉鎖の状況を確認することも重要となる．アレルギー性鼻炎などによる下甲介腫脹の有無，高度の鼻中隔弯曲症，口蓋扁桃肥大，口蓋裂などの形態異常の存在，軟口蓋麻痺や舌下神経麻痺なども念頭におく必要がある．また，機能性構音障害も重要な疾患の一つとなる．

(3) 喉頭腔の観察

声の障害の原因として最も重要な部位であり，声帯のみならず声門上構造や声門下腔，披裂部，梨状陥凹の状態などについても可能な限り詳細に観察する．喉頭の形態異常，反

表3-5 問診で聴取する重要な項目

1) 主訴（嗄声，声の高さの異常，声の強さの異常，声のふるえなど）
2) 病歴（急性か慢性か，症状発現からの期間，現在までの治療歴など）
3) 誘因（手術，外傷，風邪の罹患，声の酷使，ストレスなど）
4) 合併症状（吃逆，胸焼け，痛み，呼吸困難，誤嚥など）
5) 既往症（精神疾患，内分泌疾患，神経疾患など）
6) 職業（教師，保育士，歌手など）
7) 内服薬（抗精神病薬，ホルモン剤など）
8) 生活習慣（喫煙歴，飲酒歴，カラオケなど）
9) 薬剤アレルギー

回神経麻痺などの声帯運動障害の有無，声帯ポリープや声帯萎縮などの声帯病変，異物の存在を確認する．また，喉頭に器質的病変を認めない場合は，痙攣性発声や心因性発声障害などの機能性障害を疑う必要がある．

喉頭の所見を音声と共にVTRに録画しながら視診をすすめると，診察後の患者への説明や，後日再検討する際に非常に便利である．また，内視鏡下でのストロボスコピーは，声帯振動の観察に不可欠であり，微小な病変の発見，病変の進行度や範囲を確認するなどの診断的意義は高い．

3　検査

声の障害を診断するうえで，検査は障害の程度や，治療効果の判定を行うのに有用であるが，確定診断に直接結びつくことは少なく，補助的な意味合いが大きい．問診や喉頭の視診で鑑別診断をあげ，その後の検査結果をふまえて確定診断につなげていくことになる．

一般外来の初診時に声の障害を診察する際には，時間をさほど要さず低侵襲に行える聴覚心理的検査（GRBAS尺度），MPTを診察時に行う．そのうえで，可能であれば音響分析や発声機能検査を行い，発声時呼気流率や声の能率指数などの検査を追加するとよい．診察の待ち時間を利用してVHI（Voice Handicap Index）やV-RQOL（Voice-Related Quality of Life）などの記載を行ってもらうとよい．再診時は，診察前に必要な検査を済ませておくと，患者の日常に近い音声結果が得られやすい．

画像検査は必ずしも必要ではないが，形態異常や外傷性疾患，異物，腫瘍性疾患を疑う際には不可欠であり，反回神経麻痺による声帯固定の状態やレベル差の確認にも有用である．可能であればできるだけCTヘリカル撮影を行い，さらに3次元構築を行うと詳細な描出が可能となり診断的価値が高い．腫瘍性疾患を疑う場合は造影CTを行うことで進展範囲の確認に有用である．

2　記録法

GRBAS尺度やMPTの結果は，診察の度に診療録に記載する．複数で評価した場合は，評価者の名前も記載しておくとよい．その他，音響分析や発声機能検査の結果は，紙に出力することが可能であり，患者毎にファイリングしておくと時系列に検査結果を参照することができて便利である．

喉頭内視鏡検査の記録は，電子内視鏡や硬性内視鏡にVTRシステムを装備した場合には動画で行うことが可能となる．記録媒体はできる限り高画質なものを用い，一緒に音声も録音するとよい．マイクは指向性のある物を選び，周囲の雑音ができるだけ入らないようにする．最近では，ハードディスクに直接記録をして後日DVDやブルーレイにダビングして保管することもでき，場所をとらずに大量のデータを保管することも可能である．忘れてはいけないことは，VTRに録画した喉頭の所見を，できる限り詳細に診療録に記載しておくことである．

第3章 音声の検査・評価・診断

❸ 特殊な検査とその臨床的意義

I 声帯振動を評価するための検査

1 電気グロトグラフィー（electro-glotography：EGG）

(1) 原理と意義

　　左右の甲状軟骨板外側の皮膚面に電極をおいて高周波電流を流し，声門の閉鎖による電気的インピーダンスの変化を検出することで，声門が閉鎖しているときの左右の声帯の接触面積の変化をとらえることができるといわれている．

(2) 方法

　　甲状軟骨の声帯レベルの皮膚面に左右1対の電極を接触させる（**図3-10**）．接触面積の変化が波形として得られる（**図3-11**）．発声時内視鏡検査で声門が確認しにくい症例で，声帯振動の有無や程度を推定することは可能であるが，器質的病変が特定できる検査ではない．非侵襲的検査に声帯振動や声門閉鎖の情報が得られるため，音声訓練におけるバイオフィードバックへの利用が臨床的には考えられる．

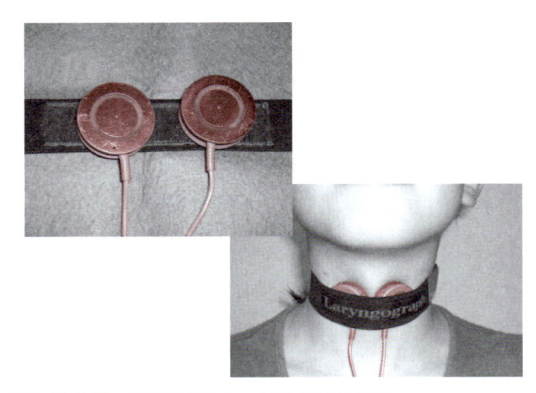

図3-10　EGGプローブとその装着

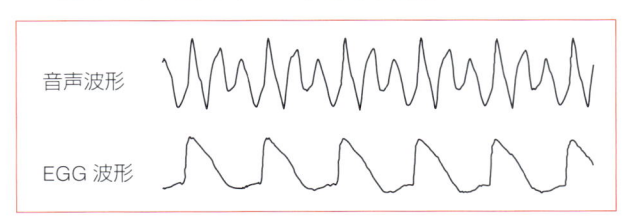

図3-11　音声波形とEGG波形

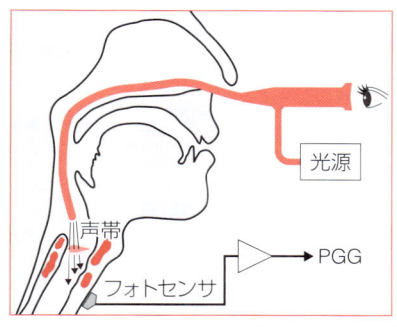

図3-12 PGGの原理

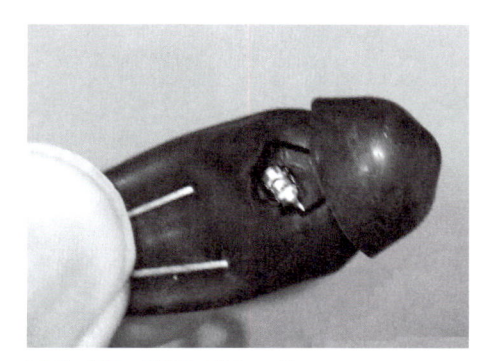

図3-13 PGGプローブ

図3-14 PGGプローブの装着

2　光電グロトグラフィー（photo-electrical plottography：PGG）

(1) 原理と意義

　　声門の上方あるいは下方に照明を入れ，その反対側で光電変換素子により光量を観察することで，声門面積の変化が計測できる（図3-12）．声門の開大期，閉小期，閉鎖期などを区別することができ，OQやSQなどの指標値を知ることができる．

(2) 方法

　　通常は内視鏡で観察しつつ，その光源を用いて声門下の前頸部皮膚面に光電変換素子のプローブ（図3-13）を装着させて光量を計測することが多い（図3-14）．

　　本検査より得られるものは声門面積の相対的な変化であって，面積の絶対値は得られない．また照明の入り具合によって得られる数値は変動しやすい．研究的にも他の検査法と併用して使われることが多く（図3-15），臨床的応用としてはほとんど利用されていないのが現状である．

3　高速度デジタル撮影

(1) 原理と意義

　　高速度デジタルカメラを喉頭内視鏡に接続させて声帯を撮影し，記憶したイメージをスローモーションで再生する（図3-16）．喉頭ストロボスコピーがいくつかの声帯振動画面の平均的画像であるのに対し，各々の振動画面がとらえられる（図3-17）．

(2) 方法と展望

　　喉頭側視鏡もしくはファイバースコープの接眼部に高速度デジタルカメラを接続し（図3-18，図3-19），経口もしくは経鼻的の声帯振動を撮影する（図3-20）．画像はデジタル

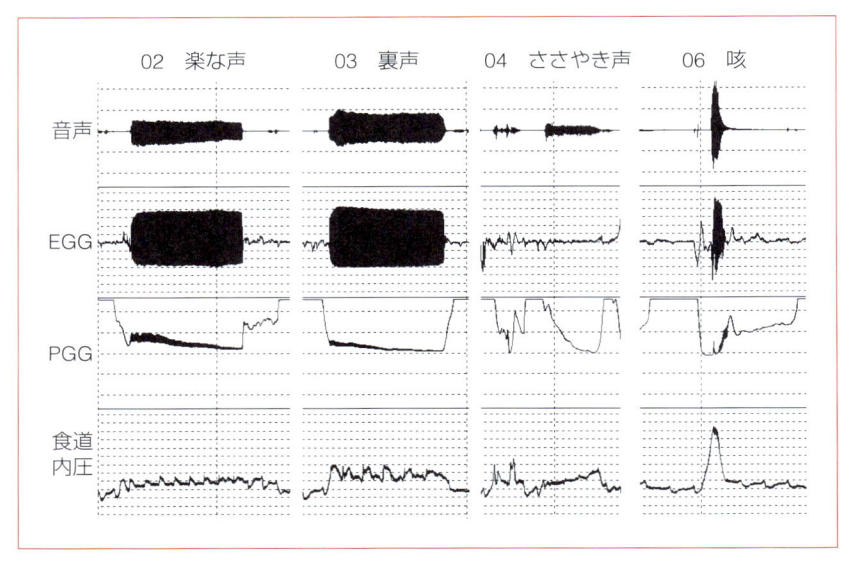

図 3-15　EGG と PGG 波形例

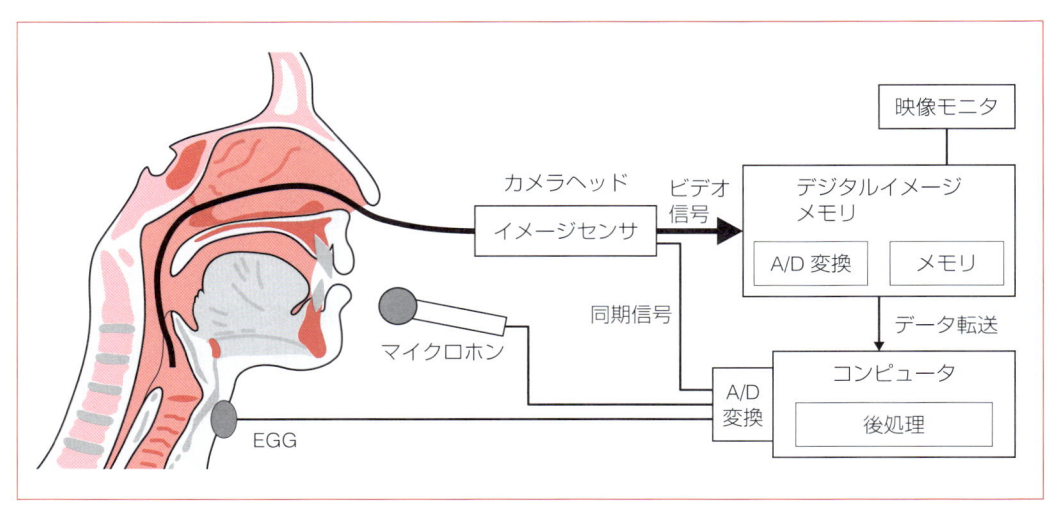

図 3-16　ハイスピードカメラシステム

　イメージとしてメモリ内に記憶され，これらをコンピュータにより再生する．デジタルイメージであるため，様々な画像ソフトを用いることで，マルチキモグラフ（図 3-21）や声門面積（図 3-22），声帯振動の状態（図 3-23）などの解析が容易になる．
　我々が使用している高速度デジタルカメラは工業用に開発されたものであり，内視鏡撮影のために感度が設定されているわけではない．このため高速度撮影において十分量の光量を得るには，高出力光源と硬性喉頭鏡の使用が必要であり，喉頭ファイバースコープを使用する際には，かなり明るいものが要求される．米国製の高速度デジタルカメラシステムも使用可能であるが，いずれのものも未だ高価であるため，コスト対効果を考えると，未だ臨床的利用としては喉頭ストロボスコピーに軍配が上がる．将来的にはストロボに代わる検査法と考えている．

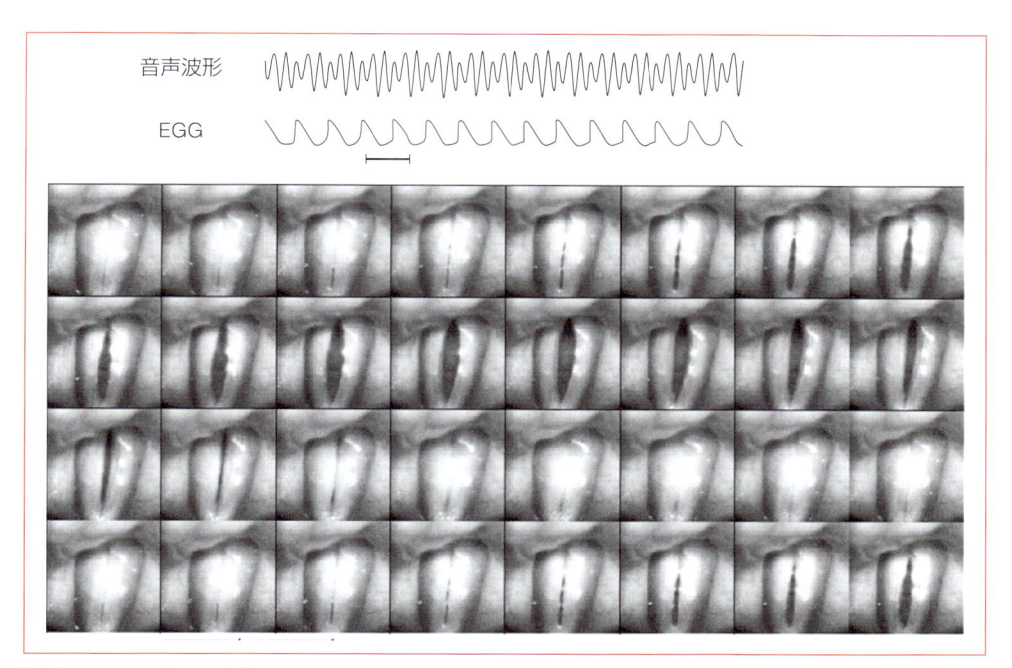

図3-17　高速度デジタルカメラシステムによる画像（1周期分を表示）

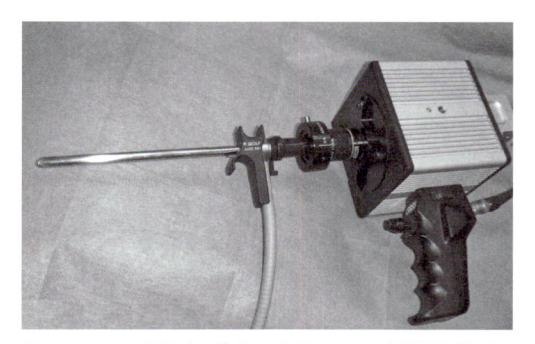

図3-18　高速度デジタルカメラ＋側視鏡接続

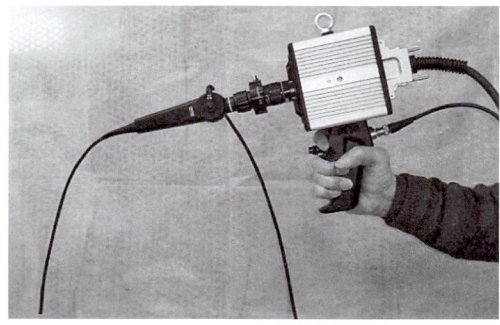

図3-19　高速度デジタルカメラ＋喉頭ファイバー接続

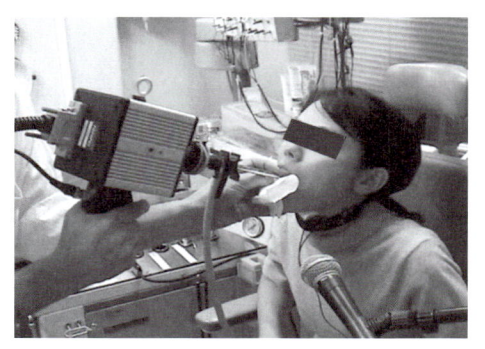

図3-20　高速度デジタルカメラでの撮影

3　特殊な検査とその臨床的意義　57

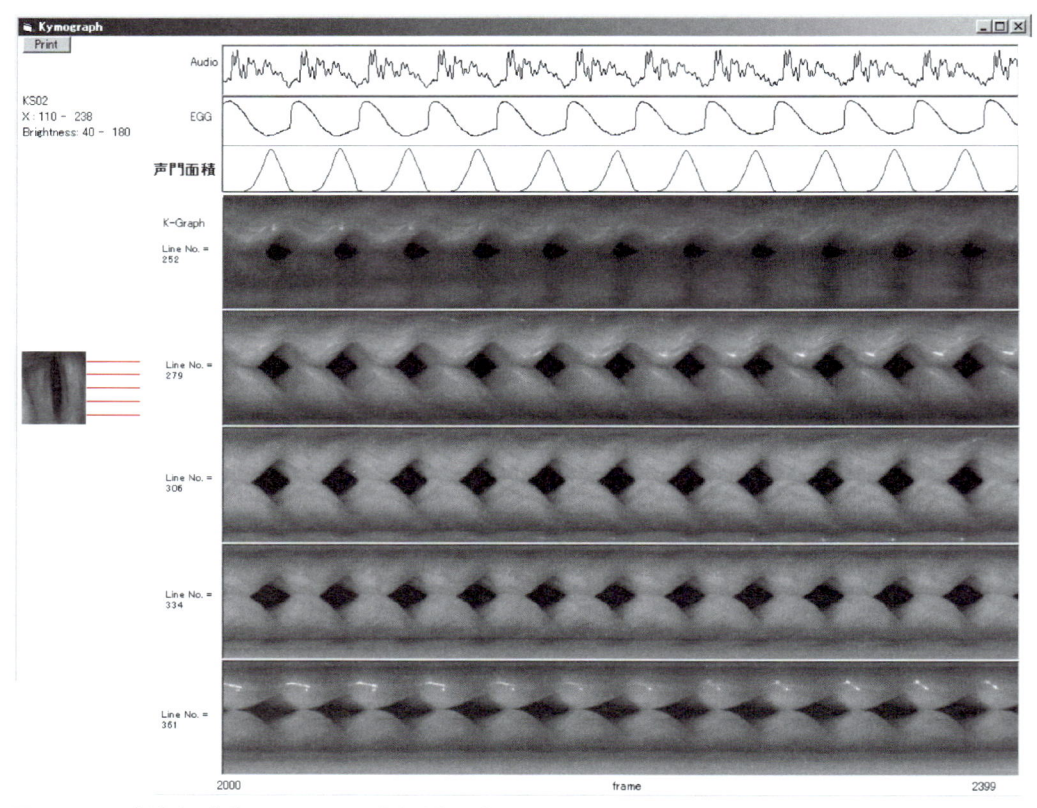

図3-21 高速度デジタルカメラ画像解析1（マルチキモグラフ）
声帯前後5点の声門変化を経時的に示している

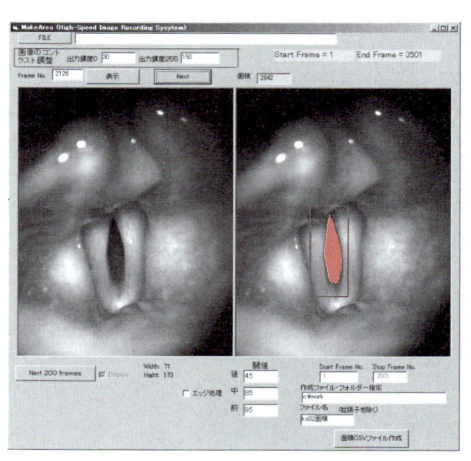

図3-22 高速度デジタルカメラ画像解析2（声門面積）
声門面積を自動的に計算し，経時的に表示することもできる

2　喉頭筋電図検査

1　原理と意義

　　筋線維が興奮する際の活動電位を記録する検査であり，内喉頭筋およびその支配神経の病態を診断することができる．喉頭筋電図においては，針電極を用いることが多い．

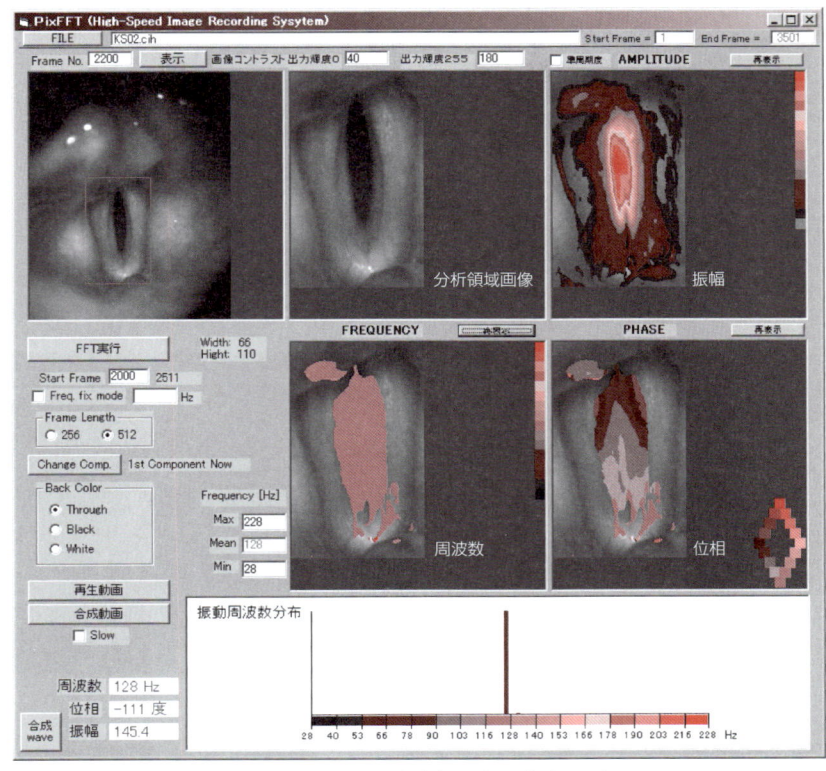

図 3-23 高速度デジタルカメラ画像解析 3（トポグラフ）
(実際にはカラー表示している)

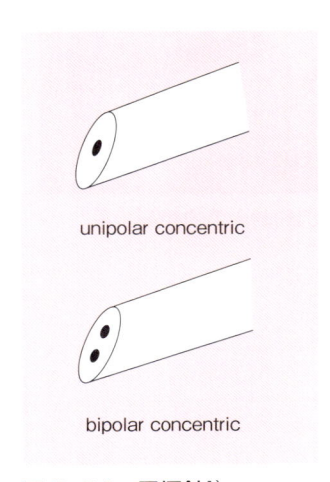

図 3-24 電極針[1)]

図 3-25 有鉤針金電極

　　内喉頭筋の筋電図を安静時，活動時の経時的に観察・記録することで，声帯運動障害の原因が麻痺か関節固着か，麻痺が神経原性か筋原性かの鑑別とその予後，神経筋疾患の確定診断，声帯筋への薬剤注入の指標などに有用である．

2　方法

　　一般の筋電図計を用いるが，音声の同時記録をすることが望ましい．電極としては一芯

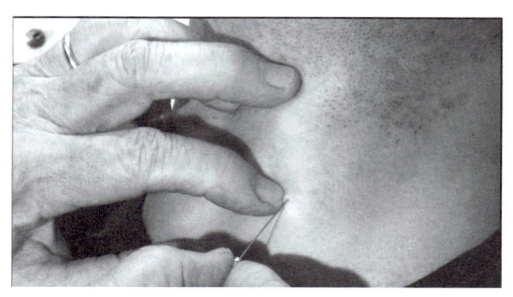

図 3-26　経皮的刺入の実際

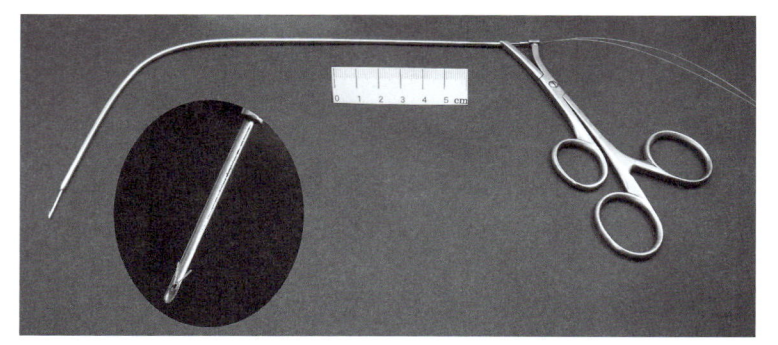

図 3-27　経口様有鉤針金電極

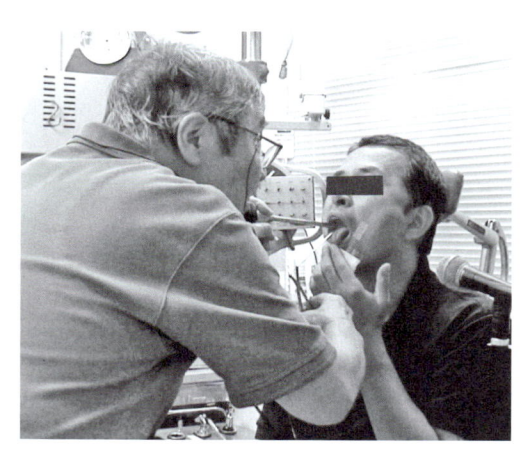

図 3-28　経口的刺入の実際

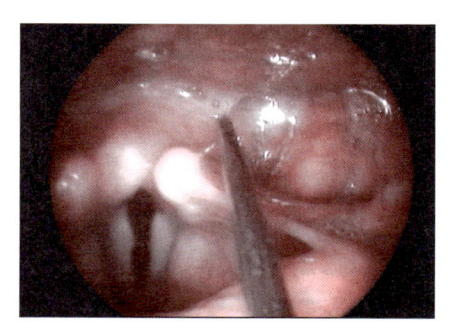

図 3-29　経口的刺入の内視鏡所見

もしくは二芯同心針電極を用いるが，二芯同心針電極の方がより正確に測定できる（図3-24）．また研究目的では電極を持続的に留置し発声や発語を動作記録するために有鉤針金電極を用いることもある（図 3-25）．

　経皮的に行う場合には，被験者を座位もしくは仰臥位とし，針電極の刺入部皮膚に局所麻酔を行う．目的の内喉頭筋へ針電極を挿入し（図 3-26），各筋肉の生理学的な機能を考慮したタスクを指示し，当該筋肉を同定する．

　経口的に行う場合には，口腔〜喉頭を麻酔し，有鉤針金電極へ専用の器具を用いて（図3-27），間接喉頭鏡もしくは内視鏡下に直接内喉頭筋に刺入する（図 3-28，図 3-29）．

3 心理検査

1 原理と意義

　音声は単に文字情報を伝達するだけではなく，心理状態や喜怒哀楽も反映する．心理状態は中枢活動や筋活動に影響を与えるため，その変調は発声障害を引き起こしうる．機能性発声障害の原因となる不適切な発声法や習慣の背景には，多くの場合心理的な要因が関与しているので，心理的側面への適切な対応を求められる．こういった心理的要因の関与を調べるために，多くの質問紙法が標準化，施行・採点もマニュアル化されて実施が容易となっている．これらを適切に用い，問題があると思われる場合には専門家へコンサルトすることが望まれる．

2 方法

(1) CMI 健康調査表：Cornell Medical Index-health questionnaire（CMI）

　コーネル大学のブロードマン（Brodman K）らによって考案された健康調査表である．患者の精神面と身体面の両方にわたる自覚症状を，「はい」，「いいえ」の2件法で回答し，比較的短時間のうちに調査することを目的としている．身体面の異常に関する訴えと，精神的ストレスによる訴えの有無を探ることで，身体症状のなかに含まれる神経症傾向の有無をスクリーニングする．本邦では金久，深町によって身体機能を12系統別，精神症状を6状態別にした，男性211項目，女性213項目の質問票が作成されている．

(2) SDS（Self-rating Depression Scale）

　米国 Duke 大学の Zung WK（1965）によって作成された抑うつ性を評価する自己評定尺度である．20項目の質問を「ない，またはたまにある＝1点」，「ときどき＝2点」「かなりの間＝3点」，「ほとんどいつも＝4点」の4段階に自己評価し総点を出す．判定基準は，40点未満＝抑うつ性乏しい，40点台＝軽度抑うつ性あり，50点以上＝中等度抑うつあり，となる

　第1，第3項目は感情について，第2，第4～10項目は生理面，第11～20項目は心理面の症状についての質問である．10項目は陽性に，残り10項目は陰性の質問となっており，患者にパターンがわかりにくいよう配列に工夫されている．

　抑うつ性の強い患者の場合記入が正確でないことがあり，また，病識のない患者，記入の意欲のない患者には行えない．高齢者では得点が高くなることが知られている．

(3) MMPI（Minnesota Multiphasic Personality Inventory）ミネソタ多面人格目録

　ミネソタ大学の Hathaway SR and Mckinley JC が精神医学的診断に客観的な手段を提供するために開発した質問紙法パーソナリティ検査（人格目録）で，現在世界的に最も多く用いられるパーソナリティ検査の一つである．550の項目があり，4つの妥当性尺度（？：疑問，L：虚構，F：妥当性，K：修正）と10の臨床尺度（Hs：心気症，D：抑うつ，Hy：ヒステリー，Pd：精神気質的偏奇，Mf：男性・女性性，Pa：パラノイア，Pt：精神衰弱，Sc：統合失調症，Ma：軽躁病，Si：社会的内向性）が基本的な尺度として設けられている．

　検査対象は「15歳以上の，小学校卒業程度以上の読解力を有する人」とされ，日本では「MMPI新日本版」が公刊されている．550項目の文章に対し，「当てはまる（True）」

か「当てはまらない（False）」かを回答してもらう．基本的には2選択だが，「どちらともいえない（Cannot Say）」という回答も許容されている．ただし「どちらともいえない」の回答は9以下にすることが求められる．質問への回答から，パーソナリティを多面的に（色々な面から総合的に）とらえることができる．また，検査に対してどのような構え・態度で臨んだのかをとらえる尺度が用意されていることも特徴的な点である．

(4) POMS（Profile of Mood States）

米国でマックネア（McNair DM）によって，患者の気分，感情状態を把握し，その障害に対する薬物治療や心理療法の効果等の研究に使用するために開発された．過去1週間の気分感情の状態を，主観的な体験を問う65項目の質問に対する，「全くなかった：0点」から「非常に多くあった：4点」までの5段階の答えで評価する．

測定される気分感情のプロフィールは「緊張－不安（T-A）」「抑うつ（D）」「怒り－敵意（A-H）」「活気（V）」「疲労（F）」「混乱（C）」の6つの因子であり，性格傾向を評価するのではなく，その人のおかれた条件の下で変化する一時的な気分・感情を測定するため，治療の経過でどのように変化するかを継続的にモニターすることに意義がある．6つの尺度に分類される気分を，30項目の質問項目とした短縮版もある．

(5) BDI（Beck Depression Inventory）：ベック抑うつ質問票

世界的に最も広く使用されている自記式抑うつ評価尺度である．過去2週間の状態についての21項目の質問によって抑うつ症状の重症度を短時間で評価することができる．各項目について0，1，2，3点をつけ，合計点数が「21点以上」になると病理的な抑うつ感や憂うつ感である可能性が高くなる．

●文献

1) 廣瀬　肇：発声機能に関連するその他の検査―喉頭の筋電図検査．声の検査法　臨床編（日本音声言語医学会編），第2版，医歯薬出版，1994．

第3章 音声の検査・評価・診断

4 評価と鑑別診断

　問診（医療面接）と視診および各種検査の結果より診断を行うことになるが，疾患と検査結果が1対1に対応することは少なく，その障害の程度によって様々な結果をきたす．音声障害を診断する手順をフローチャートに示す（図3-30）．

　鑑別すべき代表的な疾患と，一般的な喉頭所見および検査所見を簡単に記載する．

1　声帯結節

　通常は声帯膜様部の前1/3から中央に両側性に生じる．両声帯膜様部に機械的刺激が加わることによるとされているが，初期には軟らかく，声の乱用など音声の酷使が持続すると線維性に硬化して増大する．発声時に結節の前後で声門が閉鎖しないために嗄声の気息性成分が増加する．一般にMPTは短縮する．

2　声帯ポリープ

　発声障害をきたす喉頭の器質的疾患で最も多いのが声帯ポリープである．好発部位は結節と同じであるが多くは片側性である．両側性でも左右非対称となることが多い．ストロボスコピーで粘膜波動の対称性が崩れる．聴覚心理的評価では一般に粗糙性成分が増加するがポリープの前後で声門が閉じない場合は嗄声の気息性成分が増加する．

3　ポリープ様声帯（ラインケ浮腫）

　声帯膜様部のほぼ全長にわたって，粘膜固有層浅層が浮腫状ないしポリープ状に腫脹する．多くは両側性である．軽度であれば音声は比較的良好で，MPTは短縮しないことが多い．通常，左右の病変は全く対称的ではない．浮腫状腫脹部は軟らかく，粘膜の質量が増すために音声は低くなり，聴覚心理的評価では嗄声の粗糙性成分が増加する．

4　声帯炎

　感冒などで炎症が喉頭に及ぶと声がかすれ，失声となることもある．声帯所見は両側声帯のび漫性発赤腫脹で，粘膜固有層浅層の細胞浸潤，浮腫，血管拡張などによる．急激な声帯腫脹のため粘膜が過度に伸展され，粘膜の余裕がなくなり移動性が低下し，粘膜波動が低下あるいは消失すると，嗄声の気息性成分が増加する．

5　声帯麻痺

　声帯の運動を支配する反回神経は，延髄の疑核を出て喉頭に達するまでに長く走行する．

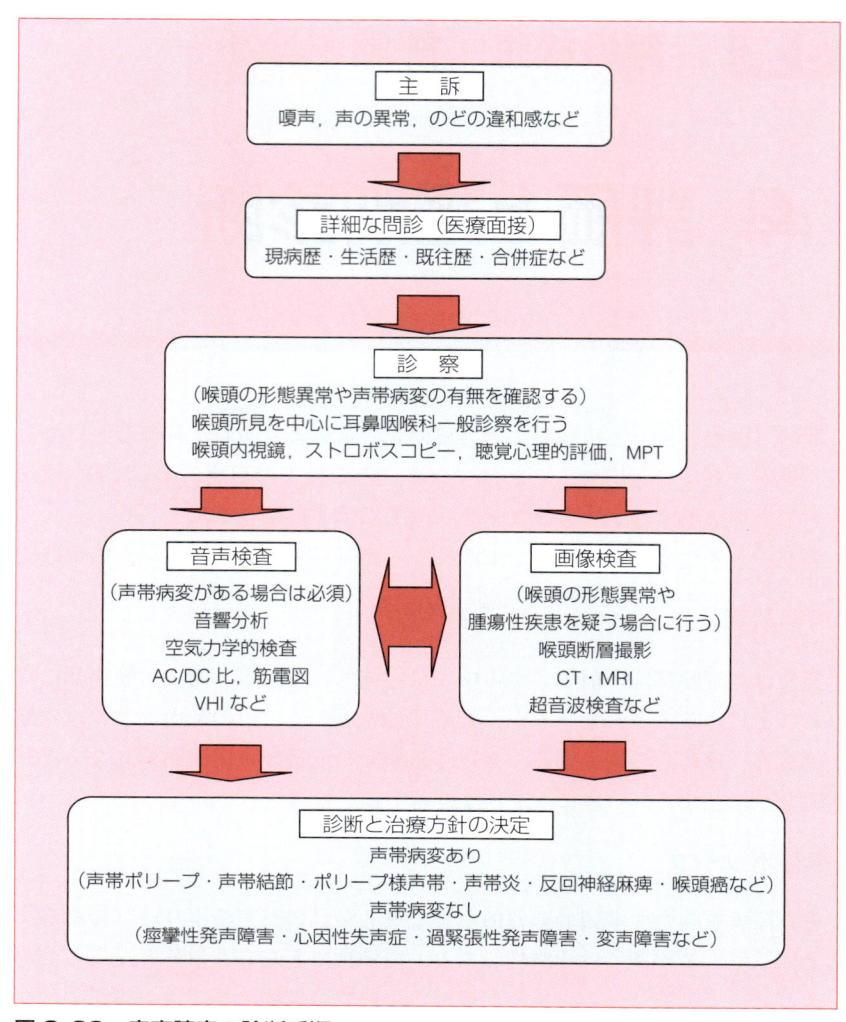

```
┌─────────────────────────────────────────┐
│         ┌─────────────────┐             │
│         │    主  訴       │             │
│         │ 嗄声，声の異常，    │            │
│         │ のどの違和感など    │            │
│         └────────┬────────┘             │
│                  ▼                       │
│         ┌─────────────────┐             │
│         │ 詳細な問診（医療面接）│           │
│         │ 現病歴・生活歴・     │            │
│         │ 既往歴・合併症など   │            │
│         └────────┬────────┘             │
│                  ▼                       │
│         ┌─────────────────┐             │
│         │    診  察       │             │
│         │（喉頭の形態異常や    │            │
│         │ 声帯病変の有無を確認する）│        │
│         │ 喉頭所見を中心に耳鼻咽喉科一般診察を行う │ │
│         │ 喉頭内視鏡，ストロボスコピー， │      │
│         │ 聴覚心理的評価，MPT │            │
│         └────┬────────┬───┘             │
│              ▼        ▼                  │
│   ┌──────────┐   ┌──────────┐          │
│   │ 音声検査  │⇔ │ 画像検査  │          │
│   │（声帯病変が│   │（喉頭の形態異常や│      │
│   │ある場合は必須）│ │腫瘍性疾患を疑う場合に行う）│ │
│   │ 音響分析  │   │ 喉頭断層撮影│          │
│   │ 空気力学的検査│ │ CT・MRI  │          │
│   │ AC/DC比，筋電図│ │ 超音波検査など│        │
│   │ VHI など │   │          │          │
│   └────┬─────┘   └────┬─────┘          │
│        └──────┬──────┘                  │
│               ▼                          │
│      ┌──────────────────┐               │
│      │ 診断と治療方針の決定   │              │
│      │ 声帯病変あり         │             │
│      │（声帯ポリープ・声帯結節・ポリープ様声帯・│  │
│      │ 声帯炎・反回神経麻痺・喉頭癌など）│      │
│      │ 声帯病変なし         │             │
│      │（痙攣性発声障害・心因性失声症・│         │
│      │ 過緊張性発声障害・変声障害など）│        │
│      └──────────────────┘               │
└─────────────────────────────────────────┘
```

図3-30 音声障害の診断手順フローチャート

種々の部位で種々の原因により障害を受けて麻痺する．部位からみた原因としては，術後を含めた頸部疾患と胸部疾患が多く，特発性，頭蓋内・頭蓋底疾患もある．声帯が固定する位置により，声門閉鎖の状態が決定され，嗄声の程度も変わる．開大位固定であれば，発声時に声門間隙が大きくなるために気息性成分が増加し，MPTは短縮する．正中位固定であれば発声時の声門間隙は比較的小さく，気息性成分はそれほど増加せず，良好な音声を保つことがある．しかし，長期にわたると麻痺側の声帯は弓状弛緩するため，声門間隙は大きくなり気息性成分が増すことがある．

6　声帯溝症

　　声帯膜様部ほぼ全長にわたって，声帯縁付近に前後に走る溝がある．溝の深さは，固有層浅層内にとどまる．上皮が粘膜固有層の中間層あるいは深層に付着した状態とされている．多くは両側性である．声帯縁が弓状に軽度に陥没しているので，声門全長にわたって軽度の閉鎖不全があり，聴覚心理的評価で気息性成分が増加する．

7 声帯囊腫

固有層浅層内に発生する．通常片側性である．声帯ポリープや声帯結節と鑑別が難しい症例がある．病変が粘膜下に埋もれている場合は診断が難しい．ストロボスコープで限局性の粘膜波動の消失があれば本症も考える．囊腫のためにそれを被う粘膜が下から伸展され，粘膜移動性が失われた結果である．

8 声帯上皮過形成症

粘膜上皮が過形成を起こし，肥厚する．片側性または両側性に発生し，固有層浅層までにとどまる．誘引として声の乱用や喫煙があげられる．前癌状態とも考えられているが，真菌，結核のときもある．声帯振動が不整となり，聴覚心理的評価で粗糙性成分や気息性成分が増加する．

9 喉頭乳頭腫

上皮細胞から発生する良性腫瘍である．基底膜を越えないため粘膜固有層浅層までにとどまるが，声帯に病変があれば振動が不整となり，聴覚心理的評価で粗糙性成分や気息性成分が増加する．乳幼児期の乳頭腫は音声障害だけでなく呼吸困難もきたし，再発傾向が強く治療は難しい．

10 喉頭癌

上皮細胞から発生する悪性腫瘍で，固有層，筋に侵入する．筋に侵入すると，声帯の振動が障害される．関節に浸潤すると声帯は固定し，声帯運動麻痺となり，声門閉鎖不全を生じると，MPTは短縮する．

11 声帯瘢痕症

手術，外傷によって生じる．部位，範囲は様々である．声門閉鎖が，部分的あるいは全長にわたって障害され，対称性が崩れ，声帯が硬くなると聴覚心理的評価で気息性成分が増加することが多い．

12 心因性失声症

心因性の原因で喉頭筋が適切に働かず，意図的な発声をする際には声門が完全に閉鎖しない．呼気がその隙間から流出するので，声帯が振動しない．有響性の音声は出せないが，ささやき声で話すことはできる．泣いたり笑ったり，咳や咳払いのときには有響性の音が出ることが多い．有響性の音ではないために音響分析検査はできない．

13 過緊張性発声障害

発声に際して，喉頭およびその周辺の筋が，過度に緊張するために起こる声の障害である．力み過ぎた発声のため，聴覚心理的評価で努力性成分が増加する．

14 低緊張性発声障害

発声に必要な筋の緊張が不十分なために起こる声の障害である．一般的に力のない，弱々

しい声となる．心因性や声の酷使による発声筋の疲労，呼吸器疾患などで呼気流率が低下すれば声門下圧は上昇せず嗄声をきたす．呼吸機能検査を行うことが重要となる．中枢の神経・筋疾患のなかでは重症筋無力症，筋ジストロフィーなどで生じる．嗄声の無力性成分が増加する．

15　痙攣性発声障害

喉頭筋，とくに声帯内転筋が過度に収縮するために，声門閉鎖が強すぎて正常な発声ができない．話しことばの出始めが引っかかり，声は途切れ，絞り込まれ苦しそうになり，声を出し続けようとしても呼吸が苦しくて声が途絶える内転型が多い．呼気流率の低下や不規則なゆれを認める．音響分析でも基本周波数の不規則なゆれがみられる．稀ではあるが，声帯が外転し間欠的に失声状態となる外転型もある．

16　変声障害

変声期に入ると，男子では約1オクターブ，女子では約2全音下降する．このような生理的な声変わりの経過が阻害されると変声障害となる．女性で声が低すぎる場合としては，機能的なもの以外に蛋白同化ホルモン，男性ホルモンなどの内服後の副作用や輪状甲状筋（前筋）麻痺などがある．特徴的な症状は声の翻転で，声の高さが急変する．

17　本態性振戦

身体各所の振戦を症状とし，発声器官に振戦が起こるとvoice tremorとなる．声の規則的な震えを特徴とし，周期は4〜8Hzとされている．病因としては，声帯の規則的な開大運動，喉頭の上下運動，横隔膜や腹直筋の振戦などが考えられている．

第3章 音声の検査・評価・診断

5 まとめ

　本来疾患を診断するのは医師の仕事であるが，言語聴覚士も音声検査の結果や喉頭の所見から，おおよその診断を導けることが望ましいと考える．そのためには，各種検査に精通し，検査の正常値を知るだけではなく，何を目的に行う検査で何を測定しているのか，その結果が音声障害の診断や治療にどのように関わるのかまで把握する必要がある．また，医師が行っている診察に立ち会い，喉頭の所見を直接自分の目で確認することが大切であり，音声治療を開始する際にも医師の指示に従うだけではなく，自分で考え，ときには医師と協議しながら方針を検討することも必要である．

　聴覚心理的評価やMPTの測定のように機器を用いずに評価することができる検査は，積極的に言語聴覚士も行うように努め，医師の評価との統一を心がけるとよい．検査を行う際には，測定の仕方で検査結果が大きく変わってしまうこともあり，患者への説明や検査機器の操作についてはマニュアル化し，検者の習練度によって結果にばらつきが出ないようにするとよい．

　音声訓練の訓練効果を評価する際に，患者の声だけで評価するのではなく，ときには医師に相談して喉頭所見を内視鏡などでモニタしながら実際に発声させ観察すると，目的とした効果が得られているかが明確に判断でき有用である．

●参考資料

1) 平野　実：音声外科の基礎と臨床．耳鼻，21：239～442，1975．
2) 一色信彦：喉頭機能外科―とくに経皮的アプローチ―．京大耳鼻科，京都，1974．
3) 小池靖夫：音声治療学―音声障害の診断と治療．金原出版，1999．
4) 日本音声言語医学会編：新編　声の検査法．医歯薬出版，2009．
5) 苅安　誠：言語聴覚療法シリーズ　音声障害．建帛社，2005．
6) 廣瀬　肇：STのための音声障害診療マニュアル．インテルナ出版，2008．

第4章 音声障害の治療

Speech-
Language-
Hearing
Therapist

第4章 音声障害の治療

1 治療法の種類

音声障害の治療法として，外科的治療と保存的治療がある．外科的治療には経口腔で喉頭内腔から操作するアプローチと，経皮的に頸部外切開で喉頭を操作するアプローチに分けられる．喉頭に外科的操作を行って嗄声や発声状態を改善させようとする手術である．保存的治療には薬物療法，訓練を中心とした音声治療などがある．

I 外科的治療

1 喉頭内腔からのアプローチ

①喉頭微細手術（ラリンゴマイクロ手術）

直達喉頭鏡が1909年にKillianによって導入され，1960年代になって顕微鏡と組み合わせることで喉頭の観察が容易になり細かい手術操作が可能となった．Kleinsasserや斉藤らにより様々な改良が加えられ，現在は一般に多くの病院で行われており標準術式となっている．患者は仰臥位で全身麻酔下に，口腔から直達喉頭鏡を挿入して喉頭を直視し，その術野を顕微鏡で拡大して病変の除去などの操作を行う．直達喉頭鏡手術の概観を示す（図4-1）．手術器具は柄が長く先端に小さな鉗子やハサミがついているものを使用する（図4-2）．炭酸ガスなどのレーザーや電気凝固器を用いることもある．

近年，手術用顕微鏡を用いずに直達喉頭鏡にCCDカメラを装着しモニタを見て行うビデオ喉頭手術も開発されている．手術操作のスペースが広いことや顕微鏡よりも拡大画面が得られる利点はあるが，顕微鏡のような立体視は難しい．

喉頭微細手術の主な対象疾患は，声帯ポリープ，ポリープ様声帯，声帯結節，声帯囊胞，喉頭乳頭腫，声帯上皮過形成，声帯癌などの隆起性病変である．直達喉頭鏡下での声帯ポリープ所見を示す（図4-3）．声帯ポリープ，声帯結節，声帯囊胞，喉頭乳頭腫に対しては病変の切除，ポリープ様声帯に対しては粘膜下組織および余剰粘膜の切除，声帯上皮過形成に対しては病変の切除や炭酸ガスレーザーによる蒸散，声帯癌に対しては炭酸ガスレーザーによる切除などを行う．

片側声帯麻痺や声帯萎縮に対して，直達喉頭鏡下にアテロコラーゲン声帯内注入術や自家脂肪注入術も行われており，声帯溝症に対して，声帯内筋膜移植術も行われている．

両側声帯麻痺に対して，嗄声や誤嚥を最小限にして呼吸困難を改善するために声門を開大させる手術法として，披裂軟骨切除術，声帯横切開術，声帯外方移動術（Ejnell法）などもある．

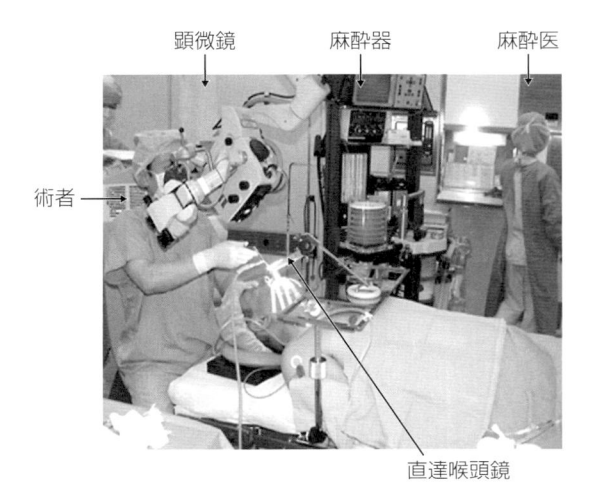

図4-1 直達喉頭鏡手術の概観

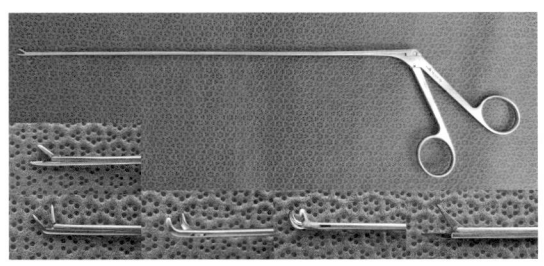

図4-2 手術器具（ラリンゴマイクロ手術用）

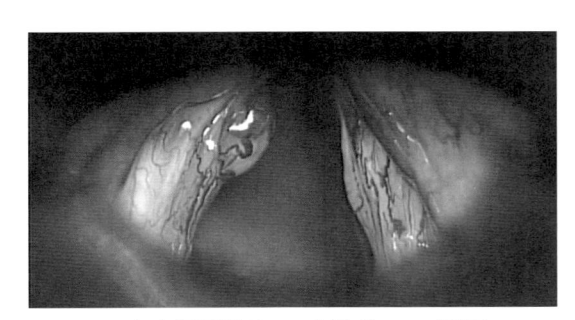

図4-3 直達喉頭鏡下での声帯ポリープ所見

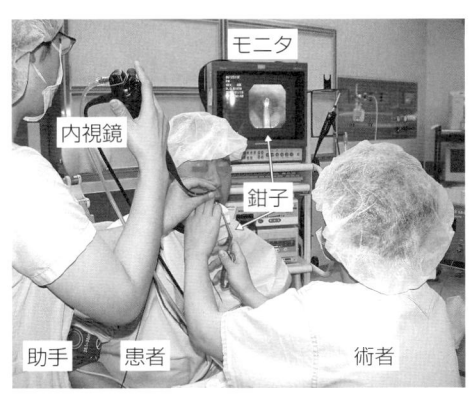

図4-4 内視鏡支援下の経口腔喉頭手術の概観

　喉頭微細手術の合併症として，歯牙損傷，口腔咽頭粘膜損傷，味覚障害，舌運動障害，出血などがある．直達喉頭鏡手術では頸部伸展位で手術することから，頸椎疾患がある例では注意が必要である．

②内視鏡支援下の経口腔喉頭手術（喉頭内視鏡手術）

　古くは局所麻酔下に間接喉頭鏡で見ながらカールライネル鉗子で声帯ポリープや喉頭肉芽腫の切除，あるいは喉頭腫瘍の生検が行われていた．内視鏡の発達と共に，近年は外来で軟性内視鏡で病変を見ながら吸引チャネルからワイヤー鉗子を挿入して，喉頭腫瘍疑い例の生検が行われており，なかにはこの方法で声帯ポリープ切除まで行っている施設も散見される．1991年以降，局所麻酔下に軟性内視鏡で病変を見ながら，経口腔的に専用のメスや鉗子を挿入して様々な喉頭疾患に対応できる手術方法が開発された．

　手術の概要としては，患者は座位で，局所麻酔を行った後に，助手が軟性内視鏡を鼻腔より挿入して喉頭をモニタし，術者がその画像を見ながら口腔より器具を挿入して手術を行う（図4-4）．本手術法は外来で低侵襲に行え，全身麻酔でのラリンゴマイクロ手術に劣らない微細な操作が可能で，発声時の声帯振動や声をモニタできることから機能的な音声外科手術といえる．

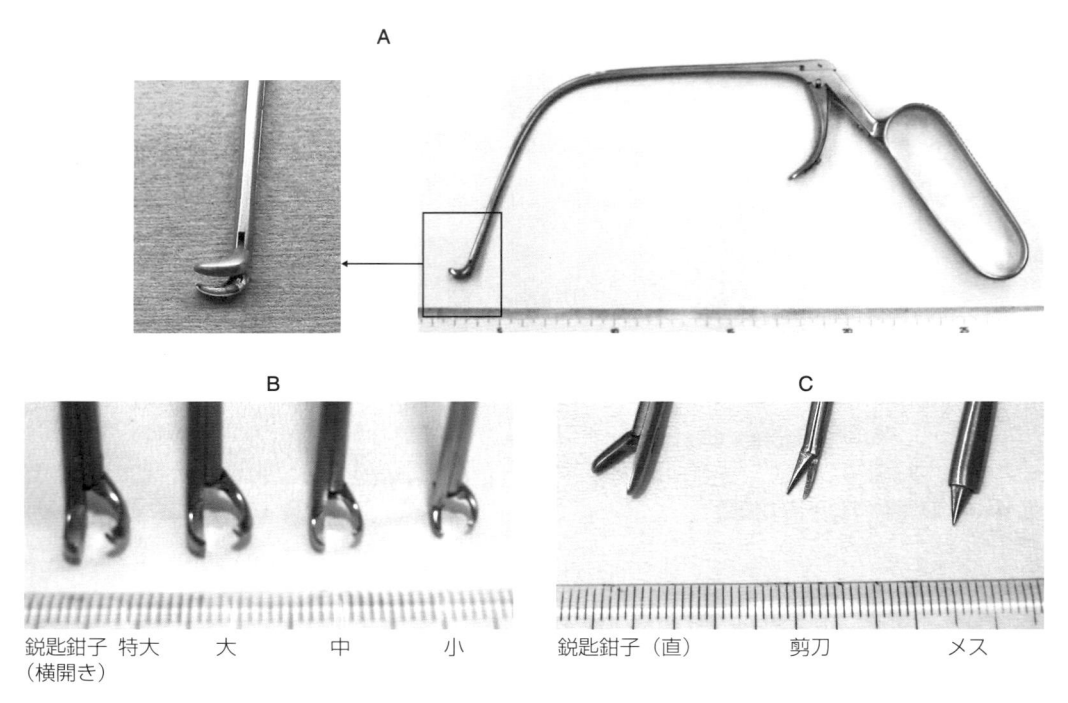

図4-5 手術器具（喉頭内視鏡手術用）

　手術器具は病変の位置，大きさに応じて選択する．横開き鋭匙鉗子は術者から見て右開き，左開きがあり声帯面の傾き（プレーン）に合わせて作製されている．横開きなので隆起性病変を上方から見ながら基部で切除できる．メスは刃の出し入れができる．その他，剪刀，喉頭注射針，吸引管がある（図4-5）．

　基本となる手技はメスによる切開と鉗子による切除である．本法の最も良い適応である声帯ポリープ例を提示する（図4-6）．ポリープ基部にメスで切開を加え，患者の右声帯であれば，術者から見て左開きの鋭匙鉗子でポリープを切除する．抵抗がある場合は引きちぎるような操作を避け，鉗子を下方（気管の方向）に押し入れる操作，あるいは前後（前交連あるいは声帯突起の方向）に引く操作でポリープをきれいに切除することができる．ポリープ基部の余剰組織があれば追加切除する．切除後に声質の改善を確認する．ストロボスコープがあれば声帯振動の改善を確認できる．血液や粘膜下組織からの浸出液を吸引する場合は，チャネルつきの処置用内視鏡を使用する．

　適応疾患の選択には，間接喉頭鏡で病変が見える例は咽頭反射が惹起されにくく良好な術野が予測されることから本法の良い適応である．本法の適応は主に喉頭隆起性良性疾患で，声帯ポリープ，喉頭肉芽腫，軽度のポリープ様声帯，その他に声帯結節，声帯嚢胞，喉頭蓋嚢胞，声帯橋状癒着症などがある．

　局所麻酔下に声帯注射を行う場合として，慢性声帯炎，声帯結節，軽度のポリープ様声帯，声帯瘢痕などに対するステロイド声帯注射，痙攣性発声障害に対するボツリヌストキシン注射などがあり，声帯麻痺や声帯萎縮に対してアテロコラーゲン声帯内注入を行う．喉頭蓋嚢胞は注射針で穿刺し剪刀で開窓することで縮小，あるいは治癒することがある．

　悪性疾患疑いや声帯上皮過形成症に対する生検にも有用であり，症例によってはレーザー治療も可能である．ただし，複雑な操作が必要な例や病変が広範囲な例は適応外である．

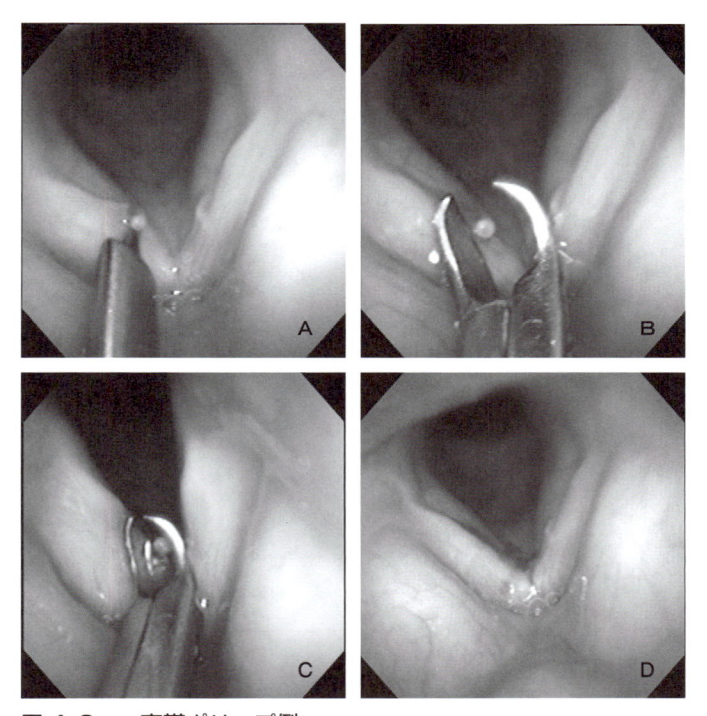

図4-6　声帯ポリープ例
A：メスで切開，B：鉗子で切除ライン確認，C：鉗子で切除，D：切除後

　診療所の外来では，喉頭腫瘍疑い例の生検や声帯ポリープ例が最も良い適応となる．
　患者への説明と手術前後の指導としては，病状と局所麻酔法，手術法（全身麻酔でのラリンゴマイクロ手術との違い）について十分説明する．咽頭反射が残る場合に手術を中止する可能性が1～2割ある．合併症としては，リドカイン中毒（約1％）に伴う気分不良，頭痛などがあり，ごく少量ではあるが出血，摘出組織の異物の可能性がある．
　2000年以降，内視鏡の高画質化とレーザー医療機器の発達により，米国では診療所の外来でできる喉頭手術がoffice based laryngeal surgeryとして急速に広まりつつある．新規のレーザー医療機器などの承認が進めば，徐々に本邦にも導入されるものと思われる．

③経内視鏡的喉頭手術
　外来で実施でき，患者は座位で，経鼻的にチャネルつきの喉頭内視鏡を挿入し，喉頭内視鏡のチャネルから助手がワイヤー鉗子を入れて操作する（図4-7）．喉頭腫瘍の生検はこの方法で多くの施設で行われている．声帯ポリープ切除術，声帯内コラーゲン注入術なども行うことができる．

2　経皮的アプローチ

　経皮的に外切開による喉頭へのアプローチとしての音声改善手術は，喉頭形成術あるいは喉頭枠組み手術と呼ばれ，甲状軟骨，輪状軟骨，披裂軟骨には操作を加えるが声帯に直接操作を加えないで喉頭を構成する組織の形態や位置を変えて音声改善を図る手技である．主なものとして甲状軟骨形成術と披裂軟骨内転術がある．
　甲状軟骨形成術にはⅠ型からⅣ型まであり，術式のシェーマを示す（図4-8）．Ⅰ型は甲状軟骨翼に窓枠を開け患側声帯を内方に移動させる術式でシリコンブロックやゴアテッ

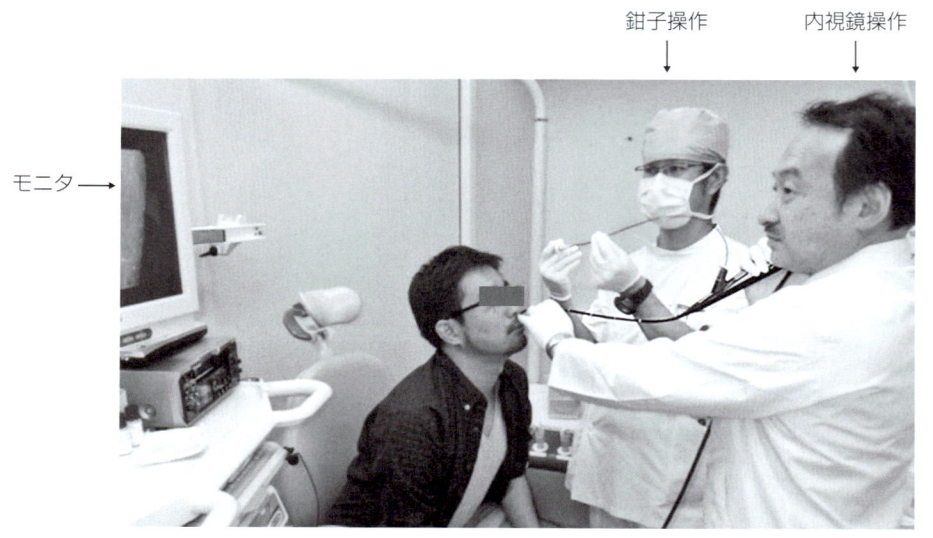

図 4-7 経内視鏡的喉頭手術の概観

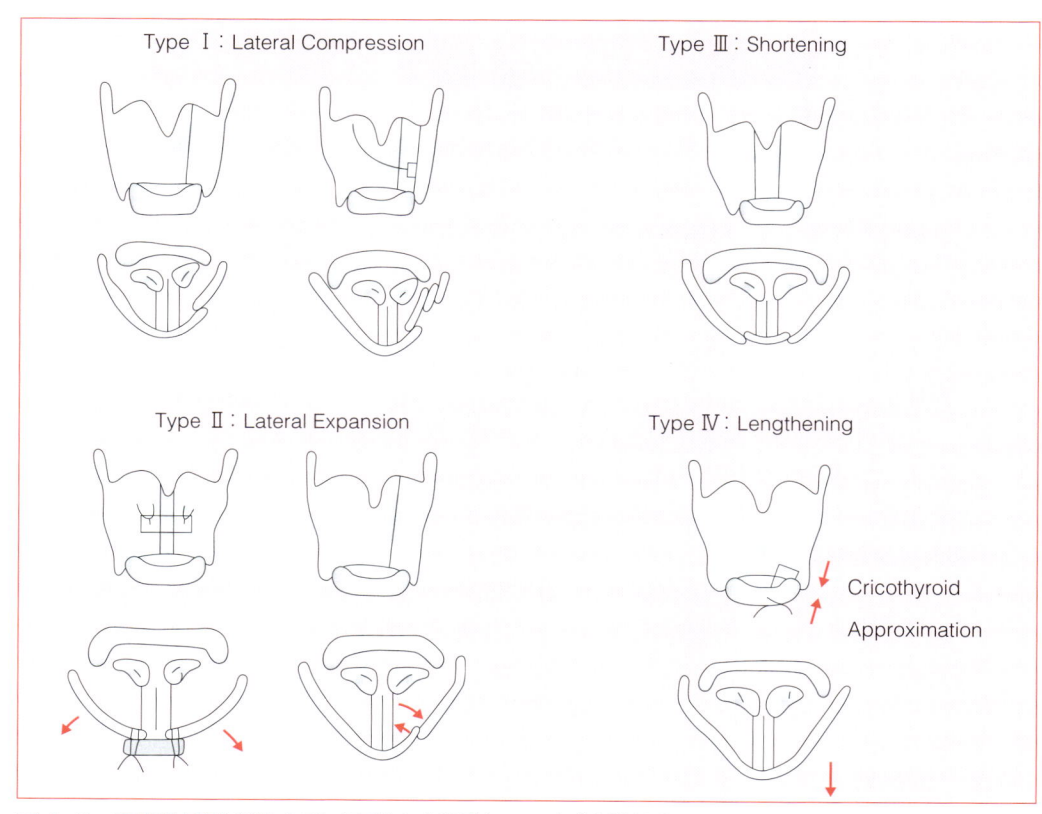

図 4-8 甲状軟骨形成術 I型（声帯内方移動），II型（声帯外方移動），III型（声帯弛緩），IV型（声帯緊張）[10]

クスなどが用いられる．適応疾患は片側の声帯麻痺，片側あるいは両側の声帯萎縮などである．手術デザインとCTを示す（図4-9）．II型は甲状軟骨正中を切離して広げることで喉頭の緊張を低下させる術式で，開大する材料としてチタンブリッジなどが用いられる．適応疾患は痙攣性発声障害である．III型は甲状軟骨翼を切断してずらし声帯の緊張を緩め

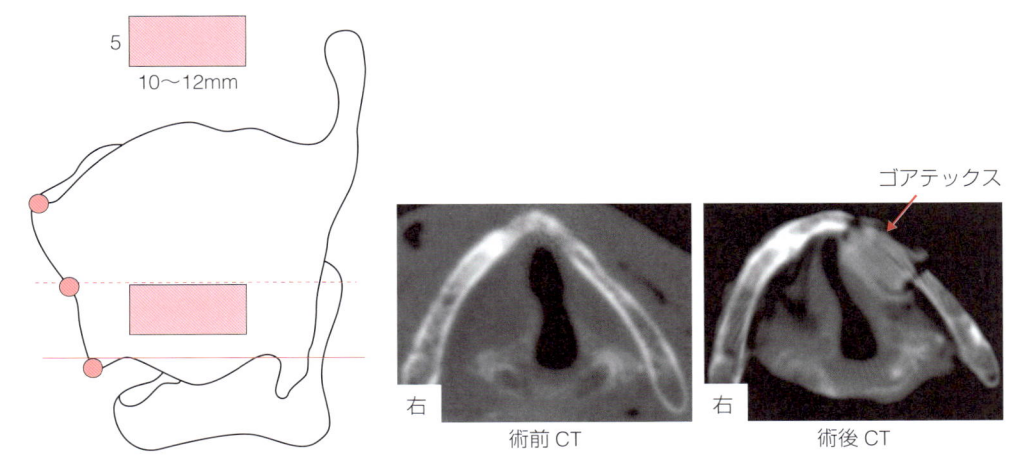

図4-9 甲状軟骨形成術Ⅰ型の手術デザインと術前術後のCT

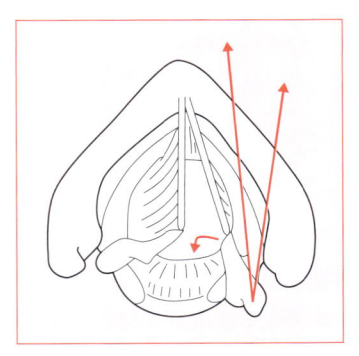

図4-10 披裂軟骨内転術の術式シェーマ[10]

ることで声の高さを下げる術式で，適応は変声障害で声が高すぎる例などである．Ⅳ型は甲状軟骨と輪状軟骨を接近させて声帯の緊張を高めて声の高さを上げる術式である．適応は変声障害で声が低すぎる例である．いずれも局所麻酔下の手術であることから，患者の声を聞きながら適切な位置を確かめて，術者と患者が納得するまで調節することが可能である．

披裂軟骨内転術は，披裂軟骨筋突起に糸をかけて，糸を前方に引くことで披裂軟骨を内転させて声帯を内転させる術式である．局所麻酔で術中に患者の声を聞きながら行うことが多いが，全身麻酔で行っている施設もある．適応疾患は片側の声帯麻痺である．術式のシェーマを示す（図4-10）．

喉頭形成術は声帯に直接侵襲を加える手術ではないものの，気道に操作を加える手術であることから，とくに術後の喉頭浮腫や出血による気道狭窄に注意する．

2 保存的治療

1　薬物治療

①副腎皮質ステロイドホルモン

急性声帯炎では副腎皮質ステロイドの吸入ネブライザーを行う．声帯の発赤と腫脹が高

度な例や，声を職業にしていて気息性嗄声が高度な例には，早期に炎症を抑えるために，副腎皮質ステロイドホルモンを経口投与することがある．

慢性声帯炎で軽度の浮腫状声帯や広基性の軟らかい声帯結節に対しては，喉頭注射針を用いてトリアムシノロンアセトニド（ケナコルト-A®）を粘膜下に注射すると浮腫が軽減する．

② 抗菌薬

急性の上気道炎や副鼻腔炎や気管支炎などで鼻汁や喀痰が膿性の場合はセフェム系，ニューキノロン系，マクロライド系などの抗菌薬を投与する．慢性の副鼻腔炎や気管支炎ではマクロライド系抗菌薬を数か月投与することがある．

③ 鎮咳薬

咳嗽が高度の場合は両声帯が強く衝突するので，声帯炎や肉芽腫を生じることがある．非麻薬性あるいは麻薬性の鎮咳薬を投与する．慢性咳嗽には咳喘息，アレルギー性気管支炎など様々な疾患が含まれており，病態に応じた薬剤を選択する．

④ 胃酸分泌抑制薬

胃酸の逆流は食道までではなく，咽頭喉頭にも及んでおり，気管や，あるいは耳管を通して中耳まで及んでいることがある．胃酸による声帯への直接的な組織障害や炎症が考えられており，声帯突起部に好発する喉頭肉芽腫の一因とされている．

胃酸分泌を抑制する薬として，H_2ブロッカー，プロトンポンプインヒビターが用いられ，また消化管運動賦活薬が用いられ有効性が認められている．

⑤ ボツリヌストキシン声帯注射

ボツリヌストキシンは神経筋接合部に作用して筋の麻痺を生じさせる．不随意運動や痙攣を抑制するために局所注入薬として顔面痙攣や斜頸に用いられる．

痙攣性発声障害ではボツリヌストキシンを甲状披裂筋内へ注射する．目的筋へのアプローチは筋電図ガイド下に行われる．ボツリヌストキシンの有効期間は3〜4か月であり，効果は可逆的である．繰り返し注射が必要になる．痙攣性発声障害に対して欧米で広く行われている方法であるが，日本では数施設でしか行われていない．現在，医師主導治験が進められている．

⑥ インターフェロン

インターフェロンにはα-インターフェロンとβ-インターフェロンがあるが，α-インターフェロンは局所に留まりにくいために全身投与に用いられ，β-インターフェロンは局所投与に適している．喉頭乳頭腫に用いられることがあり，症例によっては効果があるとされている．

⑦ シドフォビル

シドフォビルは核酸類似体（ヌクレオチドアナログ）であり，DNA合成時に利用されDNA伸張を阻害することで，ヘルペスウイルス族に加えヒトパピローマウイルス（HPV）にも抗ウイルス効果を有するとされる．喉頭乳頭腫に用いられることがあり，症例によっては効果があるとされている．

2　音声治療

音声障害に対するリハビリテーションとしては，言語聴覚士が行う音声治療があり，原因となる生活習慣や発声習慣を矯正する声の衛生指導や音声訓練を行う．

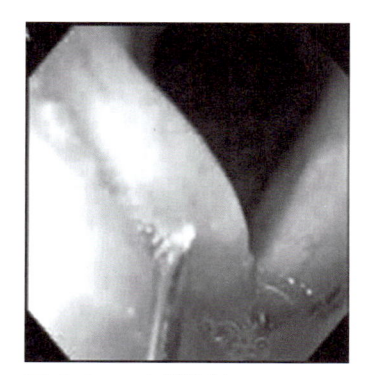

図 4-11　声帯注射

①声の衛生指導

声の安静，加湿，水分摂取などを勧め，咳払いを控える，長く話をしないなどの指導を行う．大声発声やのど詰め発声などの悪い発声習慣，喫煙や過度の飲酒などの悪い生活習慣を是正する．逆流性食道炎があればその管理も行う．

②音声訓練

音声訓練法には症状に応じて改善させる方法（症状対処的音声訓練）と，呼吸・発声・共鳴を包括的に改善させる方法（包括的音声訓練）とがある．症状対処的音声訓練には声門閉鎖を緩和する方法，声門閉鎖を促進する方法，声の高さを調節する方法，声の強さを調節する方法などがある．包括的音声訓練には呼吸法を調整する腹式発声法やアクセント法，発声機能拡張訓練法，共鳴強調訓練などがある．訓練法の詳細は，本章「5　音声訓練の方法」に記載する．

適応疾患としては，声帯結節，喉頭肉芽腫，過緊張性発声障害，反回神経麻痺，声帯萎縮などがある．心因性失声症には心理療法と共に音声治療を行うことがある．

3　疾患と治療法の選択

①声帯結節

声帯結節は病変の大きさや硬さ，発声障害の程度，年齢や職業によって治療法の選択は異なり，保存的治療か外科的治療かの選択を迷うことがある．小児の声帯結節では基本的には手術は行わないが，成人でも声を使う職業の人では手術をしても再発しやすいので，まず声の衛生指導や音声訓練などの音声治療を行う．音声治療として声門閉鎖を緩和する方法や包括的音声訓練により，声帯結節の縮小がみられることが多く，音声治療の良い適応となる．改善がなければトリアムシノロンアセトニド（ケナコルト-A®）声帯注射（図4-11）を考慮し，これらの治療の効果がない場合として切除手術の適応は最後に選択される．

②喉頭肉芽腫

声帯突起部に好発する炎症性腫瘤性病変である．逆流性食道炎（GERD）に関連して発症することがあり，GERDを疑う場合はプロトンポンプインヒビターや消化管運動賦活薬の投与や生活指導を行う．肉芽形成予防に抗アレルギー薬，ケロイド形成抑制効果のあるトラニラスト，胃排泄能の亢進効果をもつ六君子湯も用いられる．ステロイド吸入療法も行われる．これらの治療の効果がない場合は音声治療を選択するのもよい．音声治療と

して声門閉鎖を緩和する方法や包括的音声訓練により，喉頭肉芽腫が縮小することがあり，良い適応疾患の一つである．保存的治療で縮小しない場合は，癌の除外診断のためにも，生検や切除手術を行う．

③反回神経麻痺

まずは原疾患の治療を優先し支障がなければ音声障害の治療を考える．片側反回神経麻痺における声門閉鎖不全に対して，音声治療として声門閉鎖を促進する方法や包括的音声訓練により，声門閉鎖が改善して嗄声が軽減することがある．外科的治療として，コラーゲンや脂肪などの声帯内注入術，甲状軟骨形成術や披裂軟骨内転術があり，麻痺声帯を内方に移動して声門閉鎖を改善する．

両側反回神経麻痺では呼吸困難となるので気管切開術や声門開大術を考慮する．音声障害よりも呼吸苦の改善を最優先とする．

④声帯萎縮

声帯萎縮における声門閉鎖不全に対して，音声治療として声門閉鎖を促進する方法や包括的音声訓練により，声門閉鎖が改善して嗄声が軽減することがある．外科的治療として，コラーゲンや脂肪などの声帯内注入術，甲状軟骨形成術があり，声帯の弓状変形を改善して声門閉鎖を改善する．

⑤過緊張性発声障害

発声に際して，喉頭およびその周辺の筋が，過度に緊張するために起こる声の障害である．仮声帯発声も声門上の過収縮による過緊張性発声の一つと考えられ，僧侶にみられることがある．音声治療として声門閉鎖を緩和する方法や包括的音声訓練により，声門上の過収縮が軽減すると努力性の発声も改善する．

⑥心因性音声障害

心因性の原因で喉頭筋が適切に働かず，意図的な発声をする際には声門が完全には閉鎖しない．呼気がその隙間から流出するので，声帯が振動しない．高度の気息性の発声あるいは無力性嗄声で有響性の音声は出せないが，ささやき声で話すことはできる．泣いたり笑ったり，咳や咳払いのときには有響性の音が出ることがある．

心因性音声障害の治療には行動療法，暗示療法，支持療法，薬物療法などがあり，行動療法として発声訓練がある．まず咳払いをして有響音を意識させる．ハミングを練習し母音に移行させる．有響音が出るようになれば子音の発声訓練に移る．声が出るようになると，失声の心理的要因を自覚することがある．精神科との連携が大切である．

●文献

1) 大森孝一：声の障害と検査の概要．新編 声の検査法（日本音声言語医学会編），医歯薬出版，2009.
2) 小林武夫編：痙攣性発声障害―そのメカニズムと治療の現状．時空出版，2000.
3) 一色信彦・他：けいれん性音声障害の外科的治療 その概念と手技．喉頭，**12**(1)：26〜30, 2000.
4) Isshiki N, Yamamoto I, Fukagai S.：Type 2 thyroplasty for spasmodic dysphonia：fixation using a titanium bridge. Acta Otolaryngol. **124**(3)：309〜312, 2004.
5) 大森孝一：【喉頭科診療における論点】声帯ポリープの治療 軟性内視鏡下手術の立場から．JOHNS, **23**：1645〜1648, 2007.
6) 大森孝一：<特集 声を取り巻く諸問題>発声障害の診断．日本医師会雑誌，**139**(4)：815〜819, 2010.
7) 大森孝一：〈25. 耳鼻咽喉科疾患〉音声障害．今日の診療指針2011年版（ポケット判）（山口 徹・他編），医学書院，2011. pp.1297〜1298.

8) 大森孝一:〈第 18 章〉難治性発声障害. 症例から見る難治性疾患の診断と治療 2. 鼻 口腔・咽頭 喉頭編（加我君孝・監修, 小林俊光・他編）, 国際医学出版, 2011, pp.229〜240.
9) Omori K, et al. : Videoendoscopic laryngeal surgery. Ann Otol Rhinol Laryngol, **109** : 149〜155, 2000.
10) 一色信彦:喉頭機能外科—とくに経皮的アプローチ—. 京都大学医学部耳鼻科同窓会, 1977.
11) 小池靖夫:音声治療学—音声障害の診断と治療—, 金原出版, 1999.
12) Hirano M, Sato K : Histological Color Atlas of the Human Larynx. Singular Publishing, 1993.
13) 廣瀬 肇:音声障害の臨床, インテルナ出版, 1998.

第4章 音声障害の治療

❷ 音声治療の種類と理念

1 音声治療の定義

　音声障害を引き起こす機能的要因の改善を目的として，言語聴覚士が行う発声行動の変容法を音声治療と呼ぶ[1]．音声障害を引き起こす機能的要因とは，発声法や声の使い方などを意味している[1]．たとえば，発声時に喉頭が過剰に挙上し仮声帯が過内転するなどの声門上部の狭窄が起こる，あるいは発声時の内喉頭筋のアンバランスな働きに起因し声門が十分に閉じないなど不適切な発声法があてはまる．さらには，発声している時間が相対的に長過ぎる，過酷な発声頻度のために声帯粘膜の損傷を引き起こすなど日常の声の使い方に問題がある場合も機能的要因の一つと考える．

　不適切な発声法の問題であれば，いわゆる直接訓練として発声法を指導する「音声訓練」を行う．発声時間や発声頻度の問題であれば間接訓練として日常の発声習慣の見直しをする「声の衛生指導」を行う[2]．これをまとめて音声治療と呼ぶ．

2 音声治療の目標と種類

　図4-12は，コンピュータシミュレーションから求められた喉頭効率と声門音源出力および両側声帯間の衝撃応力を図式化したものである[3]．縦軸は相対的喉頭効率を表し，横軸は声帯突起間距離を表している．Verdoliniらの報告では，喉頭効率と声門音源出力の交点，すなわち発声時に呼気がいかに無駄なく声のエネルギーに変換されているかを示している点では，両側声帯が正中で接触する際の衝撃応力はきわめて低い．つまり，発声時の声帯粘膜へのダメージが少ないと考えられる．このときの声帯突起間距離は0.6 mmとされ，両側声帯が正中で完全に閉じているわけではない[4]．

　音声治療の目標とは，以上のことから「発声時に両側声帯が接触する衝撃応力をできるだけ小さくして声帯粘膜へのダメージを少なくし，なおかつ呼気を無駄なく声のエネルギーに変換すること」といえる．

　衝撃応力を小さくするためには，①声帯突起間距離を0.6 mmに維持すること，②声帯縁が柔らかく適度の粘弾性を保っていること，③声帯縁は適度の湿度を保っていること，④声帯の形態や質量の対称性があることなどが必要条件となる．

　したがって，「声の衛生指導」では声帯縁が適度な粘弾性と湿度を保つための水分摂取や吸入が励行される．また，過剰な発声頻度や発声時間による声帯粘膜の炎症を予防し，形態や質量の対称性や保湿を維持することも重要である．つまり，「声の衛生指導」の目

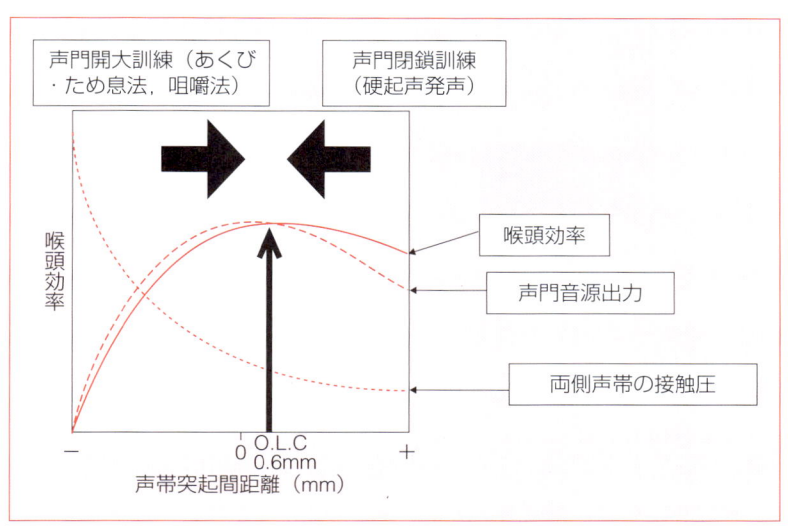

図4-12 コンピュータシミュレーションによる喉頭効率と声門音源出力および両側声帯間の衝撃応力の関係（横軸は声帯突起間距離，縦軸は喉頭効率）[3]
（Verdolini K, et al., 1995 一部改変）

標とは，発声時の両側声帯の衝撃応力を小さくするために声帯粘膜の粘弾性や保湿性さらには形態と質量の対称性の維持を間接的に指導することといえる．ここでいう間接的というのは，以下に述べる音声訓練のような発声を伴わずに，発声行動全般の生活指導を指している．

一方，直接訓練としての「音声訓練」の目標は，発声時に声帯突起間距離を0.6 mmに維持することと発声時の呼気をいかに無駄なく音声エネルギーに変換するかということに尽きる．声帯突起間距離を0.6 mmにするという音声訓練は，図中の2種類の矢印の向きと同様に大きく2つに分類される[3]．すなわち，開き過ぎている声帯突起間距離を可能な限り0.6 mmに閉じる技法か，逆に閉じ過ぎている声帯突起間距離を同様に0.6 mmに広げる技法に大別できる[3]．

発声時の呼気を無駄なく音声エネルギーに変換するには，呼気のコントロールが必要となる．つまり，一定の発声時間中，常に安定した呼気を送出し続けられるか「息の支え」が必要となる．安静時の呼吸周期（呼気：吸気比）の5対5と比べ，発声時の呼吸周期は9対1の割合となり非対称となる．安静時の呼吸のように本来は自律的で対称的な呼吸周期であるが，発声のような非自律的で非対称な呼吸周期へ変える場合には一定の訓練が必要であると考えられる．

発声時の呼気は，肺の弾性復元力と内肋間筋と腹筋群の働きによって送出されている．つまり，発声時の呼気は最初に肺の弾性復元力によって送出され，次に内肋間筋によって胸郭を絞りながら送出される．そして最後に腹部を絞りながら送出される．発声時に一定の安定した呼気を送出するということは，この3つの相がスムーズにバランスよく移行しなければならない．したがって，発話のなかで声を大きくして強調する，あるいは逆に声を小さくしたりするということは，この3つの相をさらに複雑にコントロールするということにもなる．つまり，「呼吸訓練」の目標は，発話に必要な安定した呼気を送出し非対称な呼吸周期にも合わせることができるようにすることである．歌唱や演劇で呼吸訓練が

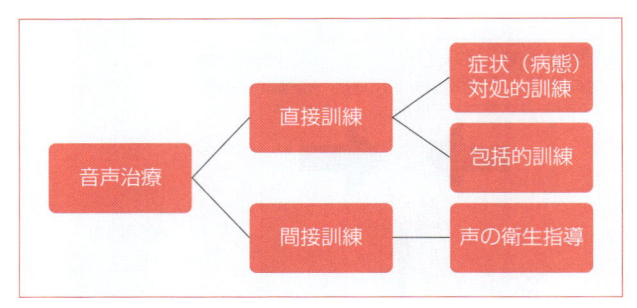

図4-13 音声治療の概念（直接訓練と間接訓練）

強調される理由もここにある．したがって，呼吸訓練では単に呼気と吸気の交互反復運動を周期的に繰り返すのではなく，発話の際の呼吸について意識を高め，短い吸気を行いながら，呼気時に発声との協調を図り，発話に必要な安定した呼気を発話時間に合わせて送出できることを目標に訓練を行う必要がある．

音声訓練だけではなく呼吸訓練を同時に並行して行う訓練法もあり，これを「包括的訓練」と呼んでいる[2,6]．これは，前述のように呼吸と発声および共鳴は独立したものではなく，常に三者が協調して発声や発話が成立するという考え方に基づいている．これに対して，前述の「音声訓練」と「呼吸訓練」をそれぞれ別々に音声障害の病態に応じて行う「症状（病態）対処的訓練」と呼ぶ[2,6]（図4-13）．

3 音声治療を行う前に知っておくべきこと

1 音声治療前に収集すべき情報

音声治療では，治療前に音声障害患者の発声中の病態を的確につかんでおくことが必要である．

声門間隙の状態は喉頭内視鏡下に観察できるし，声帯粘膜波動についても喉頭ストロボスコピーで観察可能である．これによって声帯突起間距離も声帯縁の粘弾性も定性的に判断することができる．

喉頭効率や声門音源出力は，最長発声持続時間や発声時呼気流率と声の強さを測定すれば推測可能である．すなわち，最長発声持続時間が長いということは喉頭効率が高いことを部分的に示している．また，発声時呼気流率も正常範囲内で少なければ少ないほど喉頭効率が高いといえよう．この際，同時に声の強さも測定しておけば，声門音源出力についても推測することが可能である．

音声治療を始める前には少なくともこうした情報を収集しておくことが音声治療を行う前提条件で，さらに音声治療の途中や終了後にも同じ情報を収集し，改善の程度を常に把握しておかなければならない．

2 音声治療におけるドロップアウトの実態

言語聴覚士が行う音声治療は終了まで至らず途中でドロップアウト（自主的に通院を途中で止めてしまうこと）する患者が多い[7,10]．Portoneらや Hapnerらの報告では，医師か

らの音声治療の指示が出て言語聴覚士のもとを訪れるまでに38％がドロップアウトし，さらに残った患者のうち47％が言語聴覚士の初診後にドロップアウトし，予定のセッションを終了したのは全体の33％弱であったとしている[7〜9]．同様に6週（あるいは6セッション）以内にドロップアウトする患者は12〜18％，6週を超えると17〜25％，さらに12〜14週となると35％まで増えるという報告もある[10]．つまり，セッション数が増えるとドロップアウトする患者数も増加すると考えられる[9]．臨床心理領域の報告では患者のドロップアウトは最終的に65％程度とされており[8]，これを多いととらえるかは意見が分かれる．

ドロップアウトする患者の特徴としては，①音声障害の原因となる疾患が重複しており重度であること，②音声障害のために就業上の問題を抱えていること，③音声障害以外にも健康上の問題があること，④自覚的評価（Voice Handicap Index）の得点が高く音声障害の自覚度が高いことなどがあげられている[10]．

PortoneらやHapnerらは，ドロップアウトへの対処として，①医師から言語聴覚士への指示が出てからの言語聴覚士の初診までの待機時間を短縮すること，②言語聴覚士の初診から次セッションまでの期間を短縮すること，③実際の音声治療のセッションでは4セッション目がターニングポイントとなるのでそれまでに何らかの結果を出すことを提案している[9]．つまり，患者のアドヒアランス（指示への自主的な遵守）をいかに高めるかが課題であるとしている．

患者の音声治療へのアドヒアランスを高めるためには，患者が音声治療をどのように理解しているかを言語聴覚士は知っておかなければならない．Van Leerらは，音声治療を少なくとも2セッション以上は受診した15名の音声障害患者の面接結果を構造化し，音声治療を患者側からの視点でまとめた[11]．それによると音声治療は，①習得するのが難しそうである，②指導されたので一応やるだけはやってみる，③指導してくれる言語聴覚士との相性に問題がある，の3点にまとめられると報告をしている[11]．①の「習得するのが難しそう」では，よくいわれる「訓練室で言語聴覚士が指導してくれればできるが，訓練室を一歩出るとどうやっていたかわからなくなる」ということではないかと考えられる．つまり，日常生活場面への般化がうまくいかないために患者側からすると少しも改善してないと感じられるのではないかと推察される．②の「指導されたので一応やるだけはやってみる」は，訓練室で言語聴覚士の前では仕方なくやってみるが，家族や人前での練習は恥ずかしくてできないということにつながる．その結果，絶対的な練習量が少なく日常生活への般化を難しくしていると考えられる．③については，音声障害に限らずコミュニケーション障害を扱う言語聴覚士にすべていえることである．こうしたことを踏まえ，セッション回数の少ないうちに訓練効果をあげ，いかに日常生活への般化を図るかが重要な課題といえる．

3 音声治療への運動学習理論の応用

近年，運動学習理論を発語失行の訓練に応用した報告や発話速度の訓練に応用した報告など発声発語器官の運動に関する研究が増加している[13,14]．運動学習理論では，訓練室での即時的な効果よりも訓練室以外での般化を学習効果としてとらえているので，訓練前後での即時的な変化をそれほど重視していない．前述した音声治療の日常生活への般化を図るには運動学習理論に基づいた訓練計画の立案も視野に入れておくべきである．

Maarsらは，運動学習理論を踏まえて発話や構音に関する訓練計画立案の際に運動学習の観点から，練習条件と練習中の言語聴覚士の患者へのフィードバックの仕方について以下の項目を提案している[15]．

(1) 練習条件
1. 練習頻度は多い方が良い
2. 練習形態は集中型よりも分散型
3. 練習内容は多様に
4. 練習スケジュールはランダムで
5. 注意集中（焦点）は外部に（感覚フィードバック）
6. 練習目標は複雑な方が良い

(2) 練習中のフィードバック（とくに訓練段階が進めば）
1. フィードバック内容は結果のみ（良いか悪いか）
2. フィードバック頻度は少なく
3. フィードバックのタイミングは遅い方が良い

　これをみると，言語聴覚士が行ってきた今までの音声治療のやり方とは異なる部分が多い．練習頻度は多い方が良いのは理解できるが，現実的には週何回ぐらいが適当か，発声試行の総回数はどのくらいか具体的に示してはいない．城本の報告では，1セッション20分間として50回の発声試行を行い総回数は1,500試行で1か月後も訓練効果は維持できたとしている[1,2]．また，一定の発声頻度を維持するには家庭での練習も必要であるとしている[1]．

　練習形態や練習スケジュールでは，今までは同じ曜日と時間でしっかり訓練するというのが通常であった．しかし，彼らの提案では，曜日や時間も毎回あえて変更し，1時間なら1時間しっかり集中して練習するよりもむしろ短時間で色々な時間帯（たとえば午前中と午後）に練習することが推奨されている．また練習目標も単純化するよりも色々な課題目標が輻輳して複雑な方が良いとされている．したがって，同じ時間内に同じ課題を何回も行わずに，難易度の異なる課題や同じ目標とする課題でもやり方を色々に変えるなどの工夫が必要と思われる．

　言語聴覚士の口頭でのフィードバックも具体的な発声法や呼吸法を指示するよりも結果として発声された声が目標とする声に近いかどうかのみを示すことを推奨している．しかもその場ですぐにフィードバックするのではなく，何回か試行した後でまとめてフィードバックするなど，患者が自身で考えながら試行錯誤してみることを励行している．いわゆる患者の【a ha】体験が重要とされている．つまり，患者が言語聴覚士の指示通りに従うことだけではなく，自身で発声の「コツ」を体得することが運動学習にとって最も重要なことであるとしている．こうしたやり方は今まで経験的に行ってきた従来の指導方法とは異なっている．これまでは，訓練前後でどういう定量的なパラメータがどう変化したかという即時効果的な視点での臨床研究が多かった[6]．つまり，その後の日常生活への般化を視野に入れた報告はほとんど見当たらなかったといえる．今後は，日常生活への般化を視野に入れた練習条件やフィードバックを考慮した訓練計画に基づいた音声治療を行うことが必要である．

●文献

1) 城本　修：音声障害の行動学的治療―言語聴覚士による音声障害の治療―．耳鼻臨床，**100**(9)：697～705，2007．
2) 城本　修：音声治療の一般的原則．STのための音声障害診療マニュアル（廣瀬　肇監修），インテルナ出版，2008，pp44～52．
3) Verdolini K, Titze I：The application of laboratory formulas to clinical voice management. AJSLP, **4**：62～69, 1995.
4) Berry D, Verdolini K, Montequin D, et al.：A quantitative output-cost ratio in voice production. JSLHR, **44**(1)：29～37, 2001.
5) Titze I：Self-sustained vocal fold oscillation (nonlinear dynamics). The myoelastic aerodynamic theory of phonation. The national center for voice and speech, 2006, pp339～382.
6) Thomas LB, Stemple JC：Voice therapy：Does Science support the art? Communicative Disorders Review, **1**(1)：51-79, 2007.
7) Hapner ER, Portone C, John MM III：A study of voice therapy dropout. J Voice, **23**(3)：337～340, 2007.
8) Portone C, John MM III, Hapner ER：A review of patient adherence to the recommendation for voice therapy. J Voice, **22**(2)：192～196, 2008.
9) Portone C, Wise JC, John MM III, et al.：Differences in temporal variables between voice therapy completers and dropouts. J Voice, **25**(1)：62～66, 2011.
10) Behrman A：Facilitating behavioral change in voice therapy：the relevance of motivational interviewing. AJSLP, **15**：215～225, 2006.
11) Smith BE, Kempster GB, Sims HS：Patient factors related to voice therapy attendance and outcomes. J Voice, **24**(6)：694～701, 2010.
12) Van Leer E, Connor NP：Patient perceptions of voice therapy adherence. J Voice, **24**(4)：458～469, 2010.
13) Adams SG, Page AD：Effects of selected practice and feedback variables on speech motor learning. JMSLP, **8**(4)：215～220, 2000.
14) Ballard KJ, Maas E, Robin DA：Treating control of voicing in apraxia of speech with variable practice. Aphasiology, **21**(12)：1195～1217, 2007.
15) Maars E, Robin DA, Austermann Hula SN, et al.：Principles of motor learning in treatment of motor speech disorders. AJSLP, **17**：277～298, 2008.

第4章 音声障害の治療

❸ 声の衛生指導

1 声の衛生指導の目標（定義）

　声の衛生指導とは，発声時の両側声帯の衝撃応力を小さくするために声帯粘膜の粘弾性や保湿性，さらには形態と質量の対称性の維持を目的とした発声行動全般にわたる生活指導をすることである．したがって，声の衛生指導においては，患者の発声行動全般にわたって，適正量を超えた声の使い方をする，あるいは適切な声の出し方をせずに誤った発声をするなど，いわゆる声の乱用と誤用を避ける発声行動に関する生活指導が中心となる．声帯に器質的疾患のある音声障害患者は，その病変のために適切な声帯振動が起こりにくく，代償的に不適切な発声方法をとってしまう傾向がある．このような悪循環を防ぐためにも声の衛生指導は重要である．また，明らかな器質的変化が認められなくとも，声を多用するケース（歌手やアナウンサー，教師など）は，発声によって声帯粘膜を損傷するリスクが高い．自己管理によって適切な発声方法を心掛けることで，声帯に悪影響を及ぼす原因を軽減・除去することができ，器質的疾患の予防が可能となる．加えて，声の衛生指導は適切な水分補給を行うことで声帯粘膜を良好な状態に維持するうえで重要である[3]．

2 声の衛生指導の適応

　声の衛生指導は，音声外科手術後の患者や，声帯に負担をかける発声を続け声帯粘膜に器質的変化を生じた患者，さらには声門閉鎖不全を原因とした音声障害を呈する患者でも，誤った発声の予防という意味で必須である．また，声帯の炎症や声門閉鎖不全による声帯粘膜の保湿性の低下に対しても，水分摂取の励行などの声の衛生指導は有効である[3]．加えて，視診上，声帯に器質的異常は認めないものの嗄声を呈する機能性音声障害患者に対しても誤用や乱用の防止のために声の衛生指導を行う．
　つまり，声の衛生指導の適応となるのは，声の乱用・誤用が問題となる音声障害患者すべてともいえる．

3 声の衛生指導の効果と効果的な指導法

　声の乱用・誤用が原因で器質的疾患が生じたと思われる音声障害患者の場合，声の衛生指導だけで改善が得られる例もあると報告されている[1]．その一方で，声の衛生指導と直接訓練を併せて行った方が声の衛生指導単独よりも治療効果は高いという報告もある[2]．

声の衛生指導では知識学習は促されるが，実際の生活改善まではつながらないとする報告も多い．その理由は患者のアドヒアランス（指示への自主的な遵守）に大きく依存しているためと考えられる．しばしば言語聴覚士は，音声障害患者が自らの生活行動の改善や言語聴覚士の助言を受け入れることに対して動機がないようにみえると，その患者に改善の動機がないとしてあまり積極的な関わりをしないことが多い．しかし，全く動機がない音声障害患者が受診することはないということも事実である．

近年，こうした考え方に基づいて，動機づけ面接法（Motivational Interview）が開発され，患者自身の変化に対する動機づけと治療アドヒアランスを活性化する方法として注目されている．動機づけ面接法では，健康についての話題の提示の仕方によって，行動の変化に対する患者の個人的動機を変えることができるとされている．動機づけ面接法は，RULEという頭文字による4つの指針がある[14]．

1. **R**esist（気持ちに逆らって正したい反応を抑制すること）：患者は自分自身のことばを聴いて，それを信じる傾向があり，変わることの不利益をことばにしてしまえばしまうほど，より強く現状維持に固執する．したがって，禁煙が必要な患者は，自分が喫煙によって問題を抱えていることは十分認識している．禁煙の必要性はわかっているが止められないという等価的な状態にあるとき，禁煙を指示すると止められない理由を述べて，結果的に喫煙に固執する結果となる．すなわち，仮に矯正したい行動が正しいとしても，言語聴覚士は「正したい」という指示を極力抑えなくてはならない．

2. **U**nderstand（患者の動機を理解する）：行動を変える契機となる可能性が最も高いのは変化を支持する患者自身の理由であり，言語聴覚士の理由ではない．したがって，患者にどうすべきか告げるよりもなぜ変わりたいのか，どのようにして変わりたいのか尋ねる方が有効である．

3. **L**isten（傾聴）：言語聴覚士は声の衛生について情報を患者に与えた分だけ，傾聴しなくてはならない．患者は専門知識を求めて言語聴覚士のところへ来るが，行動を変えることについては，患者自身のなかに答えがある．それを一緒に探す役目が言語聴覚士の役目であり，傾聴の目的である．

4. **E**mpower（患者を励まし，勇気づける）：面接において積極的で，自分を変える理由や方法を具体的にことばにする患者は，その後に自分で言ったことを実行する可能性が高いので，患者自身が自分の発声行動に積極的な関心を持ち，自分の役割を果たせるように援助することが重要である．

4 声の衛生指導の実際（4つの柱）

声の衛生指導は以下の4つの柱から成立している．
1 患者教育：発声に関する基礎的理解の促進
2 誤った発声行動および生活習慣の修正
3 水分補給
4 声の安静

患者教育のためには，まず患者に喉頭・声帯の構造と機能についての基礎知識と発声の仕組みについての理解を促す．そのうえで患者の発声で実際何が起こっているのか，何が問題となって声の障害があるのかを説明する．患者教育は声の衛生指導全般において重要

である．声の衛生指導事項はまだそのエビデンスが明らかにされていないものが多いが，水分摂取と声の使用量については一定の見解が明らかにされている[4]．

1 発声に関する基礎的理解の促進

　ここでは発声のメカニズムを説明し，声帯に負担がかかる発声方法を患者自身に認識させることが重要である．まず正常な喉頭・声帯の画像（静止画，動画）や図などを示しながら，発声のメカニズムを説明する．この際，ストロボスコピー画像（患者自身および正常例）があれば患者の理解をいっそう深められる．まず正常例のストロボスコピーを示しながら，声帯の形状，物性，粘膜波動，対称的な動き，声門閉鎖，そして無関位発声や低音，高音発声時の声帯振動，声帯の前後への伸長度合いの違いなどを説明する．次に患者のストロボスコピー画像などを用いて，声帯が現在どのような状態であり何が問題かを，正常の声帯と比較して示す．例として，炎症や腫脹，腫瘍，声帯振動の対称性や粘膜波動の減弱・声門間隙の有無，萎縮や瘢痕，麻痺の有無，声門上部の絞扼などについて説明する．

　また，声帯は振動数が多く非常にダメージを受けやすい器官であることを強調し，患者の声の使い方によっては悪影響を与え病変を起こしうることも説明し，適切な発声方法の習得の重要性を説明する．小児の場合でも，わかりやすい絵や身振りを使いながら簡潔に説明することで，ある程度理解させることができる．

　声帯は患者自身が見ることができないため，患者は自身の発声方法の及ぼす影響を自覚する機会をほとんど持たないまま何とか声を出そうとしてきた経緯がある．言語聴覚士はまずその状況を理解することが重要である．そのうえで発声のメカニズムと現状，そして音声治療が必要とされる理由を丁寧に説明することが患者の不安解消につながる．その結果，言語聴覚士に対する信頼も高まり，今後進めていく音声治療の「ドロップアウト（最後まで終了できなかったもの）」を減らすことができる．この過程に十分な時間をあてることが望ましい．

2 誤った発声行動および生活習慣の修正

　言語聴覚士にとって大切なことは，まず問診（医療面接）で丁寧に情報を収集し，様々な客観的評価（空気力学的検査，音響分析，声の高さ，強さ，声域，内視鏡検査など）や自覚的評価，聴覚心理的評価（GRBAS尺度）を通して，音声障害を引き起こす問題を考えることである．そして次にその問題を取り除くプランを組み立てることが重要となる．

　最初に患者の声の使用実態を詳しく把握する必要がある．問診（医療面接）の際，情報収集項目のチェックリスト（表4-1）を使用するのも良い．そのなかでも喉頭疾患を引き起こす原因となるような発声行動や環境がないかどうかをあらためて把握する．このようなチェックリストは一般的な項目となり，また患者自身は何が声に悪影響を与えているか自覚していないこともあるため，チェックリスト項目だけでなくそれぞれの患者特有の問題がないかを探りあてる問診技術を備えていく必要がある．

　また問診中に患者の声の高さや強さ，声質（音色）の異常等に注意し，自然な会話で生じる笑い声や頷き声，そして硬起声で声質が変化するかどうかも評価する．また会話時の肩・頸部の緊張や呼吸様式（腹式，胸式呼吸等），患者の表情や態度についても評価しながら，音声障害が起こる原因を考える．小児の場合には，両親や教育機関からも情報を集

表4-1 問診（医療面接）・情報収集のチェックリスト

職業	□教師（小学校，中学校，他：　　　　　　　） 　□担当授業数とその単位時間［　　　　　］ □保育士 □会社員 　□営業　　　　　　　□販売員 　□事務（電話応対：多・少） 　□工場勤務　　　　　□他： □歌手［ジャンル：　　　　　　］ □主婦 □学生（所属クラブ：　　　　　） □退職後 □その他
生活習慣	□喫煙［無・有：喫煙歴（　　　　年）］ 　Brinkman 指数*： 　受動喫煙［無・有］ □飲酒［無・有］ 　［頻度：週　　　回，量：　　　　／日］ □カラオケ・詩吟・コーラス［無・有］ 　［頻度：週　　　回，量：　　時間／日］ □声を多用するスポーツ（野球・剣道・エアロビクスなど） □水分摂取量：［　　　　mL／日］ □カフェイン摂取量：［　　　　mL／日］ □食事後就寝までの時間［　　　時間］ □随伴症状 　ゲップ・胸焼け・咳払い［無・有］ □ストレス［無・有］
声の使用状況	□場所（職場・学校・家・趣味：　　　　　　　） □環境（騒音，粉塵，乾燥：　　　　　　　　） □1日の発声時間［計　　　　時間］ 　［連続発声時間：1回　　　時間を　　　回］
家族環境	□子育て［無・有］ 　□子どもをよく叱る［無・有］ □兄弟喧嘩の頻度（小児の場合）［多・少］ □聴覚障害者の存在［無・有］

＊1日の喫煙本数×喫煙年数．200↑：禁煙保険治療対象

め，どのような場面でどの程度声の乱用があるのかを具体的に把握する．

前述したように，患者は自身の発声方法が及ぼす影響をほとんど自覚しないまま過ごしていることが多い．よってその自覚を促し，適切な発声へと導いていくことが重要である．患者のなかには業務上その指導が守りにくい例もある．言語聴覚士はそれを叱責するのではなく，問診（医療面接）で情報を収集し，各患者にとって現実的に実行しうる方法を客観的に考え，指導していかなければならない．

(1) 音声使用の注意事項

問診（医療面接）と様々な検査から，声の使用上の問題を見出し，声の乱用・誤用が声帯に及ぼす悪影響について患者に説明する．次に，患者自身が発声行動を変えていけるよう，具体的な対策を立てる．ここで重要なことは，禁止事項を対策として伝えると共にその代替行動や工夫を示すことである[5]．「大声を出さないように」などの漠然とした指示は効果がない．どのように気をつけるのか，またどのように対応をすれば良いのかを具体

的に提案する．具体的に一覧表などにまとめて説明し，患者に渡すと良い．

　以下に実際の指導内容を示す．しかし，ここで述べる指導内容はあくまでも例であり，各々の患者に適した対応策を問診（医療面接）に基づいて考え，実際に指導していくことが必要である．とくに小児の場合，声の衛生指導は重要である．しかし，患児に意識がなく，発声方法を変化させることが難しい場合が多いので，保護者に対しても説明と指導を行うことが重要である．日常の発声場面をビデオに録画してもらい，それをもとに分析し具体的に指導していくのもよい．場合によっては，教育機関とも連携をとり指導を行う．音声使用の注意事項は以下の通りである．

a) 大声を控える（大声で話す，怒鳴る，叫ぶ，応援するなどを控える）

　大勢を相手に話す場合は，手を叩いたり笛を吹いたりして注目させ，マイクや拡声器を使用する．周りを静かにさせてから話をする，などの指導も重要である．

　隣の部屋にいる人など，遠くの人を呼んだりすることは禁止し，話す相手とは手が届くくらいの距離にするよう指示する．Confidential voice（有声音を含む穏やかな小声で，ささやき声とは異なる．内輪のひっそりとした話で用いるような声）[6] を使用するのも良い．

b) 騒がしい状況下で長時間話すと，音声疲労を引き起こしやすい

　クラスルーム，レストラン，パーティー，音量が大きい音楽やテレビのなかでの長時間の会話は避ける．職場の上司や同僚，そして学校の生徒などにも自分の音声障害について説明し，医師や言語聴覚士から指導された注意事項に対し理解してもらうよう，働きかける．対応策として，聴衆や話し相手が静かになり，注目するまで待つ，静かなレストランや席を選ぶ，話をする相手に近づく，などがある．

c) 不自然な高さの声は用いない

　通常の会話で用いないような，金切り声やささやき声は声帯粘膜組織に負担を与えやすい．よって読み聞かせなどを行う際は，そのことを意識しなるべく喉頭の緊張を抜いて自然な高さの声で行う．また声域上限下限のピッチに近い高さで話をすると声帯への負担を増すため，声域の限界に近い音階を含む歌を無理に歌わないようにする．

d) 声の使用量を控える

　声の使用を控える対応策としては，患者が教員であれば教育指導のスタイルを再検討してもらう（例：視覚的・聴覚的な教材を用いる，生徒にプレゼンをさせる，グループディスカッションを増やす，ティーチングアシストなどの使用）．また，昼食時など，話す必要性がないところでは声を休める．講義などで代行を頼めるところは頼み，デスクワークを増やす，といったことがあげられる．

　一方，加齢性声帯萎縮症例では，積極的に声を使うのが良い．しかし，この疾患では代償的な過緊張性発声を生じていることもあるため，喉頭に力が入りすぎないような声を積極的に活用してもらうのが良い．詳細は後述の声の安静で述べる．

e) 話すときに全身，とくに喉頭に力を入れないようにする

　早口で話すと，肩・頸部や喉頭，構音器官の緊張が高まりやすい．話す前は深く息を吸い腹圧をかけ肩の力は抜き，話しているときは歯をくいしばったり，あごや口唇，舌に力が入ったりしないようにゆっくりと話す．

f) りきみ声を避ける

　重い荷物を持ち上げたときや，テニス，剣道などほとんどの運動時には声門を強く閉鎖することもあるため，これらの動作に伴って大きい声を出すのは控えるようにする．運動

後は，息が落ち着いてから話すようにする．

g）咳払いを控える

　咳払いは声帯粘膜組織にダメージを与えやすい．患者のなかには，常にのどに痰が引っかかっている気がするため，咳払いをしてしまうと訴える者もいる．しかし，実際は声帯に分泌物の付着はあまりなく，胃食道逆流症（GERD）による咽喉頭異常感の影響が考えられるとの報告もある[7]．このような場合は耳鼻咽喉科医と喉頭所見について協議し，必要があれば薬物療法も行う．実際咳払いの多い患者に対しては咳払いがどれだけ声帯に悪影響を及ぼすかを説明し，咳払いをしてもほとんど効果がないことを伝える．咳払いの代わりに息を少し押し出すようにしてから，唾液や水などをゆっくり慎重に飲み込む．無音の咳（喉頭を両側から手で押しながら，「ごくん」と唾を飲みこむ）をする[5]．などを提案すると良い．

h）のどの健康を守るための環境

　①空気の汚れを避ける：塵埃や粉塵・薬品など，吸い込むと声帯粘膜に悪影響を及ぼす環境はできるだけ回避する．マスクの使用を徹底したり，うがいや換気を頻繁に行うようすすめる．

　②禁煙の指導：喫煙は声道の粘膜に炎症や浮腫を生じさせる．禁煙をすすめ，副流煙に対しても注意する．

　③飲酒：飲酒は声帯の充血・浮腫をもたらすため，過剰な摂取は控える．また飲酒に伴う声量の増大や発話量の増加に注意をする．

　④精神面も含め，身体の健康に気をつける：精神的なストレスがあると努力性発声となることがある．十分な睡眠と休養をすすめると同時に，精神的なストレスがある場合はそれに対処する必要がある．

　⑤胃食道逆流症（GERD）の管理：胃食道逆流症は胃酸が逆流し，逆流性食道炎や喉頭炎をきたす疾患である．高度の場合は胸焼けやゲップを認めるが，約50％の患者ではその自覚がない．胃酸の逆流によって喉頭炎を起こすと，嗄声や咽喉頭異常感，慢性の咳などの症状が出やすい．胃食道逆流症が確認された場合，言語聴覚士は以下のような生活習慣の指導改善を医師と共に行う必要がある．

・食生活の改善：消化の悪いものを控え，消化の良い食事摂取をすすめる．
　　摂取を控えた方が良いものの例：脂肪分の多いもの，刺激物（香辛料，カフェイン，炭酸飲料），塩分や糖分の高い物（漬物，チョコレート）など

・就寝2～3時間前の飲食は避ける

・枕を高めにし，頸部が胃の位置よりも高くなるように調整する

・肥満に注意し，適度な運動をする

・できるだけストレスを避ける

3　水分補給

　声帯が乾燥すると声帯振動が阻害され，器質的病変を引き起こしやすくなる．1日1.5L程度の水分摂取によって声帯粘膜の保湿効果が高まり，声帯振動が起こりやすくなるといわれている[8]．ただしカフェインを含む飲料水（コーヒー，紅茶，お茶，コーラ等）は利尿作用があり補水効果としては薄くなるため，水が推奨される．なお循環器疾患や腎疾患

等に罹患した患者はかかりつけ医より水分摂取制限指示が出ていることもあるため，確認する．加湿は2時間/日が目安となる．除湿機を使用したまま就寝すると乾燥しすぎる場合があるため，使用には気をつける．

また，飴やチョコレート，牛乳などは，唾液の粘稠度を増し咳や咳払いの原因となりやすいため，過剰な摂取は控えた方が良い．飴はメンソール，ミントなどの刺激物は控える．

薬のなかには副作用で口渇を及ぼすものもあるため，処方内容を確認し医師に相談する．

4　声の安静

声の安静とは声の使用を制限するための指導であり，絶対安静と相対的な安静がある．

(1) 絶対安静

絶対安静とは，声の使用を全面的に禁止し，コミュニケーションには筆談を用いる．このためには，咳・咳払い，声を出した笑い，ハミングも禁止する．ささやき声も仮声帯の過内転を生じるので禁止とする．

絶対安静は，声帯手術直後や，急性炎症所見を認める患者に医師の指示で行う．とくに喉頭微細術後，現在では1週間の声の安静を推奨されることが多いが，文献によりその期間は一定していない[9]．声の安静はコミュニケーションの不自由さを生じ，収入減という事態にもつながり，QOLを低下させるため，声の安静のアドヒアランスは低いともいわれている[10]．また，術後早期に声帯に適度な刺激を与えると創傷治癒期の炎症回復を促進するとも動物実験で報告されている[11]．よって必要以上に長い期間にわたる声の沈黙は避けなければならない．

急性炎症時の絶対安静期間は通常1～3日，長くとも7日以内にとどめるとされている[12]．

(2) 相対的な安静

相対的な安静とは，発声量を制限することである．「絶対安静」期間が終了した患者や，声の乱用・多用のある患者に指導する．一般的に持続発声で17分，朗読で35分を超えると声帯組織の損傷がすすむといわれているため，30分の発声を目安に水分摂取など休憩をとるよう指導する[13]．また，「長話を避け，聞き役に回ったり，柔らかいハミング声で相づちを打つようにする」，「会話は1回5分以内，1日に15分程度にする」，などと具体的に指示すると良い．「絶対安静」から「相対的な安静」へ移行していく際には，発話量と使用場面の許容範囲を徐々に広げて通常の日常生活に戻していく．たとえば，1対1の対話から1対2，1対3への会話へと相手の数を増やし，これに応じて徐々に声の大きさ，1日の発声時間などを延ばしていく，などと指導していくと良い．

5　症例提示

実際の症例をもとに，問診（医療面接）から問題点を考え，対応策を検討してみる．

症例：28歳女性，小学校教師
主訴：声のかすれ，声が長く続かない，声を出していると疲れてくる
発症時期：3か月前から

1　問診

職業：小学校教師．3か月前から初めて低学年の担任をするようになった．それまでは

高学年の担任だった．平日は朝から4〜6時限まで毎日授業をしている．初めて低学年の担任になったので，日々慌てていることが多い．

生活習慣：タバコは吸わない．家では父親がリビングで吸っている．飲酒は機会飲酒で，月数回のみ．気分転換に休日にカラオケに行くのが好きだったが，今は歌えず，友人が歌うのを聞く側になり時に声援だけ送る．授業中水分は飲めないため，1日1Lも摂取していない．コーヒーが好きで，1日3〜4杯飲んでいる．夕刻時に同僚とティータイムをすることがよくあり，のどごしが良い炭酸飲料を飲みながら談笑することも多い．残業も多く，夕食後は疲れてすぐ横になり，そのままうたた寝してしまうこともある．胸焼けやゲップはとくにない．

声の使用状況：学校では校舎内，運動場と場所を問わず常に声を出し続けている．

家族環境：祖母と両親，そして妹の5人暮らし．祖母はテレビが好きでよく見ているが，最近ボリュームを少し大きくすることが多くなった．

2　諸検査結果

ストロボ所見：両声帯膜様部中央に結節を認め，発声時に結節周辺と声門後部の間隙を認め粘膜波動も減弱している．発声時に声門上部が絞扼し，披裂部および声帯粘膜の発赤，浮腫を認め，胃食道逆流症（GERD）所見を呈している．

GRBAS：22101
最長発声持続時間（MPT）：6秒
平均呼気流率：242 mL／sec
声域：142〜294 Hz
基本周波数：245 Hz
声の強さ：83 dB
PPQ：1.409％
APQ：5.232％
NHR：0.184
VHI-10：25／40点

3　問診から考えられる問題点

・低学年担任になったのと同時期から嗄声出現
・担当授業数が多い
・ストレスが多い
・受動喫煙
・カラオケでは歌っていないが，友人の歌に対する声援の高さが不適切である可能性もある
・水分摂取が少ない
・カフェイン・刺激飲料の摂取が多い（コーヒー，炭酸飲料）
・ティータイムでも声を多用している
・夕食後すぐ横になるため，胃食道逆流症の症状を誘発しやすい
・ほこり，乾燥の環境下でも声を乱用している
・家庭でもテレビの音量が大きいなかで会話をしている

・会話時，とくに語頭音で硬起声が目立ち，吸気時も肩が挙上している．腹式呼吸によるハミングは GRBAS：11000 の軟起声である．

4　諸検査結果から考えられる問題点

　　声帯結節による発声時の声門閉鎖不全のために MPT が短縮し，平均呼気流率が上昇し，代償的に声門上部の絞扼が起こっていると考えられる．基本周波数はやや高めで声の強さも強く，声域の狭まりを認める．PPQ（周期のゆらぎ），APQ（振幅のゆらぎ）もやや大きくなり声帯振動の不安定さがうかがえる．VHI-10 も高い．ゲップ等の自覚症状はないものの，胃食道逆流症の所見がある．

5　対応策

(1) 授業対策

・騒ぎやすい生徒の座席を前にする．
・ティーチングアシスタント等を活用し発声面および精神面での負担を減らす．
・生徒内でのグループディスカッションを設ける．視覚的・聴覚的な教材も多用する．マイク使用について上司に相談する．
・基本周波数が声域上限に近いため，授業で無理して高めに出し続けている可能性もある．そのため，やや低めの落ち着いた声で，腹式呼吸でゆっくり話し，とくに語頭で呼気を一気に流出せず軟起声で話し始めるようにする．
・生徒が静かになってから話し始める習慣をつくり，生徒にもその環境づくりに協力してもらう．
・教室が広く座席間にスペースがあるようなら，教壇近くに集まるようにする．
・30 分授業をすすめたら必ず水分摂取するようにし，その旨を上司や生徒にも説明し理解・協力を促す．
・運動場など広い場所で号令をかけるときは笛や拡声器を使用する．
・授業以外の時間はマスクを着用する．

(2) 生活習慣

・カフェイン・刺激物摂取（コーヒー，炭酸飲料）を減らす必要があるが，いきなりゼロにするのは実行しがたいため，漸減していく．
・ティータイムなどでは無理して話さず，ハミングで相づちを打つなどのどを休めるようにする．
・夕食後すぐ横にならないようにする．遅い時間の夕食では消化の良いもの（脂肪分が少なく，よく煮たものなど）を食べるようにする．
・声が安定するまでは，カラオケで声援を送ることも控える．

(3) 家庭生活

・父親に禁煙，分煙してもらう．
・テレビのボリュームが大きいなかで話をしない．
・祖母に難聴の疑いがあるため，祖母に話しかけるときは，正面からはっきりと口を動かしながら話をする．大声では話しかけない．
・祖母の補聴器装用も検討する．

●文献

1) Carding PN, Horsley LA, Docherty GJ：A study of the effectiveness of voice therapy in the treatment of 45 patients with nonorganic dysphonia. J Voice, **13**(1)：72〜104, 1999.
2) Stemple JC：Voice research：so what? A clearer view of voice production, 25 years of progress；the speaking voice. J Voice, **7**(4)：293〜300, 1993.
3) Verdolini-Marston, Sandage KM, Titze IR：Effect of hydration treatments on laryngeal nodules and polyps and related voice measures. J Voice, **8**(1)：30〜47, 1994.
4) Stemple JC, Glaze L, Klaben B：Survey of Voice Management. Clinical voice pathology：theory and management, 4 th ed, Plural Publishing, 2010, pp245〜249.
5) 熊倉勇美, 小林範子, 今井智子編：音声障害学. 標準言語聴覚障害学 発声発語気障害学, 第1版, 医学書院, 2011, pp1〜96.
6) 城本 修, 小池三奈子, 遠藤裕子：STのための音声障害診療マニュアル（廣瀬 肇監修）, 第1版, インテルナ出版, 2008, pp53〜62.
7) Woo P, Casper J, Colton R, et al.：Diagnosis and treatment of persistent dysphonia after laryngeal surgery：a retrospective analysis of 62 patients. Laryngoscope, **104**(9)：1084〜1091, 1994.
8) Stemple JC, Glaze L, Klaben B：Clinical voice pathology：theory and management. Singlar Publishing, 2000, pp273〜290.
9) Ishikawa K, Thibeault S：Voice Rest Versus Exercise：A Review of the Literature. J Voice, **24**：379〜387, 2010.
10) Bernard R, Cohen SM, Zeller AS, at al.：Compliance and quality of life in patients on prescribed voice rest. Otolaryngology-Head and Neck Surgery, **144**(1)：104〜107, 2011.
11) Branski RC, Perera P, Verdolini K, at al.：Dynamic biomechanical strain inhibits IL-1beta-induced inflammation in vocal fold fibroblast. J Voice, **21**(6)：651〜660, 2007.
12) 廣瀬 肇：音声障害をきたす疾患. 音声障害の臨床, 第1版, インテルナ出版, 1998, pp78〜80.
13) 城本 修：音声障害の行動学的治療―言語聴覚士による音声障害の治療―. 耳鼻臨床, **100**(9)：697〜705, 2007.
14) 後藤 恵, 荒井まゆみ訳（後藤 恵監訳）：動機づけ面接法 実践入門, 星和書店, 2010.

第4章 音声障害の治療

4 音声訓練の目的・種類・適応

I 音声訓練の目的

　音声障害患者の声の症状は多様で重複していることが多い．たとえば，単独で声の高さや大きさの問題があったり，あるいは声質の問題があったりもするが，ほとんどの場合はそれらが重複しており問題の程度も多岐にわたる．**表 4-2** は，実際の声の可変項目とその生理的メカニズムを示している．声の特性として可変可能なものは，表の左に示してあるように，①声の高さ，②声の大きさ，③声区，④声の響き，⑤声の緊張度，⑥声質（粗糙性）などがある[1]．このうち，声の響きや声の緊張度や粗糙性はいわゆる声質に相当する．たとえば，声の緊張度は声帯上唇部の内転状態と比例しており，声帯上唇部が過内転するといわゆる「のど詰め発声」になる．この声帯上唇部の内転には，内喉頭筋のうち後輪状披裂筋（声門開大筋），披裂間筋（声門閉鎖筋），外側輪状披裂筋（声門閉鎖筋），甲状披裂筋（声門閉鎖筋）が実際に関与している．つまり，声門開大筋と声門閉鎖筋群をどのようなバランスで活動させるかによって，声帯上唇部の内転の程度は決められるといえる．また，声の粗糙性については，内喉頭筋群の発声時の不均衡な活動に起因するので，声の粗糙性成分を減少させるには発声時の内喉頭筋群のバランスを整えることが必要となる．つまり，音声訓練とはこうした声の可変性のメカニズムに基づいて望ましい発声状態を作り出すこととも言える（表 4-2）．

　望ましい発声状態というのは，発声時の声帯突起間距離を 0.6 mm に維持し発声時の呼気を無駄なく音声エネルギーに変換しうることであり[2,3]，「音声訓練」とは音声障害患者に実際に発声させながら，この望ましい発声状態にする発声行動の変容法である．

表 4-2　声の可変メカニズム[1]（Titze I, 2006，一部改変）

声の可変項目	生理的メカニズム	実際に使用する筋
声の高さ（高―低）	声帯粘膜のスティフネス	輪状甲状筋・甲状披裂筋
声の大きさ（大―小）	肺内圧	呼吸筋
声区（裏声―フライ）	声帯下唇部の内転	甲状披裂筋
声の響き（暗―明）	喉頭入口部	輪状咽頭筋
声の緊張度（気息性―のど詰め）	声帯上唇部の内転	外側輪状披裂筋・後輪状披裂筋・甲状披裂筋・披裂間筋
（声質）粗糙性（滑―粗）	弱いカップリング	内喉頭筋の不均衡な活動

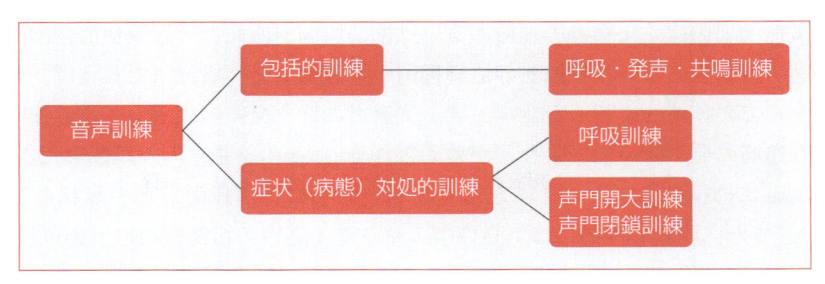

図4-14 音声訓練の種類

2 音声訓練の種類とその考え方

　声帯突起間距離を0.6 mmにするという音声訓練は，大きく2つに分類される[2]．すなわち，開き過ぎている声帯突起間距離を可能な限り0.6 mmに閉じる声門閉鎖訓練か，逆に閉じ過ぎている声帯突起間距離を同様に0.6 mmに広げる声門開大訓練に大別できる[2]．この2つの技法に加えて，発話に必要な安定した呼気を送出し非対称な呼吸周期にも合わせることができるようにする呼吸訓練もある．

　このように声の可変項目とその生理学的メカニズムの観点から組み立てられた訓練法を「症状（病態）対処的訓練」と呼ぶことがある[4~6]．ほとんどの場合，音声障害患者の声の症状は多様であるので，用いる技法も1つだけということはなくいくつかの技法を組み合わせて，個々の患者に合わせたオーダーメイドな訓練が必要となる．したがって，言語聴覚士は個々の音声障害患者の声の症状をしっかり把握することが重要である．

　一方，音声訓練だけではなく呼吸訓練さらには共鳴訓練を同時に並行して行う訓練法もあり，これを「包括的訓練」と呼んでいる[4~6]．これは，呼吸と発声および共鳴は独立したものではなく，常に三者が相互に協調して発声・発話が成立するという考え方に基づいている．したがって，音声障害患者の個々の声の症状ではなく，呼吸・発声・共鳴の過程のどこに問題があるか，あるいはその相互協調性について把握しなくてはならない（図4-14）．

　近年，「症状（病態）対処的訓練」と「包括的訓練」は，どちらがより訓練効果が高いかという議論が，EBMの観点からなされてきた[6,7]．しかし，この議論は現実的ではない．なぜなら，「症状（病態）対処的訓練」といっても，実際には音声障害患者の声の症状は多様であり，個々の患者に合わせたオーダーメイドな訓練であるので，臨床的に単一の技法を比較するような研究はできない[6,7]．また，「包括的訓練」は声の可変性ではなく，呼吸・発声・共鳴という発声に関わる過程の問題に焦点をあてており，これも単一の技法ではなく種々の技法を取り入れた体系的なプログラムとなっているので比較検証することが難しい[6,7]．よって，言語聴覚士はどちらの訓練方法に関しても，その生理学的原理から実際の技法について十分な知識と技術を身につけなければならない．

3 音声訓練の適応

　音声訓練は，声帯の器質的病変の有無にかかわらず，機能的要因すなわち声の出し方や使い方に起因する音声障害の改善を目的としている[4,6]．したがって，疾患名に対応して音声訓練を行うのではなく，機能的要因の有無を的確に判断しなければならない．

機能的要因は，①精神心理的あるいは性格傾向（内向型・神経症的傾向）による喉頭周囲筋の過緊張あるいは喉頭筋の活動抑制，②過剰な発声場面（たとえば，公衆の面前での発声）での技術的に誤った発声，③上気道炎に伴う発声の誤用，④逆流性咽喉頭炎による咽喉頭筋の発声時の過緊張などが考えられる[8]．その結果，声の高さや大きさが抑制され，発話時に抑揚やアクセントに乏しくなる．さらに音声疲労などの症状も呈することが多い[8]．また，聴覚心理的には気息性嗄声やフライ発声，粗糙性嗄声，裏声様の高い話声位，二重声，声の翻転など喉頭周囲筋の過緊張や活動抑制から説明可能な音声症状を呈する[8]．また，機能的要因を持つ音声障害患者の発話時を観察すると，下顎を前方に突き出し全身の緊張（とくに前頸部）がうかがえる姿勢，鎖骨上窩にまたがる肩甲舌骨筋の過緊張，舌の過緊張，咬筋の過緊張による奥歯の噛み締めなどが認められることが多い[8]．すなわち，構音器官の過緊張が喉頭周囲筋の過緊張や活動抑制をもたらしていると考えられる．喉頭内視鏡下には，発声時の声門後部間隙，声門閉鎖不全，声門上部の狭窄，声門前後径の短縮などが認められることが多い[8]．しかし，これらの喉頭所見は健常発話者にも認められることもあり，喉頭所見のみで機能的要因を判断するのは難しいとされている[8]．そこで発声時に図4-15のような喉頭マッサージを試行し，前述したような音声症状の軽減あるいは喉頭周囲筋の過緊張や活動抑制の緩和が認められるか喉頭内視鏡検査と並行して検討することも必要である[8]．

　機能的要因の有無を判断してから，喉頭内視鏡下に声帯突起間距離が0.6 mmよりも大きければ声門閉鎖する方法を，逆に小さければ声門開大する方法を適応する．また，発声と呼気のタイミングに問題があれば呼吸訓練の適応となる．

　重要なことは喉頭内視鏡下に声門が開大しているから声門閉鎖の方法を適応するのではなく，まず初めに機能的要因の有無を確認し，声門開大の原因をはっきりさせることである．機能的要因の関与が推測される場合，声門開大しているからといって，声門閉鎖の訓練を行うとさらに喉頭周囲筋の過緊張を招いてしまい，症状の増悪につながることもあるので注意が必要である．

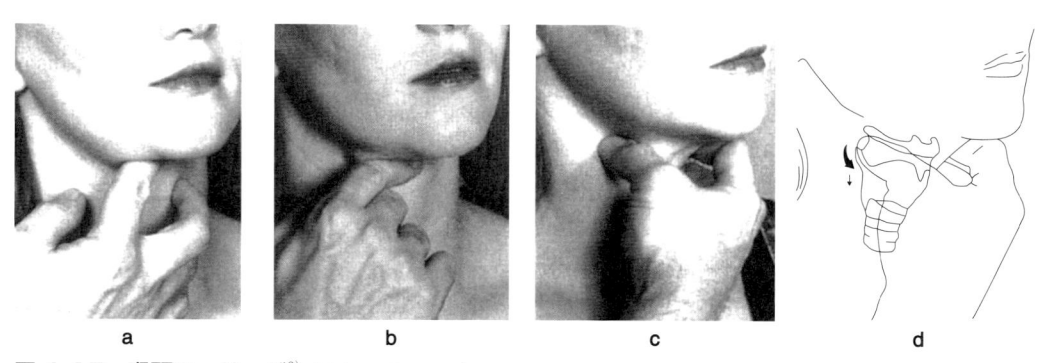

図4-15　喉頭マッサージ[8]（Nelson R, 2008）
（a）舌骨上筋の緊張度について安静時と発声時での比較
（b）舌骨のプッシュバック法：何度か舌骨を前方から後方へ押し声の変化を確認する．これによって舌骨上筋の緊張度がわかる
（c）甲状軟骨の押し下げ：甲状軟骨上縁を下方へ押し下げ，声の変化を確認する
（d）（b）と（c）を同時に行ういわゆる喉頭マッサージ．舌骨と甲状軟骨の位置の調整と喉頭周囲筋の緊張緩和

●文献

1) Titze I : Self-sustained vocal fold oscillation (nonlinear dynamics). The myoelastic aerodynamic theory of phonation. The national center for voice and speech, 2006, pp339～382.
2) Verdolini K, Titze I : The application of laboratory formulas to clinical voice management. AJSLP, **4** : 62～69, 1995.
3) Berry D, Verdolini K, Montequin D, et al. : A quantitative output-cost ratio in voice production. JSLHR, **44**(1) : 29～37, 2001.
4) 城本　修：音声障害の行動学的治療—言語聴覚士による音声障害の治療—．耳鼻臨床，**100**(9)：697～705，2007．
5) 城本　修：音声治療の一般的原則．STのための音声障害診療マニュアル（廣瀬　肇監修），インテルナ出版，2008，pp44～52．
6) 城本　修：言語聴覚士の立場から—音声治療の効果に関するエビデンス—．音声言語医学，**50**(2)：136～143，2009．
7) Thomas LB, Stemple JC : Voice therapy : Does Science support the art? Communicative Disorders Review, **1**(1) : 49～77, 2007.
8) Nelson R : Assessment and treatment of musculoskeletal tension in hyperfunctional voice disodres. International Journal of SLP, **10**(4) : 195～209, 2008.

第4章 音声障害の治療

5 音声訓練の方法

1 音声訓練の種類と特徴

　音声訓練とは，不適切な発声方法を直接修正することによって音声の改善を図る行動学的治療法であると定義される．さらに音声訓練は「症状対処的音声訓練」と「包括的音声訓練」に大別される．

　「症状対処的音声訓練」とは，声質・高さ・大きさという音声の属性の異常，つまり音声の聴覚心理的な異常に焦点をあてた訓練法である．したがって，ここでの音声の改善とは，声質・高さ・大きさの異常の改善を意味している．一方，「包括的音声訓練」は，音声生成過程である呼吸・発声・共鳴に焦点をあてた訓練法である．音声生成過程すべてについて総合的な調節能力を高めることで，結果的に音声の異常をも改善するとされている．

　本稿では，具体的に以下の**表4-3**にあげた手技について解説する．

2 各音声訓練の特徴

1 症状対処的音声訓練の特徴

①色々な訓練手技：個々の患者の音声症状に応じた適切な訓練手技が選択できれば，即座に音声改善が期待できる．そのため，初回診察時に言語聴覚士が患者に対して試験的にいくつかの訓練手技を実施し，音声改善の可能性の有無を実際に確認できる．よって，訓練効果の高い音声訓練手技を選択することができる．また，この試験的音声訓練により，患者も訓練効果を実感しやすく，訓練に対する意欲を高めることができる．

②異常度の高い症例に適応：声門閉鎖度や声帯の緊張度などの調節によって，声質・高さ・大きさそのものの改善を図る訓練であるため，患者が一番困っている音声の聴覚心理的な異常に絞って改善を図ることが可能である．

③複数の訓練手技の併用：単純な訓練の繰り返しになりがちな患者の慣れや飽きを防ぐことができ，結果的に患者の訓練意欲をも高めることができる．

④個々の患者に合わせた個別プログラム：細かい訓練内容や訓練回数は示されていない．また，般化への過程は示されておらず系統的なプログラムというものはない．したがって，言語聴覚士が個々の患者に合わせた個別プログラムをつくらなければならない．音声訓練に慣れた言語聴覚士にとっては，音声症状に応じて訓練内容や回数の調節ができるので長所ともなりうる．しかし，訓練に慣れていない言語聴覚士にとっては，訓練用

表 4-3 音声訓練の手技

種類	原理	手技	適応
症状対処的訓練	声門閉鎖促進 （自動反射的運動）	息こらえ 硬起声	声門閉鎖不全
	（外部からの頸部圧迫による声門閉鎖促進）	頭位変換法 指圧法	
	声門開大 （自動反射的運動）	あくび・ため息法 気息性起声・軟起声 舌突出法・開口法 咀嚼法（チューイング法）	声門過閉鎖
	（外部からの頸部圧迫による声門開大）	喉頭マッサージ 頭位変換法 指圧法	
	（声道形態の変化）	声の配置法（ハミング） トリル チューブ発声法	
	（その他）	吸気発声	
	声の高さの調節 （声を低くする）	指圧法 頭位変換法 硬起声	変声障害
	（声を高くする）	詠唱法 声の配置法	ホルモン音声障害
	声の強さの調節 （声を弱くする）	声門閉鎖緩和訓練 （内緒話法）	機能性音声障害（声門過閉鎖） 運動障害性構音障害
	（声を強くする）	マスキング法 声門閉鎖訓練 呼吸訓練	機能性音声障害（声門閉鎖不全） 運動障害性構音障害
包括的訓練	発声機能拡張訓練（Vocal Function Exercise） Lessac-Madsen 共鳴強調訓練（Lessac-Madsen Resonant Voice Therapy） アクセント法（Accent Method）		機能性音声障害・一部の軽度声門閉鎖不全

の練習課題作成に難しさを感じることもある．また，次の訓練段階に進む時期の見極めが判断しづらい．このように，訓練を行う言語聴覚士の技術に訓練効果が依存しやすい．

2　包括的音声訓練の特徴

①日常生活への般化も含めた系統的なプログラム：訓練内容や回数まで指定された集中的訓練プログラムになっている．さらに自主訓練用のプログラムまでも完備されているものもある．このため訓練を行う言語聴覚士の技術には影響されにくい．

②異常度の高くない症例や正常例に適応：声門閉鎖度や緊張度を直接的に調節して音声を改善する方法ではないため，異常度の高い音声の改善は難しいと考えられる．異常度が高い症例に対しては，症状対処的音声訓練を先に施行し，聴覚心理的な音声改善をある程度目指した後に，仕上げとして包括的音声訓練を用いる方が良いと思われる．また，声楽専攻学生の声域拡大訓練や音声障害の予防的措置としても用いることができる．

④一定の訓練頻度が必要：ある程度の訓練頻度で何度か訓練を実施しないと，患者自身が音声改善を実感しにくいとされている．患者の訓練に対する意欲を維持し，プログラム

を最後まで完遂させるためにも，訓練意義やプログラムの科学的根拠，訓練の見通しなどについて患者に説明できるだけの知識を言語聴覚士は最低限持っていることが必要である．また，患者の音声の改善や意欲の減退についてちょっとした変化も見落とさないことが重要である．適宜，改善したポイントを患者に伝え，褒め励ましていくことも必要である．

3　音声訓練の前に確認しておくべき事項

1　声門閉鎖度の確認

　症状対処的音声訓練と包括的音声訓練はいずれも声帯粘膜へのダメージが少なく，発声効率が良い状態，つまり，本章「2 音声治療の種類と理念」「4 音声訓練の目的・種類・適応」で述べたように，声帯突起間距離を 0.6 mm に保てるような発声を習得させることが最終目標となる．

　しかし，「声帯突起間距離 0.6 mm」はコンピュータシミュレーション上の数値であり，臨床場面での声帯突起間距離の計測は現実的ではない．実際の臨床場面では，喉頭内視鏡と音声機能検査の結果から，声門間隙と声帯の物性などについて判断し，これを発声に最適な状態に近づける音声訓練手技を選択しなくてはならない．

(1) 声門過閉鎖（声帯突起間距離が 0.6 mm より閉じすぎている）の場合

　喉頭内視鏡検査：発声時の声門上部過収縮（披裂部と喉頭蓋の接近や仮声帯の過内転）のため，声帯が見えにくいことが多い（**図 4-16-②**）．喉頭ストロボスコピーでは，声帯粘膜波動が乏しく，声門閉鎖期が長い．

　発声機能検査の平均呼気流率（MFR）：多くの場合は正常（100〜250 mL／秒）．声門

> **サイドメモ　効果的な日常生活への般化**
>
> 日常生活への般化を効果的に行うためのポイントを示す．
> ①訓練室内で患者に正しい発声をさせる回数が十分保たれている．
> 　まず，訓練中に十分な発声回数を担保する．訓練室内で十分な発声回数が保たれている場合は，訓練室外での自主訓練用課題の発声回数や方法を検証する．練習用モデルは，録音や録画データで渡し，それに従って練習してもらう方が安全である．指示通りの自主訓練ができたかの確認も必要である．
> ②訓練課題の速やかなレベルアップ
> 　単音節発声が改善しただけでは，日常生活上は実用的でない．訓練課題を，単音節，単語，短文，文章朗読，さらには簡単な質疑応答のレベルへと速やかにレベルアップする．レベルアップに伴い，言語聴覚士が正しい発声のモデル提示をしなくても，患者自身で正しい発声ができるよう導く．
> ③日常生活で使う用語や場面の訓練課題への組み込み
> 　訓練に用いる単語や短文を生活でよく使うことば（たとえば患者が保育士であれば，子どもやクラスの名前など）を用いて訓練する．また，姿勢，声の大きさ，高さなど，なるべく実際の生活に近い設定で訓練を行う工夫も必要である．習得した正しい発声を，どんな場面でも使えるようにすることが大切である．

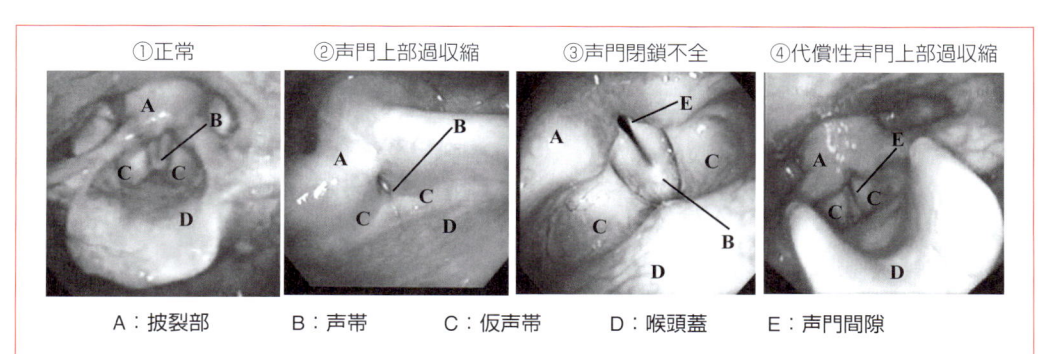

| ①正常 | ②声門上部過収縮 | ③声門閉鎖不全 | ④代償性声門上部過収縮 |

A：披裂部　　B：声帯　　C：仮声帯　　D：喉頭蓋　　E：声門間隙

① 正常．
② 仮声帯内転のため，声帯がほとんど見えない．
③ 声帯内転が不十分で声門間隙がある．
④ 仮声帯内転のため声帯はほとんど見えない．仮声帯の間から声門間隙が見える．

図4-16　発声時喉頭所見[17]

の高度の過閉鎖では100mL／秒未満となることが多い．

音声の聴覚心理的評価：努力性または粗糙性嗄声．硬起声やのど詰め発声を伴うことが多い．過閉鎖を伴う発声が習慣化した結果，声帯結節などの喉頭隆起性病変を生じると，気息性嗄声も呈することがある．話声位は声帯の緊張度が高いと通常よりも甲高く聴こえる．逆に強い圧迫性によって正常より低く聴こえる場合もある．

頸部触診：喉頭が挙上（外喉頭筋の過緊張）している．甲状軟骨後縁や舌骨周囲の疼痛を生じやすい．発声時に舌が後方に引き込まれ，開口度も小さい，など喉頭以外の構音器官にも過緊張を呈する場合が多い．

(2) **声門閉鎖不全（声帯突起間距離が0.6mmより開きすぎている）の場合**

喉頭内視鏡検査：声門閉鎖不全（図4-16-③）．喉頭ストロボスコピーでも閉鎖期がないか，あっても短いことが多い．

発声機能検査のMFR：多くは250mL／秒以上．

音声の聴覚心理的評価：気息性，無力性嗄声．片側性声帯麻痺や声帯溝症など，両側声帯，または声帯の一部の物性が異なると粗糙性も出現する．MFRが高いと，発話時の息継ぎが頻回である．声帯全長にわたる声門閉鎖不全では，話声位が裏声になることが多い．

(3) **声門閉鎖不全の代償としての声門上部の過閉鎖の場合**

喉頭内視鏡検査：声帯溝症や正中位より外側固定の喉頭麻痺などがある場合，通常の発声様式であれば声門閉鎖不全をきたす．しかし，時に声門の過閉鎖を疑うような声門上部の過収縮を呈することがある（図4-16-④）．

発声機能検査のMFR：MFRは声帯の器質的状態から予測される値よりも少ない場合が多い．これは声門閉鎖不全を声門上部の過収縮で代償していることが多いからである．

音声の聴覚心理的評価：適度な代償運動は問題ないが，過剰な代償，または誤った代償になると，努力性嗄声や粗糙性嗄声の原因になるので注意を要する．

4　音声訓練の実際―Ⅰ　症状対処的音声訓練―

症状対処的音声訓練では，声の属性のうち，声質・高さ・強さを調節する訓練を行う．

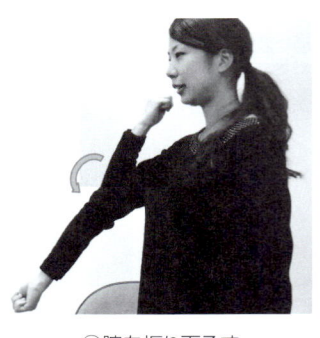

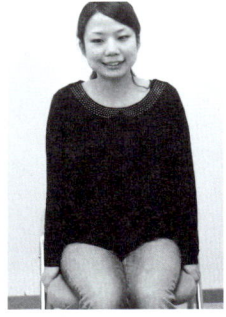

①腕を振り下ろす　　②座面を押す　　③両手を引き合う

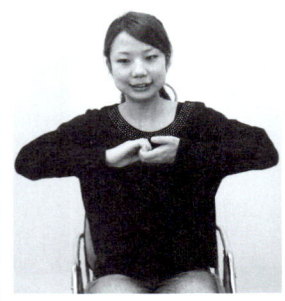

図 4-17　プッシング動作

　声質の調節には，主に声門閉鎖度を調節する訓練を用いる．喉頭内視鏡と音声機能検査の結果から，声帯突起間距離が 0.6 mm よりも開きすぎている場合，つまり声門閉鎖不全の場合には，声門閉鎖を促進する訓練を行う．逆に 0.6 mm よりも閉じすぎている場合，つまり声門過閉鎖の場合には，声門閉鎖を緩める訓練を行う．
　さらにこれに発声のエネルギー源となる呼吸訓練を加える．

1　声門閉鎖を促進する音声訓練

　起声時（声の立ち上がりの部分）に息こらえを利用する方法と，外部からの圧迫によって声門閉鎖を調節する方法がある．なお，声を強くすることでも声門閉鎖は促進されるが，これは後で述べる．
　息こらえを利用した硬起声（咳払い），プッシング法や外部からの頸部圧迫によって喉頭調節する頭位変換法や指圧法があげられる．

(1) 息こらえ，硬起声，プッシング法

【原　理】
　喉頭は気道の一部である．喉頭の機能として，発声の他に，①下気道の保護，②気道の確保があげられる[2]．異物が喉頭内に侵入したときに生じる咳嗽反射は，下気道の保護機能によるものである．咳嗽やいきむ動作をしているときには，仮声帯と声帯の左右の襞が正中方向に内転し，喉頭を閉鎖する括約運動が生じる．息こらえは，このような強い喉頭閉鎖運動によって，胸腔に取り込んだ呼気の流出を抑制し，声門下圧を上昇させている状態である[2]．
　この息こらえの状態を起声部で利用するのが，硬起声（咳払い起声）発声である．

サイドメモ　プッシング法について

　プッシング法では，①胸の前に握りこぶしを構え，肘を支点に振り下ろす（Froeschels 原法）[4]，②椅子座面両端を腕で床方向に押す[3]，③胸の前で組んだ両手を引っ張る，または押す[5]，といった上肢に瞬発的に力を入れる，いきむ動作を行いながら（**図 4-17**），次にプッシング動作に同期して母音発声をさせる．声質や大きさが改善したら，プッシング動作を徐々に除去する．プッシング動作のイメージだけで，硬起声発声ができるように導く．しかし，近年プッシング法は使われることが少なくなっている．声門上部の収縮を誘発しやすいからである．

また，重いものを持ちあげるような，瞬発的に上肢に力を入れる動作をすると，これに連動して胸郭を固定する運動が惹起される．胸郭を固定するには，前述の息こらえが必要となる．このような上肢の瞬発的な筋活動（プッシング動作）に伴う息こらえを利用して，強い声門閉鎖を得ようとするのがプッシング法である．なお，Froeschelsらによって発表された原法は，元々軟口蓋麻痺による鼻咽腔閉鎖機能改善訓練として考案されたが，後に喉頭麻痺に応用されるようになった[3]．

【硬起声（咳払い起声）発声の実際】

　まず，発声を伴わない息こらえができるか確認する．大きく吸気した後で口を開けたまま息を止めさせる．このとき，声門が閉鎖するか確認することが重要である．声門閉鎖が確実にできれば，息止めに引き続いて，短くシャープに口を尖らせて「オッ」と発声させる．息こらえと発声を同期させることがポイントである．声質が改善すれば，徐々に伸ばして発声させる．次に「オ」を語頭とする単語から短文へと長い課題に進む．

　息止め動作が難しい場合は，口を閉じて軽く咳払いさせる．咳払いで有響性音声が得られれば，口を閉じた咳払いに引き続き，口を閉じたまま「ンー」と言わせる．これができれば，「ンー」に引き続いて開口させ，マ行音の発声を誘導する．

【留意点】

　声門部だけでなく，声門上部の収縮も誘発しやすい手技であるため，過剰な声門閉鎖による音声悪化や喉頭肉芽腫などの喉頭疾患を引き起こす可能性もあることを念頭に置く．これを防ぐためには，患者の音声のちょっとした変化を注意深く聴取し，耳鼻咽喉科医と協力して，喉頭内視鏡による定期的な確認を行うことが大切である．炎症や喉頭隆起性病変がある場合は，その治療を優先して行う．

　喉頭麻痺による声門閉鎖不全の場合，麻痺側声帯固定位置が中間位より外側であると，一般に音声治療による音声改善は難しいとされる．治療開始前に音声治療の適応となるか喉頭視診が欠かせない．また，声帯溝症のように質量の軽い声帯の場合，声門閉鎖を促進するよりも，声の高さを高くして声帯の緊張度を上げる方が，声質が改善することも多い．

(2) 頸部圧迫によって喉頭調節する方法

【原　理】

　喉頭に外部から圧迫を加えることで，物理的に発声時の声帯位置を正中位に近づけ，声門閉鎖を促進する方法である．頭位変換法は首の向きを変えることによって，指圧法は手指を用いて経皮的に甲状軟骨に外側から圧迫を加え，声帯位置を正中へ近づける．

【実　際】

　a）頭位変換法：頭位の種類としては，①まっすぐ前を向く（ニュートラルな状態：直立位），②顎を引いて頭を前屈する（屈曲位），③前頸部を伸展させ頭を後ろに反らす（伸展位），④頭はまっすぐ立てたまま，左右どちらかの耳に肩がつくように倒す（側屈位），⑤頭はまっすぐ立てたまま，顎が左右どちらかの肩につくように回旋する（回旋位），の5つがある（図4-18）[1]．最も良い声が出る位置を選んで発声させ，徐々に①のニュートラルな状態に戻す．

　喉頭麻痺による声門閉鎖不全に効果があるのは，⑤の左右への回旋で，麻痺側に首を回旋するのが一般的である．また，④の側屈位も，伸展した頸部側の声帯位置が対側よりも高い位置に引き上げられるため，左右声帯のレベル差（高さの差）がある場合に使えるとされているが，頻度は高くない[1]．

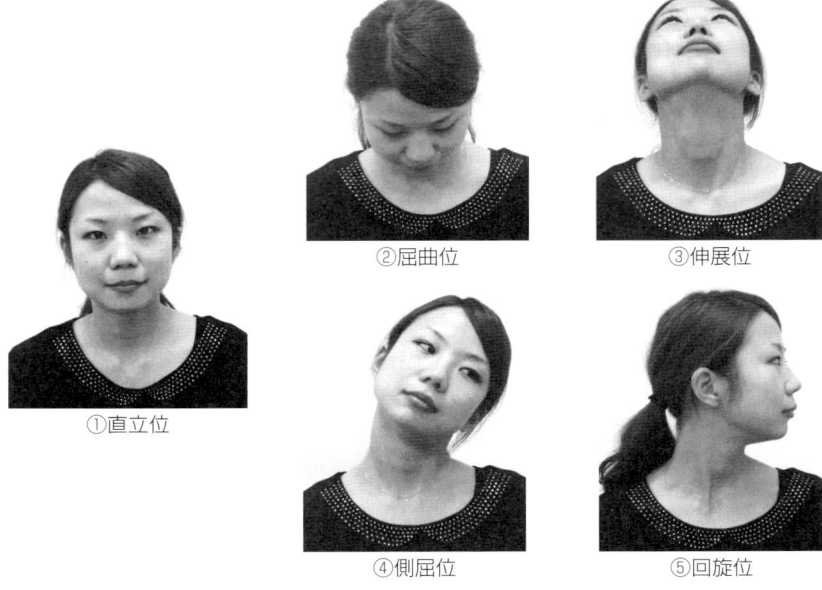

②屈曲位　③伸展位
①直立位
④側屈位　⑤回旋位

図4-18 頭位の種類

　b）**指圧法**：押さえる場所や押さえ方によって，声門閉鎖の促進，緩和，声帯緊張度の変更（声の高さを変える）のいずれもできる．音声外科の領域では，一色の喉頭マニュアルテストとして，甲状軟骨形成術の適応と術式の選択をするにあたって用いられてきた[6]．ここでは声門閉鎖を促進する指圧法を説明する．

　まず，声帯位置の目安をつけるために，声帯前交連の位置を探す．甲状軟骨切痕部から甲状軟骨下縁に至る正中線のほぼ中点にある（**図4-19-①**）[6]．その前交連の高さに甲状軟骨下縁と水平な線を引くと声帯がある．これが指圧位置である（図4-19-②）[6]．その声帯のあると推測される位置（甲状軟骨側板）を利き手の母指と示指で挟むように持つ（**図4-20**）．母音発声開始と同時に正中に向けて圧迫する．患側は強めに，健側は患側にかけた圧が逃げないよう指を添える程度に圧迫する．吸気時は圧迫しない．患者自身でも自分の手指で指圧できるよう指導する．安定して発声できるようになったら，徐々に指の力を抜くが，声質が増悪したら再度圧迫する．徐々に圧迫時間を短くし，最終的には圧迫なしで良好な音声が出せるよう指導する．

【留意点】

　a）**頭位変換法**：頭位変換法は喉頭内部にかかる圧迫は強くないので，声門閉鎖度を変える効果も小さいとされている．また，頭位変換時に音声の改善が得られても，日常生活で頭位変換して話すことは外見上からも難しく，患者に受け入れられないことが多い．しかし，電話の際は，受話器を麻痺側に持ち顎と肩で受話器を挟むようにして話す．あるいは隣の人と会話するときには，麻痺側に対話者を座らせて頸部回旋をする，など，日常生活で頭位変換法が自然に使える場面もある．このことで，日常の音声疲労が軽減することもある．

　b）**指圧法**：声帯位置を物理的に正中に近づけることによって嗄声を改善するため，発声時声帯が正中位であるにもかかわらず声帯全長にわたるラグビーボール状の声門閉鎖不

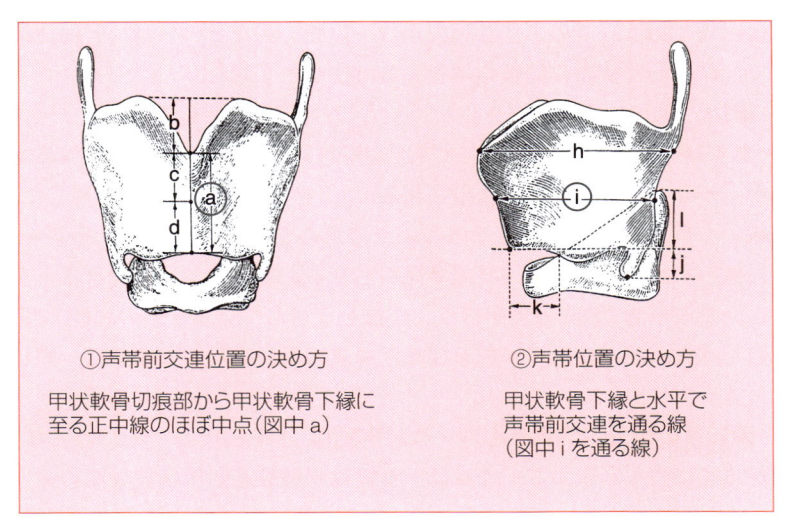

図4-19 声帯位置の決め方[6]（一色信彦, 1977）

①声帯前交連位置の決め方
甲状軟骨切痕部から甲状軟骨下縁に至る正中線のほぼ中点（図中a）

②声帯位置の決め方
甲状軟骨下縁と水平で声帯前交連を通る線（図中iを通る線）

全が残存し，嗄声がある症例（声帯溝症や正中位固定の喉頭麻痺など）には無効なことが多い．また指圧中は嗄声が改善しても，指の力を抜くと極端に嗄声が増悪する場合は，音声外科的治療の対象になることが多い．他の声門閉鎖促進訓練と同様，過閉鎖による声質悪化や炎症所見には十分な注意を払う必要がある．また，60歳以上の男性は軟骨が骨化傾向にあるので，甲状軟骨経由で加えた圧力が喉頭内部に伝わりにくく，効果が得られにくいことが多い．また圧迫による骨折などのリスクもあるため，慎重にすべきである．

図4-20 声門閉鎖促進のための指圧法[1]
声帯位置の甲状軟骨側板を母指と示指で挟むように圧迫する

2 声門閉鎖を緩和する訓練（声門開大訓練）

自動反射的な運動を利用する方法[1]，外部からの圧迫によって喉頭調節する方法，声道の形態を変える方法[1]，特殊な方法[1]がある．

具体的には自動反射的な運動を利用したあくび・ため息法，硬起声の除去（気息性起声・軟起声の獲得），舌突出法・開口法，咀嚼法（チューイング法），さらに頸部圧迫によって喉頭調節する喉頭マッサージ，頭位変換法，指圧法があげられる．

(1) 自動反射的な運動を利用する方法

【原理】

人間の発声発語器官は各器官が独立して動作するのではない．舌の位置や形，開口の度合いは，舌骨の位置や外喉頭筋の緊張度を変え，結果的に喉頭位置の高さ，声帯の長さや緊張度に影響する[7]．発声中の声帯の視診は，喉頭ストロボスコピーなどの機材が必要で，臨床的には難しいので，意図的に喉頭の緊張のみを緩和することは臨床的には難しい．しかし，舌や口の形は目視できるため緊張の有無を間接的に確認しやすい．また，あくびや咀嚼など自動反射的な口腔器官の運動をしている最中に，喉頭だけを独立して緊張させる

ことは困難である．このような理由から，口腔，舌などの自動反射的運動に焦点をあてることで，結果的に喉頭の緊張を緩和する方法が生まれた．

【実　際】

　a）あくび・ため息法：開口してあくびをするときには，声門上部が大きく開き，喉頭位置が下がり，喉頭の緊張が緩和される[1]．このあくびの仕方を利用して，普通に吸気し，引き続いて開口して気息性成分の多いため息の要領で「ハァー」と柔らかく発声させる．同様に他のハ行音をため息の要領で発声させる．安定して発声できるようになったら，ハ行から始まる単語，短文練習を行う．本法を実施しているときの口腔，咽頭，全身のリラックスした感覚がつかめたら，あくびやため息の動作を行わなくても，同様の発声ができるように誘導する．

　b）硬起声の除去（気息性起声・軟起声獲得）：硬起声は，発声の立ち上がりの部分で，声門が急速に強く閉鎖する．これは，外側輪状披裂筋と甲状披裂筋の強い緊張によるもので[5]，声帯粘膜にダメージを与えやすい．したがって，これを除去し声帯接触をダメージの少ない柔らかいものにするために，気息性起声や軟起声を誘導する．

　気息性起声は呼息が出た後で声門が閉鎖する．つまり，ハ行音を用いた起声である．誘導方法は，あくび・ため息法に準じる．

　軟起声は発声の呼息と同時に声門が柔らかく閉鎖する．誘導方法は，息を吸ったら，間をとったり息を止めたりせずに，母音発声させる．起声部分はやや気の抜けた弱めの音になる．軟起声の母音誘導が難しい場合は，/h/起声をまず誘導し，/h/の部分を徐々に小さくする方法もある．

　c）舌突出法・開口法：挺舌状態で発声すると，舌根部の緊張が緩和され，咽頭を広げて発声することができる．軽く開口させ，舌尖が下口唇に触れる程度に前に出させて，「イー」と軽く発声させる．あるいは，軽く挺舌した状態で，唇で挟み「ンー」と言わせる．安定して発声できれば，挺舌したまま開口させ，母音発声につなげる．さらに上達すれば，徐々に舌を口腔内に引っ込める．

　開口法は，声門閉鎖度が低くなる口の大きさ 2.5 cm（指が縦に 2 本入る程度）に開口させ[8]，柔らかい母音「ア」の発声を誘導する．

　d）咀嚼法（チューイング法）：口を大きく開けて舌をよく動かし，音を立てながら食べるような，大げさな咀嚼運動はリラックスした発声につながることを説明したうえで，咀嚼しながら非常に柔らかい声を出してみせ模倣させる[9]．咀嚼運動で，舌と下顎の運動が分離していることが重要である．安定して発声できれば，咀嚼運動を徐々に消去しながら発声を維持させる．

【留意点】

　a）あくび・ため息法：吸気と発声の間に息止めをしないこと，起声部でのどを詰めないよう留意する．

　b）硬起声の除去：気息性起声・軟起声を強調し過ぎて，起声のみでなく，全体が気息性にならないように気をつける．場合によってはささやき声様になったり，弱々しい声にならないようにする．

　c）舌突出法・開口法：舌を長く出し過ぎたり，開口を大きくしすぎたりすることは，かえって喉頭の過緊張を誘発することがある[1]．また開口法の場合，顎関節症などの既往があれば適応しない．

d）咀嚼法：大げさな咀嚼運動がポイントとなるため，顎関節症や構音器官の器質的異常（舌癌や口腔底癌など）がある場合は適応が難しい[7]．

(2) **頸部圧迫によって喉頭調節する方法**

【原　理】

外喉頭筋の過緊張があると，甲状軟骨と舌骨が接近，または舌骨と下顎骨が接近するなど，喉頭の位置が挙上する場合がある．このとき，声帯筋（甲状披裂筋）が前後に伸張され，薄くなり，声がやや甲高く，硬い声になる[1]．さらに，この状態が常態化すると甲状軟骨後縁や舌骨周囲の疼痛を生じたり，音声疲労を引き起こす場合もある．

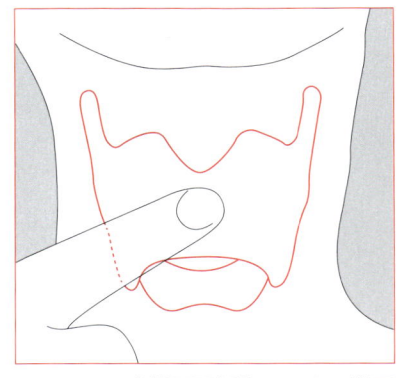

図4-21　声帯緊張緩和のための指圧法[1]
甲状軟骨中央部（声帯前交連）を背側に押す

喉頭マッサージと頭位変換法は，発声時の外喉頭筋の不必要な筋緊張を抑制し，筋緊張のバランスをニュートラルな状態に戻すことを目的としている．喉頭マッサージは頸部から喉頭を直接触ることによって，また頭位変換法は首の向きを変えることによって，喉頭位置を矯正している．

一方，指圧法は，手指で経皮的に甲状軟骨に圧力を加えることによって，喉頭位置ではなく声帯長を短縮させ，緊張を緩める方法である．なお，声帯を短縮，弛緩させると，声の高さは低くなるため，声の高さを変える手技としても利用できる．

これらの訓練は，自動反射的な運動を利用する方法や声道の形態を変える方法を実施する前に，喉頭筋群の筋緊張をニュートラルな状態に導くための「準備練習」として，あるいは他の訓練と並行して行う「補助訓練」として用いることが多い．

【実　際】

a）喉頭マッサージ：マッサージ方法は本章「4 音声訓練の目的・種類・適応」図4-14に示した．喉頭マッサージを実施しながら患者に発声させ，声質の変化を確認する．声質が改善したら，手指で喉頭を押し下げる力を徐々に抜く．最終的には手指で喉頭を押し下げなくても良好な音声が出せるよう指導する．

b）頭位変換法：声門閉鎖促進訓練の項で示した頭位変換法のうち，声門閉鎖緩和には，②顎を引いて頭を前屈させる方法（図4-18）が利用できることが多い．声質が改善したら，徐々に①のニュートラルな状態に戻しても改善した音質で発声できるよう指導する．

c）指圧法：一色の喉頭マニュアルテストのうち，声帯緊張を緩和する指圧法を示す[6]．声門閉鎖促進訓練の項で示した指圧法と同様に声帯前交連位置を探す（図4-19-①）[6]．そこに示指をあて，母音発声開始と同時に背側に圧迫する．なお示指は喉頭に対して垂直にあて，指の腹で圧迫する（図4-21）．安定して発声できたら，徐々に指の力を抜き，最終的には指圧なしで良好な音声が出せるよう指導する．

【留意点】

徒手的に喉頭にアプローチする手技では，60歳以上の高齢者は軟骨が骨化傾向にあるので，慎重に実施すべきである．

(3) **声道の形態を変える方法**

声の配置法（ハミング），トリル，チューブ発声法，があげられる．

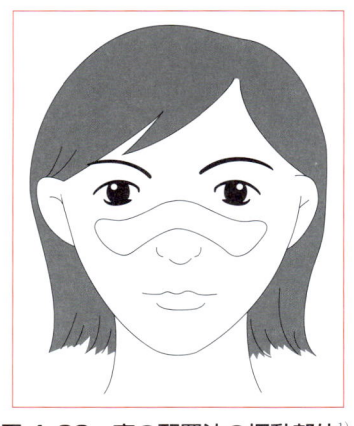

図 4-22　声の配置法の振動部位[1]　　図 4-23　チューブ発声法

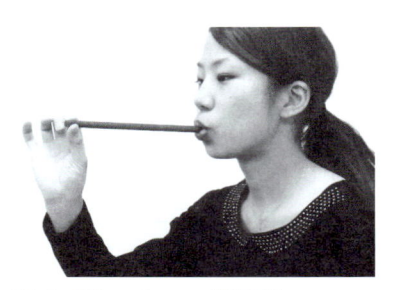

【原　理】

　発声時の声道長を長くするか，共鳴腔の一部に狭めをつくることによって，第一フォルマント周波数を低下させ，基本周波数に近くすることで，フォルマント同調を行う．これによって，発声効率が良く，響きのある声を得ることができる[10]．またこのような声道の形態変化は，理論的には声門上の声道インピーダンス（抵抗）の適合により，より少ない声帯組織の衝突力で，声帯振動を起こすことが可能となるとされている．このような発声方法は semi-occluded vocal tract exercise（半遮蔽声道エクササイズ）と呼ばれる．具体的には，ハミング，トリル，チューブ発声法がそれに相当する[11]．

　これらの発声方法は，発声時に口唇や鼻腔などの振動感覚を伴う．この共鳴器官の振動感覚に注意を向けることによって，発声や喉頭に向けられた過剰な注意をそらす狙いもあると思われる．このため，心因性発声障害をはじめとする，機能性発声障害患者の治療にも用いることが多い[12]．

【実　際】

　a）**声の配置法（ハミング）**：軽く口唇を閉じてハミングをさせ，鼻梁部分に声を響かせ，声が顔の中心から出るイメージで発声を促す（図 4-22）．この感覚がつかめたら，口蓋前方の歯槽部を共鳴点として意識させ，発声時に口蓋前方部や上口唇が振動する感覚を確認させる．このとき，軽い感じのやや高めの声になるはずである．安定して発声できれば，そのまま発声持続時間を伸ばし，音程をなめらかに上昇下降させる．また，ハミングに続いて開口させ，マ行音の単音節，単語，短文へとすすむ．随時振動感覚を確認しながら訓練をすすめる．

　b）**トリル**：舌のトリルは，巻き舌音/r/，つまり舌尖を歯茎部にあてたまま，しっかり呼息を出して発声させる．この他，唇を軽く閉じたまま，呼息を出して発声させる口唇のトリルを用いることもある．安定して発声できれば，そのまま発声持続時間を伸ばし，滑らかに音程を上昇下降させる．またトリルに続いて開口させ，母音発声につなげる．

　舌や口唇が過緊張状態の場合，トリルはできない．よって舌や口唇など構音器官の緊張による喉頭の過緊張が強い症例には有効な方法である．

　c）**チューブ発声法**：ストローと口唇の間に隙間ができないようにし，さらに噛まないようにくわえさせる（図 4-23）．ストローを吹く要領で，楽に出る高さと大きさで 5〜10 秒程度発声させる．ストローの先端，あるいは口唇に振動を患者が自覚できることが重要

である．

【留意点】

　口唇，口蓋前方部，鼻梁の振動感覚を常に意識させ，患者自身が振動感覚を体感できるまで練習する．必要に応じてわざと振動感覚の得られない発声をさせて，そのときの声や共鳴器官の固有感覚の差を実感させる練習を行う．

(4) 特殊な方法（吸気発声）

　吸気時に発声する吸気発声があげられる．

【原　理】

　吸気時には，声門開大筋である後輪状披裂筋が活動する．そのため息を吸いながら発声すると，声門の過閉鎖が軽減される．一般的には，声帯が見えないほど仮声帯が内転するか，披裂部と喉頭蓋が接近するなど，声門上部が強く過収縮する症例に対して，吸気発声を試みることが多い．

【実　際】

　口を閉じ，鼻から息を吸いながら高めに軽くハミングをさせる．これに引き続き，息を吐きながら同様にハミングさせる．吸気時に肩を上げ，呼気時に肩を下げるとわかりやすい．うまくできない場合には，吸気動作をしながら，驚いたときに息をのむ声「ハッ」を短く出させる．これに引き続き息を吐きながら，ハ行音の発声をさせる．最初は高めの声で，徐々に話声位まで声の高さを下げ，吸気発声と吸気時の肩上げ動作を消去しても望ましい発声ができるように導く．

【留意点】

　声門上部が強く過収縮する症例に適応する場合，声門上部過収縮が声帯の萎縮や麻痺，瘢痕など，声帯の器質的異常による声門閉鎖不全を代償するために生じているのか，器質的異常のない機能的な過収縮なのか鑑別することが重要である．声門閉鎖不全の代償の場合には，吸気発声のように声門閉鎖を緩和する訓練よりも，声門閉鎖促進訓練の方が効果的な場合もある．

　また，吸気発声の場合，裏声発声のようなやや高めの声を誘導するため，声帯を薄く伸張する必要がある．そのため声帯粘膜に浮腫や肥厚があると発声が難しく誘導しにくい．

3　声の高さを調節する訓練

　声の高さに影響を及ぼすのは，声帯の緊張度，長さと厚さ，質量である．この調節は，主に甲状披裂筋と輪状披裂筋の相互作用によって行われる．補助的に外喉頭筋も作用する．

　声が低くなる場合，甲状披裂筋が輪状甲状筋に比して活発に活動する．喉頭は低い位置にある．そのため声帯は弛緩，短縮して厚くなる．声帯質量が重いと低い声になる．

　逆に声が高くなる場合，輪状甲状筋が甲状披裂筋に比して活発に活動する．また外喉頭筋の収縮により，喉頭は高い位置にある．そのため声帯は緊張，伸張され薄くなる．声帯質量が軽いと高い声になる．裏声発声では，さらに声門閉鎖期がなくなる．

　このように，甲状披裂筋，輪状披裂筋，外喉頭筋の筋活動の相対的なバランスを変えることによって，声の高さを調節することが可能になる．

　声の高さを調節する訓練には，声を低くする訓練，声を高くする訓練がある．

(1) 声を低くする訓練

　指圧法，頭位変換法，硬起声（咳払い起声）の利用や大声発声があげられる．

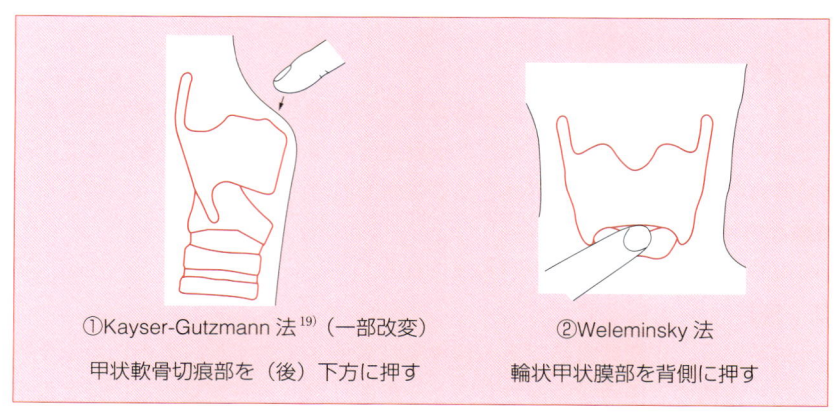

①Kayser-Gutzmann法[19]（一部改変）
甲状軟骨切痕部を（後）下方に押す

②Weleminsky法
輪状甲状膜部を背側に押す

図4-24　声を低くする指圧法

【原　理】

　この訓練を適用する代表的な疾患は，変声障害である．思春期の男子は，男性ホルモンの働きによって甲状軟骨が急激に発達し，声帯長が長くなり声帯の厚みも増す．この構造的な変化によって，声が低くなり，これが声変わり（変声）と呼ばれる．この声変わりが正常に経過しないのが，変声障害である．変声障害の場合，喉頭の構造的には成人と同様の長く厚みのある声帯であるにもかかわらず，喉頭の使い方は小児の短く薄い喉頭の頃と同様の使い方をしており，輪状甲状筋が甲状披裂筋よりも過剰に活動している状態である．

　声が低くなるとき，甲状披裂筋が輪状甲状筋に比して活発に活動する．喉頭は外喉頭筋の弛緩により低い位置にある．そのため声帯は弛緩，前後に短縮して厚くなる．声帯質量が重いと低い声になる．

　指圧法は，手指で甲状軟骨に圧力を加える方法である．声を低くする指圧法は複数の種類がある．

　前述の一色のマニュアルテストのうち，声門閉鎖を緩和する方法，つまり甲状軟骨を正面から背側に押す（図4-21）ことで，声帯長を短縮，声帯の厚みを増すことが可能になる．これは輪状甲状筋の作用と拮抗する動きを徒手的に行い，その筋感覚を覚えさせる方法である．その他の指圧法としてはKayser-Gutzmann法，Weleminsky法がある．Kayser-Gutzmann法は甲状軟骨を下方に押す，つまり，外喉頭筋の働きを抑制すると同時に，輪状甲状筋の作用方向へ押さえることで，声帯長を短くする．Weleminsky法は輪状甲状膜部を後方に押す，つまり輪状甲状筋を弛緩させ，声を低くする．

　頭位変換法は，前述の声門閉鎖を緩和する方法，つまり顎を引いて頭を前屈させる（図4-18-②）ことで，外喉頭筋の不必要な筋緊張を抑制し，声を低くする．

　硬起声（咳払い起声）の利用，大声での発声は，輪状甲状筋よりも甲状披裂筋の働きが活発になるため，低い声になりやすい．

　マニュアルテストによる指圧法，頭位変換法は「声門閉鎖を緩和する訓練」の項（p.107～），硬起声（咳払い起声）の利用は「声門閉鎖を促進する訓練」の項（p.104～）を参照されたい．ここでは，Kayser-Gutzmann法，Weleminsky法，2つの指圧法の実際と留意点を示す．

【実　際】

　Kayser-Gutzmann法は，甲状軟骨の切痕部に示指もしくは母指をあて，発声開始と同

時に下方に押す（図 4-24-①）．Weleminsky 法は輪状甲状膜部に示指を喉頭に垂直になるようにあて，発声開始と同時に背側に押す（図 4-24-②）．指圧中に安定して低い声が出せるようになったら，徐々に喉頭を押す力を弱くして，最終的には指圧なしでも低い声で発声できるように導く．

【留意点】

指圧による痛みを訴える症例もあるので，注意を要する．

また，指圧法によって声を低くする訓練を行うと，自然な変声を終えた場合よりも，話声位がやや低くなる傾向（1 半音程度）があるので注意を要する[13]．

なお，声を低くする訓練としての指圧法は短期間に劇的な効果をもたらす．しかし，痛みや急激な声の低下に対する患者の心理的拒否によって，訓練がうまくいかない場合には，硬起声発声や大声発声など他の声を低くする方法を試す方が良い．

(2) 声を高くする訓練

地声発声の高さを高くする場合は，頭位変換法（図 4-18-③前頸部を伸展させ頭を後ろに反らす伸展位）がある．しかし，補助的な手段として稀に用いられる程度であまり実用的ではない．直接的に声を高くするわけではないが，声門閉鎖を緩和する訓練方法を用いて，高めの軽い声区での発声を促すことが多い．この方法を用いて，目標とする高さに合わせる訓練を行う．また，内喉頭筋群の筋力増強と相互のバランスを整え，発声機能の拡張を図る包括的音声訓練である vocal function exercise を用いることも多い．

なお，この訓練を適用する代表的な疾患は，ホルモン音声障害である．ホルモン音声障害とは，男性化作用のある薬剤を女性に投与した場合に発症する音声障害で，主な症状は話声位の低下，声域の狭小化と低下，嗄声である．これらの音声症状は，薬剤投与によって，組織学的に声帯筋が肥大，質量増加するために起こるとされている[13]．薬剤による組織変化は不可逆的であるため，非常に難治であり，訓練を行う場合にも多くの回数を要する．

【原　理】

甲状披裂筋の活動が強くなると，声帯は短縮，厚みが増し，声門閉鎖は促進される．一方高い声を発声するには，声帯は薄く伸張される．裏声になると声門閉鎖期はなくなる．以上のことから，声門閉鎖緩和訓練の手技を用いると，甲状披裂筋の働きが弱まり，相対的に輪状甲状筋の活動が高まるため，結果的に高めの声になりやすい．

【実　際】

Vocal function exercise については，「包括的音声訓練」の項（p.116 ～）で述べる．

声を高くするときに使用する声門閉鎖緩和訓練手技は，声の配置法や詠唱法であることが多い．ここでは詠唱法について解説する．

詠唱とは，教会で聞かれるような，あまり抑揚のない聖歌や祈りのことばのことである．詠唱法は，やや高めに，あまり抑揚をつけず，軟起声で母音を引き伸ばしながら，音を区切らずになめらかにつなげて発声させる方法である．

声の配置法や詠唱法などを通じて，声門閉鎖を緩めた軽い高めの発声ができるようになったら，その発声の方法で，成人女性の話声位の下限（G3）を目指してピッチマッチング（ある高さに合わせて声を出す）をさせる．現実的には G3～B3 を目標音とすることが多い．日常会話での声の高さの平均変動幅は約 3 半音なので，目標音から上下に 3 半音ずつのピッチマッチングを行う[1]．ピッチマッチングを行うときは，鍵盤楽器や音響分析ソ

フトの周波数分析プログラムなどを用いて，目標音を具体的に提示し，客観的にフィードバックすることが必要である．

【留意点】

声を高くしようと力みすぎると，甲状披裂筋の働きが強くなり，かえって出にくい．その場合には，もう一度基礎練習となる声門閉鎖緩和訓練に戻る．

先述の通り，ホルモン音声障害は非常に難治である．その点を訓練開始前に患者に覚悟してもらうことも必要である．話声位の持続的な上昇は困難かもしれないが，声の出しにくさはある程度改善可能なことが多い．

4　声の強さを調節する訓練

声の強さは，声門を閉鎖する力と呼気努力によって決まる[1]．声の強さを調節する訓練には，声を弱くする訓練と強くする訓練がある．しかし強さの調節のための特別な訓練手技を行うことは少なく，声質を変える訓練，つまり声門閉鎖を調節する手技を行うことで，結果的に声の強さが望ましい程度に調節される場合が多い．

声を弱くする訓練としては，騒音計などを用いて声の強さを客観的にフィードバックし，目標の音圧以下で発声させる方法がある．しかしこれを単独で行うことは少なく，声門閉鎖を緩和する訓練手技と併用することが多い．

声を強くする訓練としては，同様に騒音計などを用いて声の強さを客観的にフィードバックしながら発声させる方法，ロンバール現象を利用したマスキング法がある．また呼吸訓練が必要な場合もある．

(1) 声を弱くする訓練

【原　理】

声門閉鎖を緩和する訓練手技を行うと，甲状披裂筋の活動が弱くなり，声門閉鎖力は弱まる．それに伴い声は多少小さくなる傾向がある．実際，声が強すぎることで問題になるのは，音声の過剰使用によって声帯結節など喉頭の器質的疾患を生じ，声の衛生指導を遵守できない場合である．そのため声門閉鎖緩和訓練を行うことが効果的な場合が多い．

また，音声の過剰使用のある患者の場合，自分の声の大きさを自覚していない場合も多い．騒音計などで声の強さを客観的にフィードバックすることは，過剰使用の自覚を促し，喉頭に負担のかからない声の強さを学習するのに効果的である．

【実　際】

声門閉鎖緩和訓練手技のなかで，声を弱くすることが特徴なのが内緒話法（confidential voice therapy）である．内緒話法で用いる声は，耳元あるいは枕元で話す程度の小さい，気息成分の多い有響声である．ハ行，サ行音を柔らかく小さく発声させ，単語，短文と訓練課題を長くしていく．3週間程度で徐々に元の大きさに戻す．ただし，発声中に呼気が常に出ていることを意識させることが重要である．

これらの訓練中に騒音計などを用いて声の強さのフィードバックを行う．自分の発声努力と音圧の関係が，最終的には数値を見なくても体得できるように導く．

【留意点】

声の安静において，完全に無声の囁き声は避けるべき発声方法である．内緒話法の有響性の小さい声と区別することが大切である．喉頭内視鏡で発声方法を確認した方が良い．

また声が強くなった原因疾患が喉頭以外にないか確認する．難聴が潜在することもある

ので注意が必要である．その場合，声を弱くする訓練よりも，耳科的治療や補聴器適合が優先される．

(2) 声を強くする訓練

【原　理】

声門閉鎖を促進する訓練手技を行うと，甲状披裂筋の活動が強くなり，それに伴い声は多少強くなる．さらに呼気流出と声門閉鎖のタイミングが合うことが重要である．軽い硬起声の誘導や，場合によっては軽いプッシング動作を起声時に利用することも，呼気流出と声門閉鎖のタイミングを合わせるのに効果的なことがある．

騒音計を用いた声の強さのフィードバックは，機能性音声障害患者や運動障害性構音障害患者などに対して効果的である．とくに中枢神経由来の音声障害の場合，自己の音声に対するフィードバック能力が低下していることが多い．声の強さを客観的にフィードバックすることで，実際に出している声の強さと，求められている声の強さとの間に，どれだけの差があるのかを客観的に示し，自己の発声努力を意識化させるためにも必要なことが多い．

また，ロンバール（Lombard）現象を利用したマスキング法もある[3]．ロンバール現象とは，雑音の存在によって自分の声が聞こえにくくなると，自然と大きな声で話すようになる現象である．つまり，自分の声をモニターできないようにマスキングすることで，反射的に大きな声を出させる方法である．大きな声で話すことに心理的な抵抗が強い患者に用いるとされている[3]．

【実　際】

ここではロンバール現象を利用したマスキング法について説明する．まず，通常の状態で，文章朗読をさせる．途中から70～90 dBの大きなマスキングノイズを聞かせながら朗読させる．その後，再びノイズをなくして朗読させる．このときの音声を録音しておいて，朗読終了後，患者に録音音声を聞かせ，声の大きさの変化を認識させる．ノイズを入れたときの大きさを目標の音圧として，マスキングなしでも同じ強さが実現できるようにさせる．

【留意点】

声が弱くなった原因疾患が喉頭以外にないか，とくに中枢神経疾患，精神疾患，呼吸器疾患の既往について確認する．その場合，声を強くする訓練よりも，原疾患の治療を優先する．

また，マスキング法は強い声を出す能力があることを患者自身に納得させるためには効果的な方法であるが，患者の意思によって出せた強い声ではない．心理的抵抗が強い患者がこの発声を般化させるのは，かなり難しい．

(3) 呼吸訓練

発声のエネルギー源は呼気である．強い声を出すためには，しっかりと呼気を吐けることが必要である．その意味では，呼吸練習も声を強くする音声訓練の一部といえる．

【原　理】

強い声を出すためには，声門下圧の上昇が必要である．そのためには，発声のエネルギー源である呼気流量がある程度大きいことが必要である．しかし，肺疾患などによる病的な肺活量の低下がない限り，肺活量の大小が通常の発声に影響を及ぼすことはない．したがって，肺活量の増大訓練は必要ない．

発声時の呼吸様式は安静時呼吸様式とは異なる．安静時呼吸では呼気と吸気の時間比は

ほぼ1対1だが，発声時呼吸では，呼気が8～9に対して吸気が1～2と，呼気が圧倒的に長い[1]．このような随意的な呼吸パタンを学習させること，さらに声門閉鎖と呼気流出のタイミングを合わせる訓練を行うことが必要となる．随意的な呼吸には横隔膜の随意的運動による呼吸の習得が必要になる．

【実　際】

横隔膜の動きを習得しやすい仰臥位で訓練を開始する．腹部と胸部に手をあて，楽に呼吸させる．そのとき腹部が動くことを確認させる．腹部の動きが確認できたら，次は，口から呼気を吐かせる．このとき呼気は囁語で無声子音「フー」，または「シー」と言いながら吐かせる．慣れてきたら，発声時の随意呼吸パタン，つまり吸気1～2，呼気8～9の割合に近づくよう呼吸させる．何度繰り返しても，また座位や立位に姿勢を変えてもできるよう訓練する．

【留意点】

訓練開始当初は，呼吸に意識を払いすぎると，力みのためにかえって腹部の動きを阻害してしまうので気をつける．

また，吸気よりも呼気を意識することが大切で，しっかり吐き切れれば，肺の弾性復元力によって，自然に吸気できる．

呼吸訓練は呼吸訓練単独で行っても音声の改善は得られないことを治療者は念頭に置き，できるだけ早めに音声訓練への移行を行うべきである．

5 音声訓練の実際―II　包括的音声訓練―

包括的音声訓練は，音声生成過程（呼吸・発声・共鳴）の総合的な調節能力を高めることによって，音声の異常を改善する訓練である．直接的な音声訓練のみならず，間接的訓練である声の衛生指導も訓練課題に組み込まれている．さらに，日常生活への般化も視野に入れた，系統的プログラムが完成された訓練でもある．

また，声門閉鎖度や緊張度を調節することによって音声症状を改善する方法ではないので，病的音声のみならず，正常音声に対しても実施できる．

包括的音声訓練には，発声機能拡張訓練（Vocal Function Exercise），Lessac-Madsen共鳴強調訓練（Lessac-Madsen Resonant Voice Therapy），アクセント法（Accent Method）がある[14]．

なお，パーキンソン病を中心とした，神経疾患患者に対する音声訓練であるLSVT® LOUD（Lee Silverman Voice Treatment LOUD）も包括的音声訓練の一つである．これは所定の認定講習会を受講し，試験に合格した者のみが臨床で用いることができる訓練手技であるため，割愛する．

(1) 発声機能拡張訓練（Vocal Function Exercise）

1950年代後半，Briessは内喉頭筋のバランスが声質や発声効率に重要な役割をしていることを示した．これを元に，1994年，Stempleが系統的音声訓練に発展させた．

【原　理】

内喉頭筋の筋力増強と，とくに輪状甲状筋と甲状披裂筋の発声に伴う筋活動のバランス調節訓練が特徴の訓練である．これを実現するための発声訓練として，発声持続時間延長，音階の上昇・下降訓練，特定の音の高さでの持続発声を行う．発声持続時間延長は，喉頭

筋のウォームアップと同時に，内喉頭筋と呼吸筋の持続的な協調運動を可能にする．また音階の上昇・下降練習は，輪状甲状筋と甲状披裂筋の筋活動のバランス調節能力を向上させる．特定の音の高さでの持続発声は，喉頭筋の筋力アップを図る狙いがある．訓練中は，声門レベルの負荷を抑えるために，弱めの声で，発声時に鼻梁〜顔の前面に振動感覚を感じながら発声することが重要である．

【実　際】

①輪状甲状筋と甲状披裂筋のウォームアップ：発声持続時間延長

　鼻腔に共鳴させた母音「イー」をできるだけ長く持続発声させる．高さは，男性はC3〜F3，女性と子どもはC4〜F4（適宜2半音前後の変更は可能）で，持続時間は肺活量を80〜100 mLで割った数値を目標値とする．

②甲状披裂筋のストレッチ：音階上昇

　「ノォー」と発声しながら，低い音からゆっくり音階を上昇させる．このとき口唇は前方に突き出した「オ」の口形で，舌は前歯につけ，咽頭は開いている．発声時には鼻梁や口唇の振動感覚を伴うはずである．とくに声区の変換点で声が途切れたり，裏返ったりしないように留意する．

③甲状披裂筋の収縮：音階下降

　音階上昇と同様に，高い音からゆっくり音階を下降させる．声区の変換点に留意する．また低音域でボーカルフライにならないように気をつける．

④輪状甲状筋の筋力アップ：特定の音の高さでの持続発声

　男性はC3〜G3，女性と子どもはC4〜G4の高さで，できるだけ長く，目標値に近くなるよう持続発声を行う．口をすぼめ，咽頭を広げた「ウー」または「オー」の発声で行う．

　①〜④の練習を2回ずつ，1日2回行う．6〜8週間経過したら，喉頭の状態を確認する．なお，発声能力維持のためのメンテナンスプログラムも用意されている．遂行能力の85％以上が保たれることが必要となる．

【留意点】

　訓練期間中は毎日欠かさず練習を行うことが大切であることを患者に十分理解させる．また訓練中の発声が，のど詰めやボーカルフライなど，誤った発声法にならないように留意する．そのためにも，患者自身が発声時の鼻梁や口唇の振動感覚をつかめるよう導く．もしも，2週間以上痛みが続いた場合は，耳鼻咽喉科医に喉頭の状態を確認してもらう．

(2) Lessac-Madsen共鳴強調訓練（Lessac-Madsen Resonant Voice Therapy）

　LessacとMadsenが演劇指導で用いた発声指導方法を基に，2000年に，Verdoliniが音声訓練法としてプログラム化した．

【原　理】

　声門閉鎖を緩和する訓練の項で述べた，声の配置法（ハミング）をはじめとする，semi-occluded vocal tract exercise（半遮蔽声道エクササイズ）の原理と同じである．つまり，発声時の共鳴腔を長くし，声道の一部に狭めをつくるなど，声道形態を変化させることで，より少ない声帯の衝突力にもかかわらず，発声効率がよく響きのある声を獲得することができる．また，発声時にこの声の響きを鼻梁や口唇に生じる固有振動感覚として，患者自身が体感できることを重視している．これによって，振動感覚の強い声ほど望ましい発声ができているという自覚的フィードバックが可能となる．

　このような発声が日常生活でも使えるように，集中的な繰り返し訓練がプログラム化さ

れている．

【実　際】
　声の衛生指導と発声訓練から構成され，声の衛生指導は，初回セッションで声帯粘膜の加湿，胃食道逆流症を予防する生活指導と禁煙指導，音声外傷の防止について指導を行う．初回以降はチェックリストを用いて確認するのみにとどめる．
　発声訓練は以下の段階がある．
①頭部・頸部・胸郭のストレッチ
②resonant voice による基本発声練習
③基本発声を利用した応用練習
　　（詠唱練習，使い分け練習，messa di voce，会話練習）

①頭部・頸部・胸郭のストレッチ
　発声時に間接的に影響していると考えられる筋のストレッチを行う．ストレッチの他に，マッサージ，トリル，あくびなどの動作も含む．これにより，発声に不要な筋緊張を抑制する．

②resonant voice による基本発声練習
　ハミング音（m 音）を用いて，口唇や鼻梁の振動感覚を確認する．ハミング音がレーザービームのように一点に集中するイメージで発声させる．ハミングで軽く音階の上昇下降を行い，振動感覚を最も強く感じる高さで発声するよう指導する．無駄な発声努力をせず，最も強い振動感覚が得られる声を目標とする．
　さらに，わざと望ましくないハミングのやり方（口唇を硬く強く閉じる）をさせてみることで，振動感覚の位置や強さの変化を対比させ，振動感覚をしっかり体感してもらう．ことばで説明するよりも，患者自身の固有感覚を大事にする．
　続いて振動感覚を保った発声をしながら，マ行音から始まる単語や短文を用いて発声練習を行う．

③基本発声を利用した応用練習
　1）詠唱練習：まず高さを一定に抑揚なく「ミミミミ…」と発声させる．続いて途中で抑揚をつけたり，「マママ…」と後続母音を変えたり，「ママパパママ…」と子音部分を変えても，同じ振動感覚と響きで発声できるように導く．
　2）会話想定練習：聞き手役割練習として軽いハミングを利用して相づちを打つ練習を行う．
　3）使い分け練習：今まで使っていた声の出し方と resonant voice が自由に使い分けできるようにする．
　4）messa di voce：ハミングを用いてクレッシェンド，デクレッシェンドを行い，呼気調節と甲状披裂筋の調節を学習させる．
　5）会話練習：うるさい場所や職場環境など様々な場面で resonant voice を用いて会話ができるようにする．
　この訓練は集中的に行う方が良い．通常，1週間に2セッション，4週間で終了するようにプログラム化されている（表4-4）．家庭学習用プログラムも用意されており，毎日2回（午前・午後各1回）行う．日常生活でも resonant voice を意識的に使わせる．

【留意点】
　患者の固有振動感覚を優先して指導を行う．訓練段階が進むごとに，言語聴覚士のモデ

表 4-4　共鳴強調訓練　8 セッションの内容[14)]

セッション	声の衛生指導	ストレッチ	RV発声	RV詠唱	RV頷き	RV使い分け	messa di voce	会話練習
1	○							
2		○	○	○	○			通常会話
3		○	○	○	○	○		知人と電話会話
4		○	○	○	○	(○)	○	通常会話・電話会話
5		○	○	○	○	(○)	○	大声会話
6		○	○	○	○	(○)	○	騒音下会話
7		○	○	○			○	感情的会話
8		○	○	○				職場・人前の会話

ル提示や指示を減らしていく．また家庭学習の重要さを患者に十分認識させ，家庭学習を自主的に行うよう指導する．

(3) アクセント法（Accent Method）

アクセント法は 1930 年代に Smith によって独自の声帯粘弾性と呼気流の関係理論をもとに開発された．つまり，良い声を出すためには適切な呼気の支えが必要という考え（aero-dynamic theory）に基づいて考案された[15)]．

【原　理】

腹式呼吸とアクセントのついたリズムの習得によって，頸部や胸部，喉頭の緊張が緩和され，発声における呼気と声帯内転筋群の収縮と弛緩によるバランスを整え，さらに共鳴，構音の協調を目指す．アクセント法の原法ではリズムの誘導にアフリカンドラムを用いる．

本法は言語聴覚士が示したモデルを患者が模倣し，交互に発声するスタイルで実施する．アクセント法についての細かい説明や，練習中に誤った発声についてその場で詳細に指摘しない．患者自らが注意深い観察と模倣によって新しい発声方法を学習することを促す．つまり患者の自発的な気づきを重視し，適切な発声ができたという自覚を高めるようにする．

【実　際】

アクセント法は，声の衛生指導と音声訓練から構成される．訓練は 1 回 20 分程度，1 週間に 1 回以上（できれば 1 週間に 2〜3 回）の頻度で行う．家庭学習も毎日行う．

声の衛生指導：説明に時間をかけすぎず，必要最低限に，しかしわかりやすく説明する．

音声訓練：まず呼吸調節訓練を仰臥位で行う．吸気は鼻から，呼気は口から出す．続いて，ラルゴ（Largo：きわめて遅く）で呼気にアクセント（強弱）をつける．

呼吸訓練が完成後，アクセントのついた 3 つのテンポで音声訓練を行う．各テンポでの練習姿勢と腹部の動きを図 4-25 に示す．

①ラルゴ（Largo：きわめて遅く）での音声訓練

3/4 拍子で，最初は，h 起声で呼気に声が少し混じる程度の柔らかい気息声を用い，続いて，軟起声の母音を用いて練習する．仰臥位で完成すれば，座位で同じ練習を行う．

②アンダンテ（Andante：歩くような速さ）での音声訓練

4/4 拍子で，軟起声の母音で開始し，徐々に気息成分を減らす．発声直前に素早く吸気し，ST を模倣して発声する．慣れてきたら「ハイアイアイアイ」など咀嚼法のように口や顎を動かす母音の組み合わせや，様々な子音を用いる．座位で完成したら，立位で行う．

③アレグロ（Allegro：快速に）での音声訓練

①ラルゴ（Largo）　　②アンダンテ（Andante）　　③アレグロ（Allegro）

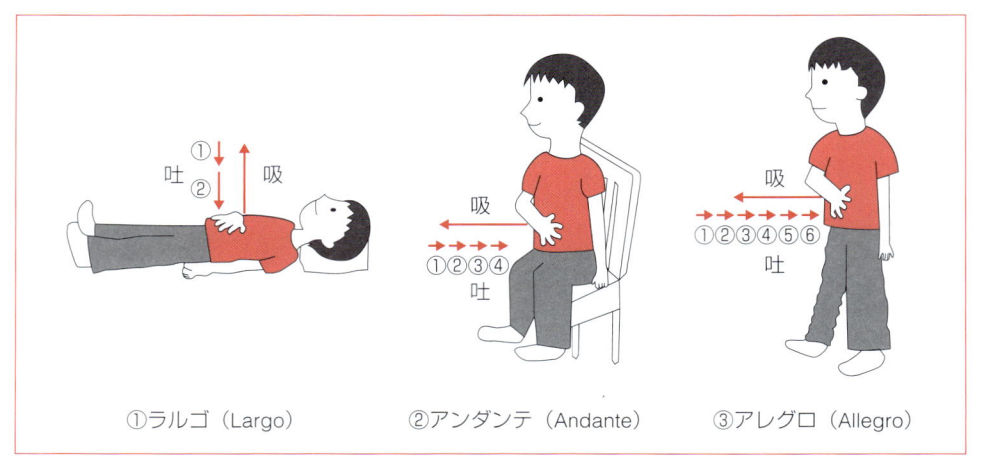

図4-25　アクセント法（各テンポでの姿勢と腹部の動き）[18]

　4/4拍子で，アンダンテの倍の速さで練習する．立位で，様々な母音，子音，多様なリズムパタンを用いる．気息成分のない，大きな発声が可能となる．
　④日常生活への般化訓練
　3つのテンポで発声が完成したら行う．まず数唱や挨拶語など短いことばから開始する．続いて短文，本の朗読，スピーチ，STとの会話と，徐々に発話の長さを長く，自由度が高くなるように設定する．最初は腹部の使い方，息継ぎのタイミングなど，STの模倣をさせるが，次第に自力で調節できるよう導く．

【留意点】
　テンポを次の段階に進める明確な基準はない．呼気調節が発声に同期しているか確認することが重要である．
　他の包括的訓練よりも，訓練プログラムの自由度が高いので，訓練を行う言語聴覚士の力量が求められる．
　また，訓練回数は，機能性音声障害で20～30回，声帯結節，声帯麻痺などの器質的発声障害ではそれよりやや長く要するとされている[16]．他の包括的音声治療より，治療期間が長くなる傾向があるので，ドロップアウトを防ぐためにも患者との信頼関係の形成が必要となる．

●文献

1) 城本　修：症状対処的音声治療．STのための音声障害診療マニュアル（廣瀬　肇監修），インテルナ出版，2008，pp63～122．
2) 森　浩一，廣瀬　肇：A．括約機能．新臨床耳鼻咽喉科学〈1巻─基礎編〉（加我君孝，市村惠一，新美成二編），中外医学社，2001，pp237～243．
3) Boone DR（廣瀬　肇，藤生雅子訳）：音声障害と音声治療．医歯薬出版，1992，pp185～187．
4) Froeschels E, Kastein S, Weiss DA：A method of therapy for paralytic conditions of the mechanisms of phonation, respiration, and glutination. JSHD, **20**：365～370, 1955
5) 廣瀬　肇：音声治療．音声障害の臨床，インテルナ出版，1998，pp124～143．
6) 一色信彦：喉頭の機能外科─とくに経皮的アプローチについて─．京都大学医学部耳鼻科同窓会，1977，pp92～99．
7) 城本　修：音声治療の基本的原理．言語聴覚研究，**10**(4)：284～292，2013．
8) Cookman S, Verdolini K：Interrelation of mandibular laryngeal functions. J Voice, **13**(1)：11～24, 1999.

9) Froeschels E：Chewing method as therapy. Arch of Otolaryngol, **56**：427～434, 1952.
10) Story BH, Laukkanen AM Titze, IR：Acoustic impedance of an artificially lengthened and constricted vocal tract. J. Voice, **14**(4)：455～469, 2000.
11) Titze IR：Voice training and therapy with a semi-occluded vocal tract：Rationale and scientific underpinnings. J Speech Hear Res, **49**(2)：448～459, 2006.
12) Daniel R, et al.：Voice therapy. The Voice and voice therapy, 8th edition, Pearson education, 2010, pp181～246.
13) 廣瀬　肇：声帯に著変を認めない音声障害．音声障害の臨床．インテルナ出版，1998，pp83～119.
14) 城本　修：包括的音声治療．：STのための音声障害診療マニュアル（廣瀬　肇監修），インテルナ出版，2008，pp123～148.
15) M Nasser Kotby（渡辺陽子訳）：音声治療アクセント法．医歯薬出版，2004.
16) Kotby MN, et al.：Efficacy of the accent method of voice therapy. J Voice, **5**：316～320, 1991.
17) 前川圭子：評価のまとめと治療方針の決定．言語聴覚療法臨床マニュアル 改訂第3版（平野哲雄・他編），協同医書出版，2014，p346.
18) 前川圭子：包括的訓練／アクセント法．言語聴覚療法臨床マニュアル 改訂第3版（平野哲雄・他編），協同医書出版，2014，p347.
19) 幸田純治：音声治療．音声治療学　音声障害の診断と治療（小池靖夫編），金原出版，1999，p99.

第4章 音声障害の治療

6 まとめ

　音声障害の治療法として，外科的治療と保存的治療がある．外科的治療は経口腔で喉頭内腔から操作するアプローチと，経皮的に頸部外切開で喉頭を操作するアプローチに分けられる．

　経口腔のアプローチとしては，全身麻酔での喉頭微細手術（ラリンゴマイクロ手術），局所麻酔での内視鏡支援下の経口腔喉頭手術や経内視鏡的喉頭手術（経内視鏡チャネル）があり，メスや鉗子を用いた病変切除や声帯内注入も行われる．炭酸ガスなどのレーザーや電気凝固器を用いることもある．適応疾患としては，声帯ポリープ，声帯結節，ポリープ様声帯などである．

　経皮的に外切開による喉頭へのアプローチとしては，喉頭形成術あるいは喉頭枠組み手術と呼ばれ，主なものとして甲状軟骨形成術と披裂軟骨内転術がある．甲状軟骨，輪状軟骨，披裂軟骨には操作を加えるが声帯に直接操作を加えないで喉頭を構成する組織の形態や位置を変えて音声改善を図るものである．適応疾患としては，反回神経麻痺，声帯萎縮，痙攣性発声障害などである．

　保存的治療には薬物療法，訓練を中心とした音声治療などがある．薬物治療には，急性声帯炎に副腎皮質ステロイドホルモンや抗菌薬，逆流性食道炎に関わる咽喉頭酸逆流に胃酸分泌抑制薬や消化管運動賦活薬が投与され，痙攣性発声障害にはボツリヌストキシン注射が行われる．

　音声障害に対するリハビリテーションとしては，音声治療があり，原因となる生活習慣や発声習慣を矯正する声の衛生指導や音声訓練を行う．音声訓練法には症状に応じて改善させる方法（症状対処的音声訓練）と，呼吸・発声・共鳴を包括的に改善させる方法（包括的音声訓練）とがある．症状対処的音声訓練には声門閉鎖を緩和する方法，声門閉鎖を促進する方法，声の高さを調節する方法，声の強さを調節する方法などがある．包括的音声訓練には呼吸法を調整する腹式発声法やアクセント法，発声機能拡張訓練法，共鳴強調訓練などがある．適応疾患としては，声帯結節，喉頭肉芽腫，反回神経麻痺，声帯萎縮などがある．

　音声障害の治療に当たっては，まず適切に診断し，音声障害の病態と程度とを評価して，治療法を選択する．慢性的な音声障害には一般的に保存的治療から始めて，効果がなければ少しずつ侵襲のある治療に移行していくが，早急に対処するべき病状ではその限りではない．患者の生活の質や社会的状況を考慮したうえで，治療計画を立てることが大切である．

column 心因性音声障害

1. 定義

心因性音声障害とは，発声器官の器質的・神経学的異常に基づかない音声障害の総称である機能性音声障害のうち，心因の関与が推測されるものを指す．WHOの国際疾病分類 ICD-10 では，「解離性（転換性）障害」のなかの「解離性運動障害」に分類されている[1]．「転換」とは，患者が解決できない問題と葛藤により生じた不快な感情が，身体症状（発声障害）に置き換わることを意味する．この確定診断には，(1) 臨床的病像がある，(2) 症状を説明する身体的障害の証拠がない，(3) ストレス性の出来事や問題，障害された対人関係と時期的に明らかに関連する心理的原因の証拠，が存在しなくてはならない．しかし患者が心因の関与を否定することもあるし，心因を認識していないこともよくある．また心因の関与の程度も症例ごとに異なるため，「心因性」と診断することが難しい場合も多い．

矢野（1986）は，機能性音声障害を病因論的に分類すると，(1) 発声器官の乱用あるいは誤用による障害，(2) 神経症あるいは精神疾患による障害，の2群になり，前者が狭義の機能性音声障害，後者が心因性音声障害，としている[2]．しかし，この2群の明確な区別は難しいとも述べている．発症当初は心因的要素の関与によって惹起された症状が，心因が解消した後も不適切な発声習慣として定着し，音声症状が残存することもあるからである．

牛嶋（2001）は，機能的音声障害のなかでも，心因の関与や情緒的素因が確認・推定されるものとして，以下の6つをあげている[3]．

心因性失声症：意図的発声時に声帯が閉鎖せず，高度の気息性嗄声や囁き声．
音声衰弱症：発声時の喉頭の構えが不十分で呼気エネルギーも不足した，無力性の声．
ピッチ障害：会話音声が裏声発声．喉頭前後径が長く，声門開大期が長い．
仮声帯発声：発声時仮声帯が内転し，努力性，粗糙性の強い声．
過緊張性発声障害：発声に力を入れ過ぎた状態．喉頭痛や易疲労性を訴える．
変声障害：生理的変声の完了に長期間かかり，声の翻転や持続的裏声発声を呈す．

2. 診断

喉頭内視鏡下に，声帯に音声症状に相当する器質的異常がなく，嚥下や咳嗽時や深吸気時の声帯の内外転運動や可動域に問題がないことを確認する．また，反射的に出た笑い声や咳払い時の音声と意図的発声に乖離がないか確認する．これらの検査はできるだけ録画しておく．問診では，とくに発症が急性の場合，通常の内容に加え，発症前誘因となる出来事の有無を確認する．ただし初診時に心因の関与を否定した患者が，治療の進展に伴って心因の存在を語り始めることもあるので，初診時に無理に聞き出そうとしない．ストレスや精神的なショックが発声障害のきっかけになりうることを説明したうえで，思い当たる事柄がないか，じっくり考えてみるようにすすめる．また，過去に同様の既往や身体他部位の転換症状（心因性視力障害など）がなかったか確認しておく．

3. 治療

矢野（1986）によると，心因性音声障害の治療の目標は，(1) 病前の音声の再獲得，(2) 症状の成立機転の自己洞察，(3) 現実への再適応だとしている[2]．この目標のうち(1)の病前の音声の再獲得に向けて，STは音声治療を行う．(2)(3)に関しては専門職種（精神科医や臨床心理士）との連携が必要である．

音声治療では，まず疾患について説明を行う．説明の要点は，声帯に異常はないが，その使

い方に問題があるということ．そして，出し方の問題は音声治療で改善できるということである．改善のためには患者自身の意志と努力が必要であることを伝え，意志を再度確認する．

音声再獲得のため音声治療は，患者が現在の状態で出せる一番良い音質の発声（患者は発声だと思っていない場合もある）を利用することが多い．たとえば，内視鏡検査や問診のときに反射的に出た咳払いや笑い声である．その音（咳払いや笑い声）が反射的に出た直後に，それと同じ音を，今度は随意的に出させることがコツである．

STは，患者自身の意志と努力によって音声を再獲得できたことを共に喜び，さらなる改善に向けての動機づけを得られるよう，はげましていくことが重要である．

牛嶋の分類[3]によるピッチ障害，仮声帯発声，過緊張性発声障害，変声障害に対する音声治療は，心因の関与がないものとほぼ同様である（本章参照）．心因性失声症，音声衰弱症については，以下に解説する．

a）心因性失声症（完全失声）の音声治療：有響性の起声をつくることに傾注する．咳払いなど，患者が「発声」している意識の薄い，反射的発声を利用する．また，口唇や舌の「trill」，あるいは鼻音など構音器官の振動による体性感覚を意識させる手技も有効である．患者には，「うまく働かないのは喉頭なので，それ以外の正常に働く器官を使って発声する」，と体性感覚を意識するように説明する．有響性音声を安定させるために，起声から口形を変えて5母音，単語，短文，本朗読，さらに簡単な質疑応答へとできるだけ速やかに移行することが重要である．長く時間をかけると患者の心理的抵抗が強くなりうまくいかないことがある．

b）音声衰弱症に対する音声治療：呼吸と発声のタイミングの調節がうまくできていない場合が多い．軽度の場合は，アクセント法などの包括的音声治療で呼吸と発声の協調を図る．起声と呼息のタイミングが合わないときには，起声時に軽いプッシング動作をさせ起声のタイミングを意識させ，硬起声発声を誘導する．ただしこれは声門上部の過閉鎖による音声の悪化を誘発することもあるので，注意を要する．騒音計など，声の大きさを視覚化してフィードバックすることも効果的である．心因性失声症で完全失声を脱した後，無力性の弱々しい声や音声疲労を呈する場合もあるので，その際も適応できる．

4. 音声治療の際の留意点

日常会話への般化が困難な例や場面依存症状（特定の場面・用語のみで症状出現）がある例には，心理的な問題が未だに解決されず改善を阻んでいる可能性を疑う．このような場合には，STは般化訓練プログラムの見直しを行うと共に，患者に症状を成立させた要因についての自己洞察を促すことが必要となる．ここでは心理的問題を聞き出そうとする以上に，患者の訴えを常に傾聴する姿勢を示すことが大切である．

発声できるようになると，患者はこれまで避けてきた問題や現実社会と向き合い，自分自身と対峙する必要が生じる．その覚悟がないと，改善が停滞したり，症状が再発する．患者の不安や混乱を受け止め，感情を整理するための援助をSTが行うこともあるが，無理をせず，必要に応じて，かつ患者が希望すれば，精神科医や臨床心理士に紹介する．発声障害の背後に潜む心理的問題に，患者自身が決意を持って向き合うことが，きわめて重要である．

●文献

1) 融　道男・他：ICD-10 精神および行動の障害―臨床記述と診断ガイドライン　新訂版，医学書院，2011，pp162〜169．
2) 矢野　純：心因性発声障害．JOHNS，2(5)：491〜496，1986．
3) 牛嶋達次郎：機能性音声障害．CLIENT21 ― 21世紀耳鼻咽喉科領域の臨床― 15．音声・言語（野村恭也・編），中山書店，2001，pp157〜163．

column 痙攣性発声障害

痙攣性発声障害（SD：spasmodic dysphonia）は病因や病態に不明な点が多く，診断，治療共に難しい疾患である．根本的な治療法は開発されておらず，現在行われているのはいずれも対症療法である．このうち音声治療はすでに1930年代にはSD（当時の用語ではspastic dysphonia）に対して行われていたといわれ，現在もボツリヌストキシン治療（BT治療：botulinum toxin treatment）に次いで，外科的治療，内服治療と共によく行われている[1]．

SDには内転型と外転型，および両型の症状を併せ持つ混合型が存在するが，ここではSDの大多数を占める内転型痙攣性発声障害（ADSD：adductor spasmodic dysphonia）に対する治療について，音声治療を中心に概説する．

1. ADSDの病態と診断

ADSDはのどを詰めたような，あるいは絞り出すような圧迫性，努力性発声が特徴的であり，音声振戦を伴うことも少なくない．患者は自らの声について「出ない」「詰まる」「震える」などと表現し，発声に伴うのどの違和感や疲労を訴える．喉頭内視鏡検査では通常，明らかな器質的異常はみられない．発声時に仮声帯や披裂部の過内転あるいは振戦が観察される例もあるが，軽症例では異常所見に乏しい．

音声に異常を生じる機序は喉頭筋に限局したジストニア，すなわち中枢神経系の病変に由来する運動異常症の一つと説明されている[2]．大脳基底核の病変が強く疑われているが，病変部位はいまだ特定されておらず，喉頭にジストニアを生じる原因は不明である．

ADSDには，発声時にのみジストニアを生じ呼吸，嚥下，咳・咳払いには障害を生じない（課題特異性），特定の場面でのみ症状が出現する，あるいは診察時には症状が生じない（状況依存性），緊張時，電話での会話時などに症状が悪化し，裏声や笑い声などでは軽減する（症状変動性）といった特徴がある．このため音声および喉頭所見を適切にとることが困難な場合がある．異常所見の乏しさや訴えと所見の不一致からADSDをよく知らない医師には機能性音声障害と診断されてしまうことも少なくない．ADSDの診断は決して容易ではない．

2. ADSDの治療

1）BT治療

BT治療は1980年代半ばに初めてADSDに適用されたが，欧米諸国では1990年代に第一選択と認められ，以降，ADSD治療の主流となっている．その有効率は多数例に対する治療結果において90％以上と報告されている．

本邦では欧米諸国と比べジストニアに対するBT治療の普及が遅れていたが，2018年5月にようやく保険医療として承認された．

2）外科的治療

ADSDに対する外科的治療のうち1976年にDedoが初めて報告した一側反回神経切断術は高い有効性により当初は大いに注目されたが，術後3年で高率に再発することが明らかとなり次第に行われなくなった．現在，国内でよく行われている甲状軟骨形成術Ⅱ型と甲状披裂筋切除術は2000年以降，ADSDに対する有意な治療効果が報告されているが，3年以上の中長期的予後についての報告はまだ少ない．

3）内服治療

抗不安薬，筋弛緩薬などがADSDに対して用いられているが[1]，有意な改善の報告は見当たらず有効性は確認されていない．

4）音声治療

a）診断および鑑別診断を目的とする音声治療：ADSDに類似した筋緊張性発声障害（MTD：muscle tension dysphonia）もしくは心因性音声障害の鑑別診断には音声障害を専門とする医師でも苦慮することがある[3]．他方，これらの機能性音声障害はADSDとは異なり1～2か月，長くても6か月程度の音声治療により正常化することが報告されている[3,4]．したがって，ADSDに類似した音声および喉頭像を呈する，もしくは自覚症状を訴える患者に対し音声治療を行い，速やかに症状消失をみれば機能性音声障害であるとの鑑別診断が可能である．一方，音声治療により著効が得られなければ機能性音声障害である可能性をほぼ確実に除外することができ，ADSDであるとの診断の一助となる．

この意味で，音声治療がADSDの診断補助および鑑別診断法として有用であることについて臨床家の間では意見が一致している[4,5]．

b）BT治療と併用する音声治療：ADSDに対するBT治療の有効性は広く認められているが，その最大の短所は3～4か月しか効果が持続しない点である．そこで音声治療を併用することによりBT治療の効果持続期間を延長させることが期待されている．しかし，これについてはまだ結論が得られていない．

Murryら[6]はBT治療のみを受けたADSDの10例に比べBT治療に音声治療を併用したADSDの17例でBT治療の効果持続期間が有意に長かったことを報告した．しかし，Silvermanら[7]の検討では同様の効果増大は認められなかった．

音声治療の本質は発声法の学習ないし習得である．したがって治療の結果に患者のモチベーションが関与することは否定できない．ADSD症例中の希望者を音声治療併用群としたMurryら[6]と，無作為割付により音声治療併用群を抽出し，さらに2群に分けたうえ，一群に偽の音声治療（sham voice therapy）を施したSilvermanら[7]の検討とで治療結果に差を生じるのは当然ともいえる．

音声治療の結果には，どのような患者に音声治療を適用するか，治療を何回行うか，さらには音声指導，すなわち病態や治療に関する説明内容，治療者の態度などが関与する．これらの要因をどう扱うか難しいところではあるが，いずれにせよ音声治療の併用によりBT治療の効果増大が得られるか否かを明らかにすることは，今後の重要な課題である．

c）音声治療単独での介入：ADSDに対する音声治療単独での有効性は一般にあまり高くはないと考えられている[5,8]．石毛[9]は音声治療を2回以上受けたADSDの17例中4例（23.5%）で明らかな音声改善を得たが，17例全体では治療前後における音声の重症度に有意差は認められなかったと報告している．ADSDに対する音声治療単独での介入結果に関する他の報告はADSDの数例に何らかの症状軽減，時には著しい音声改善がみられたことを記してはいるが，いずれも改善例の割合や治療前後における音声の有意差を検討していない[10～12]．したがって，ADSDに対する音声治療単独での介入の有効性は十分に確認されていないといわざるを得ない．

しかし，ADSDに対し国内外で音声治療は比較的よく行われており，一定の意義を認められている[1,5,10]．音声治療にはBT治療や外科的治療とは異なり副作用ないし合併症がなく，すぐに容易に適用でき，十分な効果が得られる症例は少ないが，安定した効果が得られた後，効果減弱は生じにくいことが示唆されている[9]．さらに，音声治療で疾患，治療あるいは病態に合った発声法について教示を受けることが患者の不安を軽減し，また日常のコミュニケーション行動に役立つことが指摘されている[5]．

ADSDに対し音声治療のみを適用する際，重要なことは何を目的にいつまで続けるかという点である．音声治療が長期化し，より高い有効性が期待される他の治療の適用を遅らせること

がないよう慎重を期すことが必要である．適宜，治療効果の評価を行い，十分な効果が認められない場合，言語聴覚士は主治医に報告，相談し，患者とよく話し合い，音声治療を続けるか否か，あるいはBT治療や外科的治療といった他の治療に「進む」か否かの判断に責任を持って関わることが求められる．

3. 終わりに

SDは治療の難しい疾患であり，根本的な治療法が開発されることが最も望ましいのはいうまでもない．しかし，我々に今すぐできることはSDを知ることである．専門書だけでなく，患者団体が発信している情報も役立つのでアクセスしていただけると良いと思う[13,14]．一人でも多くの言語聴覚士がSDとSDに対する治療に興味と熱意を持ってくださることを願っている．

●文献

1) 山崎竜一：痙攣性発声障害の疫学的調査―アンケート調査による検討―．音声言語医学，42(4)：343～347, 2001.
2) 目崎高広，梶 龍兒：ジストニア．ジストニアとボツリヌス治療（木村 淳監修），第2版，診断と治療社，2005, pp98～168.
3) 石毛美代子，小林武夫：内転型痙攣性発声障害様症状を呈する心因性発声障害―1症例の報告と専門医による音声評価―．音声言語医学，47(4)：365～371, 2006.
4) 石毛美代子，村野恵美，熊田政信・他：痙攣性発声障害（spasmodic dysphonia：SD）様症状を呈する症例に対する音声訓練の効果．音声言語医学，43(2)：154～159, 2002.
5) Colton RH, Casper JK：Spasmodic dysphonia. Understanding voice problems ― A physiological perspective for diagnosis and treatment（2nd ed), Lippincott Williams and Wilkins, 1996.
6) Murry T, Woodson GE：Combined-modality treatment of adductor spasmodic dysphonia with botulinum toxin and voice therapy. JVoice, 9(4)：460～465, 1995.
7) Silverman EP, Garvan C, Shrivastav R, et al：Combined Modality Treatment of Adductor Spasmodic Dysphonia. J Voice, 26(1)：77～86, 2012.
8) Boone DR, McFarlane SC（廣瀬 肇，藤生雅子訳）：痙攣性発声障害．音声障害と音声治療，医歯薬出版，1992, pp208～211.
9) 石毛美代子：内転型痙攣性発声障害に対する音声治療の有効性．帝京医学雑誌，35：279～293, 2012.
10) 小林範子，廣瀬 肇，小池三奈子・他：痙攣性発声障害に対する音声訓練．音声言語医学，42(2)：348～354, 2001.
11) 田口亜紀，兵頭政光，小林丈二：痙攣性発声障害に対する音声治療．耳鼻咽喉科臨床，95(12)：1271～1275, 2002.
12) 前川圭子，岩城 忍，大森孝一：痙攣性発声障害に対する音声治療．音声言語医学，43：64, 2002.
13) SD（痙攣性発声障害）の会
  http://www.sdnokai.sakura.ne.jp/
14) S.D.C.P（発声障害患者会）
  http://sdcp.bumi2.com/

column 医師と言語聴覚士の連携

　音声障害患者の治療にあたっては，耳鼻咽喉科医と言語聴覚士の連携が非常に重要となってくる．音声治療の適応，実際の音声治療，音声治療効果の判定，音声治療終了のタイミングなど，様々な場面で医師と言語聴覚士が相談し合って決定していくべき事項が音声治療には多いように見受けられる．それでは，どのようにしたら耳鼻咽喉科と言語聴覚士がうまく連携を取り合っていけるのか？　まずはお互いの立場を理解すること，そして情報を共有することが一番であると筆者は考える．それでは，どうやって理解し合い，共有していけば良いのか？

1. 言語聴覚士は医師に喉頭や発声の所見について教示してもらう

　言語聴覚士が音声治療をするにあたり，まずどのような発声の状態かを理解することが大切である．音声障害症例は色々な病態が混在している場合も多く，教科書通りの所見ではないことも多々経験する．マニュアル通りにいかないのが音声治療である．個々の症例に対して，どういった発声状態や病態が原因でどのような発声方法になっているのかを把握したうえで音声治療を開始しないと，時に誤った治療法を選択してしまうことも少なくない．過去に，過緊張性の発声障害症例に喉頭所見を確認せずにプッシング法などの声門閉鎖不全症例に対する音声治療を行ってしまい，過緊張の症状がより増悪した症例を経験したことがある．音声治療の経験が浅い場合は，音声を聞いただけでは病態を理解できない症例もあると思われる．そういう症例の場合は積極的に医師に喉頭所見を尋ねたり，喉頭ファイバーを依頼したりすることが正しい音声治療につながる．

2. 医師に音声治療を理解してもらう

　近年，音声専門の耳鼻咽喉科医の間では，「音声治療」の存在や，治療効果が浸透しつつあるものの，まだまだ「音声専門」というよりは「音声外科専門」の先生が多い印象を受ける．音声治療についての理解が広まってきてはいるが，どういった疾患，発声状態の症例にどのような治療を行っているのか知らない耳鼻咽喉科医も少なくない．リハビリテーションをオーダーしたら，音声治療は言語聴覚士におまかせといった施設もまだ多いと思われる．音声治療の内容を完全に理解してもらう必要はないが，自分たちの施設で行っている音声治療の内容や，各音声障害症例に対してどのような治療を行っているか，また音声治療の効果を医師に理解してもらうことで，より医師と言語聴覚士との連携が深まると考える．

3. 可能な限り，医師と言語聴覚士が音声外来に立ち会う

　お互いの情報を共有していくためには，できるだけ音声外来に医師と言語聴覚士が立ち会うことである．ここでは，実際に我々の施設で行っている音声外来，音声治療について紹介したいと思う．まず耳鼻咽喉科医が喉頭の診察をする際に，可能であれば言語聴覚士が立ち会う．一緒に喉頭を観察し，発声時の問題点や音声治療の必要性の有無などを医師と言語聴覚士が検討する．診察時に立ち会うことが可能であれば，医師のファイバー挿入時にtrial therapy（試験的音声治療）として言語聴覚士が発声指示を行い，治療方法の選択をすることも可能である．また，言語聴覚士が診察に同席できない場合は，医師に依頼して喉頭所見を記録媒体に残してもらうようにすると良い．当科では，DVDと電子カルテ上に喉頭ファイバー所見と喉頭ストロボスコピー所見を必ず残し，いつでも医師，言語聴覚士が閲覧可能な状態にしている．米国では言語聴覚士がファイバーを挿入しても良い州もあるようだが，本邦では許可されてはいない医療行為である．喉頭所見，GRABSなどの聴覚印象，音声機能検査，Voice Handicap Index（VHI），V-RQOL（Voice-Related Quality Of Life）などの自覚的評価を総合したうえで，

音声治療の適応か否かを決定する．

　実際の音声治療は言語聴覚士が主体で行うが，可能であれば耳鼻咽喉科医にも音声治療風景に立ち会ってもらい，音声治療内容や，音声治療に対する患者のレスポンスや，音声治療時の音声の改善度を言語聴覚士と共用してもらうのがベターである．音声治療期間中にも，喉頭の視診を医師と言語聴覚士が共に行い，音声治療の効果判定や，音声治療内容の変更の必要性がないか，次の音声治療にステップアップが可能であるかどうかなどを検討する．音声治療時のフィードバックが弱い症例に対しては，医師に喉頭ファイバーを挿入してもらい，実際の喉頭所見や発声の状態を供覧し，視覚的なフィードバックを利用して発声法の汎化を図るのも良い．また，音声治療の必要な症例のなかには，器質的な疾患だけではなく，機能性，心因性の要素を多く含んだものも少なくない．このような症例に対してはカウンセリングが必要になってくる．本邦の今の精神科や心療内科では，機能的や心因的な発声障害患者に対して，十分なカウンセリングを行っている施設は少ない印象を受ける．したがって，音声外来内でカウンセリングを行う必要もある症例も生じてくる．カウンセリングに関しても，医師だけ，言語聴覚士だけに委ねるのではなく，双方のサイドから行うことが肝要である．

　最後に，音声治療終了の判断である．各施設で音声治療の終了基準は異なるとは思うが，ダラダラと治療を継続するのではなく，終了基準を医師と言語聴覚士が相談したうえで決定し，共有しておく必要がある．当科での音声治療終了は，①声帯粘膜の病変部の消失・縮小，②声門間隙の狭小化，③声帯の粘膜波動の改善，④患者が満足する声質の改善，⑤音声機能の改善，自覚的評価での改善，⑥発声時の疲労感，疼痛などの軽減・消失，⑦獲得した発声習慣の汎化，⑧音声治療の無効（めどは3か月）としている．治療終了の判断も，医師と言語聴覚士が共に行うのが良い．

　このように，様々な場面において，医師と言語聴覚士の連携は必要である．よりいっそうお互いの「絆」を深めることで，より質の高い音声治療を追求することができると考える．

column　歌声への対応

　話し声も歌声も，呼吸・発声・構音器官を使って生成されることには違いはない．ただし，歌声については，音楽の表現媒体であることからくる特殊性も考慮に入れる必要がある．本コラムでは職業歌手を対象としたインタビューの結果も参考にしながら[1]，音楽家の立場から，音声治療において重要と思われる事項をまとめてみた．

1. 歌手はアスリート

　まず，発声を「運動」としてとらえた場合，日常会話で話すことと，職業歌手がコンサートなどで歌うことには，呼吸・発声・構音器官の使い方や「強度」に非常に大きな開きがある．歌のジャンルによる違いはあるが，通常の会話に比べ，歌唱での音域ははるかに広く[注1]，音量の幅も大きい[2]．息継ぎまで呼気を持続・調整する技術はもちろんのこと，豊かな響きを獲得することや，意図的に声質を変化させることなども場合によっては必要である．これは喉頭の調節だけで実現するものではなく，十分に制御された呼吸筋やそれを支える体幹や腰などの筋肉群，構音器官の適切な使い方・配置などがあいまって初めて実現する．いうなれば，職業歌手は，歌うという表現行為のために，身体能力を駆使する「アスリート」なのである．したがって，声帯そのものにポリープや声帯下出血などの器質的な変化がみられないからといって，あるいは病変が非常にわずかだからといって，歌手自らが満足するように歌えているとは限らない．筆者の行った職業歌手を対象としたインタビューでも，歌ううえで望ましくない身体の状態として，「下半身が使えていない」，「首や肩に力が入る」といった，身体全体の調整不良を示唆する回答が返ってきた．歌うために必要な身体のシステムが十分に働かないと，結果的に喉頭に無理な緊張が生じ，音声障害を起こしやすくなる．インタビューでは，体幹などの筋肉トレーニングによって発声の不調が解消した例や，整体で骨格のゆがみを矯正したことで声帯結節ができにくくなった，という報告もあった．歌うときには，スポーツと同様に，使うべき筋肉とリラックスすべき筋肉のバランスを適切にコントロールすることが重要なのである．また，歌手は自らの身体能力と特徴を知り，無理のない発声を心がけなくてはならない．

　職業歌手の音声治療にあたっては，歌うことが発声器官だけの問題ではなく，このように身体的な状態を広く反映するものであるということを知っておく必要がある．包括的音声治療のメソッドを学ぶことも，その理解を深めることにつながるだろう．

2. 歌のジャンル・演奏時の音響的環境・歌手の表現法と個性

　歌手が望ましい状態で歌えているとき，横隔膜をはじめとする呼吸筋群，背部，腰部などの筋肉群を含む一連の身体の使い方が十分かつ適切にコントロールされている．つまり，歌うための土台が整っている．このことは，クラシックやポピュラーといったジャンルを問わず，訓練を積んできた職業歌手に共通の認識である．ただし，喉頭の位置（高さ），構音器官の使い方・配置，これに伴う声道の形状の調整は，歌のジャンルと演奏時の音響的環境をはじめ，歌手がそのときどのような音楽的表現を目指しているか，その歌手の持ち味となる声質はどのようなものか，によって左右される．

　たとえば，オペラの場合，マイクを使わずにオーケストラの大音響をバックにコンサートホールの最後列の聴衆にまで声を届けなくてはならない．したがって，響きの良い，通る声を獲得するために，オペラ歌手は先に述べた歌うための土台を前提として，声道の形状を調整する．

注1）たとえばソプラノのためのモーツァルト作曲のアリア「私はお願いしません」（K. 316）には，1,568 Hz（G6）の高音が含まれている．

男声に確認されている歌唱フォルマントはその例であり，3,000 Hz 付近に複数のフォルマントを集めることにより生じ，喉頭の位置が重要な役割を果たすと考えられている[3]．オペラ歌手はその通る声質を基本として，その場の音楽的表現にかなった声質をさらに追及する．

これに対して，ポピュラーやジャズ・ボーカルは，マイクを使用するので，歌手自身がホールの大きさを心配する必要はない．歌うための土台は維持しながらも，部分的に話かけるようなニュアンス，たとえばささやき，ため息などの表現を織り交ぜることも可能である．また，ハスキーボイスなど，程度によっては音声治療の対象となるようなクラシックには適さない声質も，ジャンルによっては歌手の個性や魅力になりうるのである．

したがって，職業歌手の音声治療にあたっては，どのようなジャンルの曲をどのような音響的環境のもとで歌うのか，それぞれの歌手がどのような声質を自らの特徴としているのかを知っておく必要がある．

3. どのような状態で声を使っているか

個々の歌手がどのような状態で声を使っているかも，音声治療にあたっては重要なポイントである．たとえば，自らの演奏に加えて，個人レッスンや合唱指導を行う歌手は，話す声と歌う声の両方を使う．どのくらいの時間，どのように使うかによって，発声器官への負担も様々であろう．オペラやミュージカルの公演の場合には，稽古から本番へと声の状態を調整していく必要がある．ライブハウスで歌う歌手は，タバコやほこりなど，声に有害な環境のもとで深夜まで歌わざるを得ないこともあるだろう．本番をキャンセルすることは，ほぼ不可能なので，音声治療にあたっては，本番までまたその後のケアも含めて，歌手と十分にコミュニケーションをとりながら，それぞれの実態に合わせた対応を考えていくことが必要である．

4. 客観的なデータの大切さ

職業歌手は長年自らの身体状態に合わせた練習方法を積み上げている．発声についての問題を歌手自身で解決できない場合には，自らも歌うことに精通し，その歌手の歌い方とレパートリーを知り尽くした声楽教師の指導を仰ぐことが多い．したがって，歌手と声楽教師は強い信頼関係で結ばれている．それらの指導は，経験や自らの体感に基づくものがほとんどであり，当事者以外には理解が難しい面もある．その一方で，歌手・指導者のなかには，演奏・指導の科学的な裏づけを求め，より客観的な視点を歌唱の分野に取り入れようと考えている者も少なくない．

したがって，耳鼻咽喉科医による診断はもちろんのこと，言語聴覚士による客観的な根拠に基づいた声の衛生指導やデータの提供は大きな意味を持つ．筆者のインタビューに協力したテノール歌手は，言語聴覚士による最長発声持続時間（MPT）の計測や音響分析結果のレーダーチャートの提示によって，ポリープ手術後の回復の過程を確認できたことを高く評価していた．歌唱は歌手自らの身体が楽器となる主観に基づく行為であるだけに，問題が生じたときの客観的な指導が確実な回復のために非常に貴重なのである．

5. まとめ

職業歌手の音声治療にあたっては，歌のジャンルに共通する基本的な技術，それぞれのジャンルや演奏環境，個々の歌手がおかれた状況を理解したうえで，専門的かつ客観的なデータに基づくアドバイスを的確に行うことが重要と思われる．そのようにすることで，言語聴覚士と歌手との強いパートナーシップが築かれることだろう．

●文献

1) 羽石英里：職業歌手にみられる音声障害への対処―音楽療法士の立場から：学際的視点に基づいて―．音声言語医学，53(3)：177〜182，2012．
2) Sunberg, J："Breathing." The science of the singing voice, Northern Illinois University Press, 1987, pp.25〜48
3) Sundberg, J：Articulatory interpretation of the "singing formant". J Acoust Soc Am, 55(4)：838〜844, 1974.

謝辞：本稿の執筆にあたり，萩原かおり氏（昭和音楽大学），辻　秀幸氏（洗足学園音楽大学）のアドバイスをいただいた．

第5章

無喉頭音声

Speech-
Language-
Hearing
Therapist

第5章 無喉頭音声

1 喉頭摘出後の呼吸・発声・発語のメカニズム

　発話に必要な音源は，声帯を呼気によって振動させて得られる（喉頭原音）．喉頭全摘出術後などによって，喉頭原音を利用することができなくなった場合には，何らかの方法で代用音源を生成し，声道に導くことにより，発話を可能とすることができる．無喉頭音声とは，喉頭原音以外の音を音源とする発話のことであり，通常喉頭全摘出術後に獲得された音声を指す．

　喉頭全摘出手術を受ける患者は，悪性腫瘍の告知とその治療プログラムの受容，さらに喉頭全摘出手術による正常喉頭音声の喪失という体験を短期間のうちに経ることになる．喉頭全摘出における音声リハビリテーションでは，無喉頭音声という特殊な病態の理解を基盤とするコミュニケーション技術の指導と共に，言語，心理，福祉等の専門家による術前から術後にわたる多面的な対応がなされなければならない．

I 喉頭摘出術

1 正常喉頭の生理的機能

　喉頭は，咽頭と気管の境界に位置する器官である．喉頭より末梢では，食物の移送経路は気道と共通である．喉頭を境に，気道と食道は分離される（図5-1左）．

(1) 喉頭の呼吸・嚥下機能

　喉頭は，下気道の入口に位置して呼吸経路を確保する「呼吸機能」と，気道と食道の分岐部に位置して食塊の気道内流入（誤嚥）を防止しつつ円滑な食道への移送に協調する「嚥下機能」を持つ．前者は内喉頭筋による声門開大度の調節によって保障され，後者は声門ならびに声門上構造の絞扼による下気道入口部閉鎖によって保障される．嚥下（食塊の移送）と呼吸（空気の移送）という生命維持に重要な2つの喉頭機能は，中枢における呼吸，嚥下制御機構の密接な相互協調のもとに呼吸，嚥下器官を連携させることによって行われている．中枢における呼吸-嚥下制御が喉頭に及ぼす影響の例として，気道内への異物侵入に対する咳反射，嚥下における自発呼吸パタンの一時的変容（嚥下無呼吸）などがあげられる[1]．

　また，運動生理学的にみた場合，胸郭内に取り込まれた空気を喉頭のレベルで閉じ込める（air trapping）機能が，肩関節に連なる上肢帯の運動を安定的に行うことや，腹圧を維持するなどの際に効果的に働く．重いものを持ち上げたり，排便でいきんだりするときの「息こらえ」（breath holding）がこれである[2,3]．

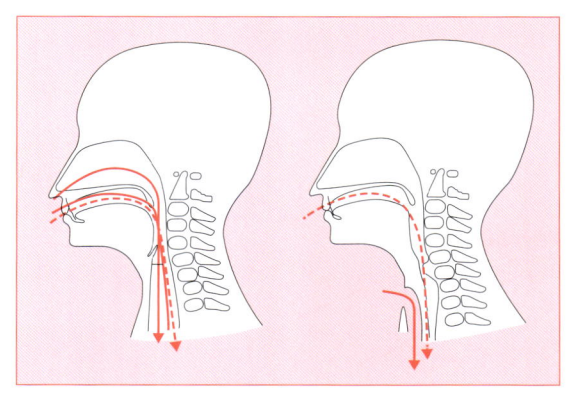

図 5-1　健常者と喉頭摘出者における気道，食道の関係（実線：気道，点線：食道）
　左：健常喉頭者：気道と食道は喉頭入口部まで経路を共有し，喉頭を境に分離される
　右：単純喉頭全摘出後：喉頭を摘出し，永久気管口を前頸部に開口することにより，気道と食道は分離される

(2) 喉頭の発声・発語機能

　喉頭の開大閉鎖機能を微妙に調節し，呼吸と協調させることによって，「発声機能」が成立する（喉頭原音の生成）．正常の喉頭は，発話において喉頭原音の生成を行うばかりでなく，分節的には無声音の生成に関わる声帯振動の開始停止を実現し，超分節的にはことばの韻律に関わる声の高さ強さの調節を行う．この意味で喉頭は，単なる発声器官ではなく，構音器官，発語器官としての役割を担っている[4]．

2　喉頭癌の治療

(1) 喉頭全摘出術

　喉頭全摘出術は，進行した喉頭癌に対して，器官保存型治療による治癒が見込めない場合に選択される根治的治療である．

　a) **切除範囲**：単純喉頭全摘出術における切除範囲は，喉頭下では第2～5気管輪の間，喉頭上においては前方は舌骨の高さ，後方は披裂喉頭蓋襞となる．喉頭の摘出に伴い，前頸筋群は切除される．また下咽頭収縮筋群は喉頭付着部で切断される（図5-2）．

　b) **組織の再建**：喉頭全摘出術後の再建では，気管の出口を前頸部に永久気管口として開口させて気道を確保し，下咽頭にできた粘膜欠損を塞いで食物の通路を確保する（気道食道分離）．切除が比較的小さい範囲にとどまるときは，粘膜断端を単純に縫合するだけで再建は可能である．しかし拡大手術を行った場合など，切除範囲が大きくなると，粘膜端々縫合だけでは欠損部を塞ぐことができず，自家組織を移植して欠損部を補う必要が生じる．有茎筋皮弁，遊離皮弁，消化管による再建などが必要に応じて選択される．

　音声機能再建に関する解剖学的，生理学的状況は，手術の切除範囲，再建方法によって個人差があり，さらに放射線治療による頸部組織の硬化，頸部郭清術を行ったか否かなどによっても修飾される．単純喉頭全摘出術による典型的な気道食道分離の模式図を図に示した（図5-1右）．

(2) 器官保存型治療

　放射線治療（化学療法併用を含む）成績の向上と共に，音声・嚥下機能の保存を目的と

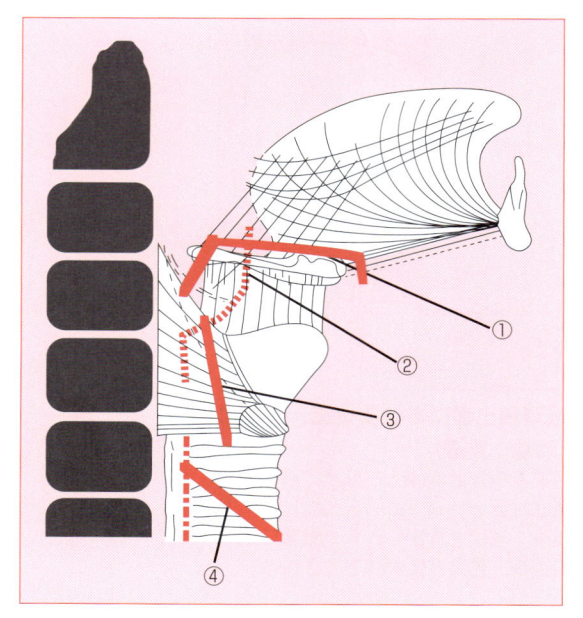

図 5-2　単純喉頭全摘出術の切除範囲
①喉頭上の切断（舌骨を含めて切除されることが多い）
②披裂喉頭蓋襞で粘膜を切断
③下咽頭収縮筋の切断
④喉頭下の切断（上部気管輪）

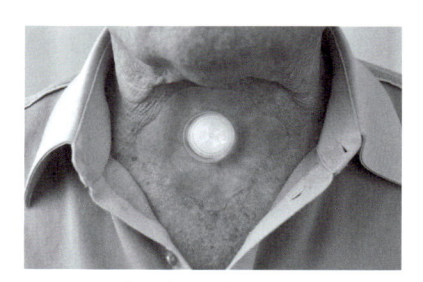

図 5-3　永久気管孔用人工鼻
（アトスメディカル名優社製プロヴォックスシステム「HMEカセット」）
加温加湿の目的で，気管孔周辺の皮膚に専用のシールを貼付して取り付ける．

する喉頭部分切除術が進歩したことにより，喉頭癌根治治療の主流は，喉頭全摘出から，呼吸，嚥下，発声機能の温存を目指す器官保存型の治療（organ preservation therapy）[5]に移行している．これに伴い，喉頭癌治療後のリハビリテーションは，喉頭全摘出後の表出手段獲得以外に，器官保存型治療後の発声，嚥下障害に関して，多様な対応が必要とされる時代を迎えている[6]．

2　喉頭摘出術後の呼吸・発声・発語機能

1　喉頭摘出後の呼吸機能

　喉頭全摘出術後，喉頭の生理的機能のうち，呼吸と嚥下は，気道と食道を分離することで再建される．しかし，呼吸・嚥下に関する中枢制御機構を考えれば，中枢で成立した精密なパタン制御機構に組み込まれた重要な標的器官のひとつである喉頭が手術によって摘出された結果，呼吸嚥下協調系に可塑的変容が必要となる可能性がある[7]．
　a）**気流経路の変容**：健常喉頭者では，気道と食道は喉頭入口部まで経路を共有し，喉頭を境に分離される．喉頭全摘出術後，咽頭粘膜の欠損を縫合閉鎖し，気管断端を永久気管口として前頸部に開口することにより，気道と食道は分離される．術前，鼻腔ならびに口腔から咽頭，喉頭に連なっていた上気道は，気流経路としては消失する．
　b）**鼻呼吸の消失**：鼻腔が気流経路として機能しなくなることにより，嗅覚の障害が起こる．嗅覚は空気中の揮発性物質が嗅裂に達して嗅上皮を刺激することによって惹起される．鼻呼吸の停止によって鼻中隔最上部に存在する嗅上皮が気流に接しなくなると，嗅覚は消

失する．しかし術後に食道発声が獲得された場合，鼻腔を通じた空気摂取が行われるため，嗅覚は回復するといわれるが，喉頭摘出後の嗅覚回復のために，鼻腔通気のリハビリテーションを積極的に行うべきであるという立場もある[8,9]．

また，鼻腔通気の消失により，鼻粘膜で吸気を加湿し，フィルタとして塵埃を除去する機能が消失する．下気道の防御機能が低下した結果，乾燥や炎症が起こりやすくなるため，気管孔エプロン，人工鼻などによる対処が必要となる（図5-3）．

c）**息こらえ**機能の喪失：健常喉頭者において，下気道入口で関門として機能していた喉頭が摘出されると，胸郭内に取り込まれた空気を喉頭のレベルで閉じ込めることができなくなり，「息こらえ」が不可能になる．この結果，肩関節を安定させて上肢帯に力を入れることや，腹圧の維持が困難になり，重いものを持ち上げる，排便でいきむ，などの動作に困難を生じる．

2　喉頭摘出後の発声・発語機能

喉頭全摘出によって発話の音源（喉頭原音）を生成する機能は一次的には失われる．しかし切除が舌骨を越えて口腔，咽頭に及ばない限り，構音機構は保存される．したがって，喉頭全摘出術後の発話機能の再建では，失われた音源を再獲得させることが最大の目標となる．健常喉頭音声と無喉頭音声による発話を比較すれば，その主な相違は，音源の生成部位，駆動力，獲得された音源の構音器官内への導入経路などが非生理的である反面，構音操作自体は，切除が構音器官に及ばない限り生理的であることといえる．

a）共鳴腔の変容：健常喉頭者が発話を行うとき，音源である声門は共鳴腔の尾側端に存在し，声門から吻側に存在する喉頭室，喉頭前庭，咽頭，鼻腔，口腔などが共鳴腔として機能する．音韻の識別に関する共鳴構造は中咽頭より吻側の共鳴腔の影響を強く受ける一方，下咽頭や喉頭腔の共鳴は，声質を特徴づける．

単純喉頭全摘出術後には，喉頭室，喉頭前庭の部分が消失し，下咽頭食道移行部が尾側端となる単純な共鳴腔が再建される．無喉頭音声による発話のうち，食道発声，気管食道瘻発声では，音源は下咽頭食道移行部の粘膜すなわち共鳴腔の尾側端にあるが，音源から口唇までの距離は健常喉頭より短縮している．人工喉頭による発話の音源は必ずしも共鳴腔の尾側端には存在しない．皮膚伝導型電気喉頭では，頸部皮膚にあてられた振動子からの振動が下咽頭粘膜に伝達されて音源となるため，音源の吻側だけでなく，尾側にも共鳴腔が存在することになる．口腔チューブ型電気喉頭ならびに笛式人工喉頭では，音源は口唇から口腔に導入されるので，共鳴腔のほとんどは音源よりも尾側に位置する．このような共鳴腔の変容は，無喉頭音声の声質ならびに構音に微妙な影響を与え，音声の自然性や明瞭度を低下させる原因となるといわれる[10]．

b）音質：正常喉頭由来の発話では，左右対称な声帯の層構造に基づく周期的で雑音成分の少ない複合音が音源となる．食道発声，気管食道瘻発声では，非生理的な振動体を音源とし，駆動力となる気流も不安定であることから，基本周波数の不安定さに加え，非周期的で雑音成分の多い音源となる．また，食道発声では1回の空気摂取で可能な持続発声は，ほぼ3秒以内であり，音量も日常生活上しばしば不足する．人工喉頭による発話では，振動原そのものは周期的で雑音成分が少ないものであるが，前述した共鳴の不自然性や，基本周波数が固定され，韻律調節が難しいために，機械的で不自然な音声という印象を与える．

c）発話における音源調節：正常喉頭音声では，アクセントや文の抑揚など発話の韻律に関わる調節の主体は，声の基本周波数の調節である．正常喉頭音声の基本周波数は，内外喉頭筋による声帯の有効質量や張力の調節と，呼気調節による声門下圧の調節によって主に制御されていると考えられる．無喉頭音声における韻律の制御は，短時間に大きな基本周波数の変化を必要とするものほど困難を伴う場合が多く，しばしば発話明瞭度のうえで重大な問題を生じる．

　正常喉頭による発話において，構音調節と協調した微細な音源振動の開始停止は，声門開大・閉鎖に関わる内喉頭筋の協調によって保証されるものと考えられている[11]．無喉頭音声では，構音調節と音源調節の協調を何らかの方法で代償することが発話明瞭度の向上につながる．たとえば，皮膚伝導型電気喉頭では，発話中に音源の振動は持続しているが，構音点で雑音のエネルギーを調節することにより，破裂・摩擦音の有声／無声性の出し分けが成立していることが報告されている[12]．また，食道発声，気管食道瘻発声においては，音源となる下咽頭食道移行部粘膜下にある上部食道括約筋に，構音と協調した調節機能が再獲得される可能性が示唆されている[13,14]．

●文献

1) 西澤典子，橋本竜作：摂食・嚥下・呼吸機能の生理．言語聴覚士のための摂食・嚥下障害学，医歯薬出版，2013．
2) 岡　秀郎・他：鉄棒運動における喉頭動態と筋活動様式について―後方支持回転系―．バイオメカニズム 13（バイオメカニズム学会編），東大出版会，1996，pp23〜32．
3) Negus VE：The comparative anatomy & physiology of the larynx, William Heineman Medical Books LTD, 1949.
4) Sawashima M, Hirose H：Laryngeal gestures in speech production. Ann.Bull. Res. Inst.Logoped. Phoniatr., **14**：29〜51, 1980.
5) Lefebvre JL：Surgery for Laryngopharyngeal SCC in the Era of Organ Preservation. Clin Exp Otorhinolaryngol, **2**（4）：159〜163, 2009.
6) 日本頭頸部癌学会編．頭頸部癌診療ガイドライン　2013年版．金原出版，2013，pp27〜32．
7) Hiss SG, Strauss M, Treole K, et al.：Swallowing apnea as a function of airway closure. Dysphagia, **18**（4）：293〜300, 2003.
8) Grishrist AG：Rehabilitation after laryngectomy. Acta Otolaryngol（Stockh.），**75**：511〜518, 1973.
9) Ward E, Coleman A, van As-Brooks C, et al.：Rehabilitation of olfaction post-laryngectomy：a randomized control trial comparing clinician assisted versus a home practice approach. Clin. Otolaryngol, **35**：39〜45, 2010.
10) Wu L, Wan C, Wang S, et al.：Improvement of electrolaryngeal speech quality using a supraglottal voice source with compensation of vocal tract characteristics. IEEE Trans Biomed Eng, **60**（7）：1965〜1974, 2013.
11) Hirose H, Gay T：The activity of the intrinsic laryngeal muscles in voicing control ― an electromyographic study ―．Phonetica, **25**：140〜164, 1972.
12) Isshiki N and Tanabe M：Acoustic and aerodynamic study of a superior electrolarynx speaker. Folia Phoniat, **24**：65〜76, 1972.
13) 藤本　崇・他：気管食道瘻発声における新声門での音声調節．日耳鼻，**97**：1009〜1018，1994．
14) Nishizawa N, Mesuda Y, Kobashi M, et al.：Identification of the opener and closer of the pharyngo-esophagus in laryngectomees. Auris Nasus Larynx, **28 Suppl**：S63〜69, 2001.

第5章 無喉頭音声

❷ 無喉頭音声の検査

1 喉頭摘出者に対する話しことばの検査と評価

　無喉頭音声は，音源の生成方法と声道への導入方法が異なる複数の発話機構の総称である．その評価には
　1)「声」と「ことば」の両面からとらえたコミュニケーション手段としての品質（他覚的評価）
　2) 発声の仕組みや習熟の難易度により修飾される生活の質（自覚的評価）
という2つの観点を考える必要がある．これらについて，統一された方法が定められているとはいえず，正常喉頭音声に適用される方法を参照しながら適切な評価法を工夫する必要がある．臨床家は個々の患者の術後機能，社会的活動性，パーソナリティなどを勘案し，画一的な視点にこだわることなく，無喉頭音声の選択と，習熟度の経時的追跡のための情報収集を行わなければならない．

2 声の品質の検査

　ここでは主に自家組織を気流で駆動する食道発声，気管食道瘻発声について，声の品質を評価する方法を概観する．

1 無喉頭音声評価の特殊性

　喉頭を音源とする声の異常を検出するために様々な検査が提唱され，標準化されている[1]．声の音質を評価するためには，GRBAS尺度に代表される聴覚心理的判定法や，音響分析によるゆらぎ，雑音成分の検出があり，発声の能力を評価するためには，最長発声持続時間や，高さ，強さのダイナミックレンジの測定などの方法がある．さらに，声の異常の背景にある病理を診断するために，光学的な声帯振動の観察，空気力学的検査，筋電図検査などが用意されている．
　一方，無喉頭音声の音質ならびに調節機能は喉頭を音源とする音声に比較して著しく劣る．この，「もともと悪い声」を音声として評価する際には，①音源振動が周期的でなく，持続性，安定性に乏しいこと，ならびに②駆動エネルギーとなる気流動態が特異であることに留意する必要がある．

(1) 聴覚心理的評価
　喉頭音声の聴覚心理的評価で一般的に用いられるのはGRBAS評価である．これは，0，

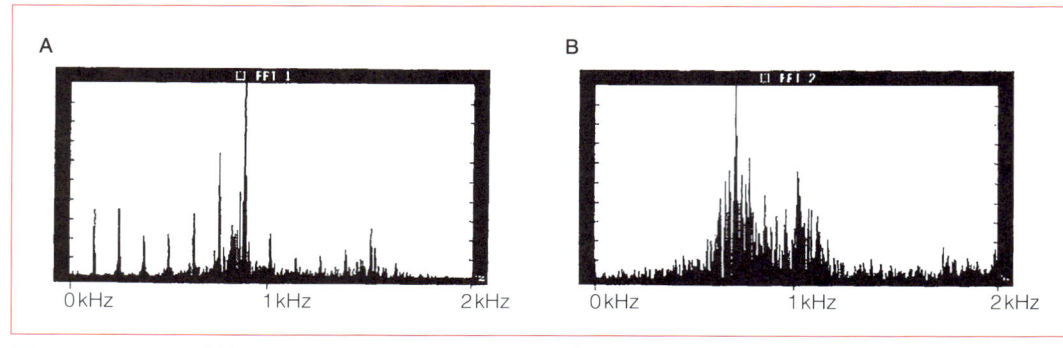

図 5-4　フーリエ変換による周期性の検出（食道発声）[2]（大森孝一・他，1990）
　A．調和成分が認められる例
　B．雑音成分が多く，調和成分が不明確な例

1，2，3の4段階の評点を設定した尺度評価である．しかし，食道発声，気管食道瘻発声では評価対象のほとんどが中等度以上（評点2または3）の嗄声であり，とくに食道発声ではGRBAS評価で推奨される発声課題である母音持続が短時間しか行えない．そもそもGRBAS尺度は喉頭を音源とする病的音声サンプルを聴覚心理的に分析して成立した尺度であるため，この評価法を無喉頭音声に適用することは限界がある[2,3]．大森ら[2]は，食道発声について，多数の母音サンプルを一対一の対として優劣比較を行い，順位づけをする方法（一対比較法）を提唱し，Imaizumiら[4]，Moerman[3]らは，無喉頭音声の音響的特質に配慮した複数の評価項目を設定した尺度評価を順位変数として統計処理する方法が有用であるとしている．

(2) 音響分析

　喉頭を音源とする音声の音響的異常を検出するために用いられる分析では，ある程度持続する母音音声について，時間窓を設けて基本周波数を抽出し，これをもとに各周期のゆらぎを検出する，あるいは調波成分と雑音成分を分離比較することが基本的な手法である．

　無喉頭音声においては，定常的な母音持続を行うことが難しく，音源の周期性が保証されないため，音響分析の基本となる基本周波数の検出が困難であることが多い．したがって，喉頭音声に対して用いられる音響分析の方法を一律に適用することは難しく，音声試料の特性に配慮した分析法を選択する必要がある．大森ら[2]は，食道発声について，録音音声から発声持続時間や実効音圧を評価することは可能としながらも，その周期性については，フーリエ変換によって周期性を認めることができる音声とできない音声に大別する方法を採用している（図5-4）．

(3) 空気力学的評価

　喉頭を音源とする発声では，呼気が通過する気管は軟骨によって支えられ，ほぼ単一の内径をもつ剛体に近似させることが可能で，気流と気管壁との間に生じる微小な乱流による抵抗を無視すれば，気管内を通過し声門下に達する層流が声帯振動の駆動力となると考えられる．臨床場面では，口唇前音圧，発声時呼気流率を簡便に測定する機器が使用され，さらに気流阻止法あるいは声門下カテーテル法によって得られた声門下圧測定を加えることによって，発声の効率（呼気パワーが音声パワーに変換される効率）が計算される[1]．

　一方，食道発声，気管食道瘻発声で振動源となる下咽頭食道入口部に気流を供給する管腔は，下咽頭および食道の粘膜によって形成される弾性を持った管である．その内径は均

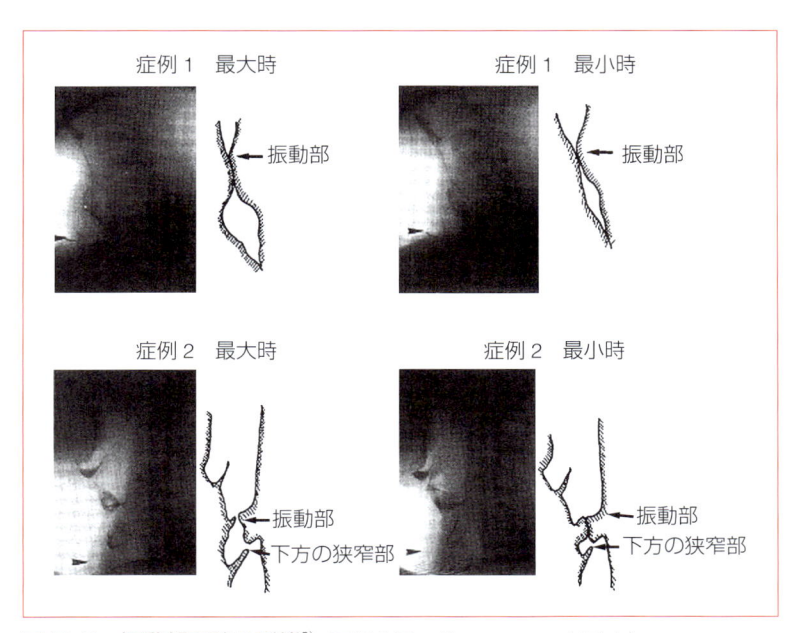

図 5-5 振動部下腔の形態[5]（西澤典子・他，1994，一部改変）
　気管食道瘻発声を行っている2症例について，振動部下の管腔が最大に拡張したときと最小のときをトレースと対比して示した．写真内の矢印は気管食道瘻の位置である．症例1では振動部下には単一の腔ができているが，症例2では振動部の下にもう1つの狭めができ，振動部の下腔は2つに分かれている．いずれも，経時的に変化する複雑な形態をしている．

一ではなく，気流に対して抵抗となりうるような狭窄部が複数形成されうることが報告されている[5]（図5-5）．このような管腔を気流が通過するとき，壁の弾性による圧変動や乱流による抵抗は無視できず，喉頭発声と比較してはるかに複雑な気流動態を想定する必要がある．微小カテーテルによる振動部下圧の測定では，測定の深さによって，圧に格差がみられること，振動部下圧と呼気流率の間に必ずしも直線的な関係が想定できないことが指摘されている[5,6]．

　したがって，無喉頭音声に喉頭発声の空気力学的モデルを単純に適用することには慎重でなければならないが，食道発声，気管食道瘻発声の患者について気流動態を検討することは，発声法の選択や発声困難例の原因究明のために有効な場合がある．Kinishiら[6]は，気管食道瘻発声について気管内圧と振動部下圧を別々に測定した結果，発声時の気管内圧は正常喉頭発声に比較してかなり高い値をとることを報告し，本発声法においては振動部の抵抗と共に気管食道瘻部の抵抗も無視できないことを示している．また，振動部の抵抗を計測することで，食道発声習得の障害になるような局所の絞扼を検出し，下咽頭収縮筋切断やボツリヌストキシン注射による抵抗減弱治療の適応を決めるという考えもある[7]．

(4) その他の検査

　単純喉頭全摘出後に獲得された食道発声，気管食道瘻発声の振動部には，粘膜と喉頭摘出時に切断された下咽頭収縮筋の残余部からなる層構造が存在し，正常声帯に類似した振動機構を想定できる．大森[8]らは，ストロボスコピーで，気管食道瘻発声の振動を観察し，粘膜波動を伴う周期的振動を検出すると共に，筋層からは発声に際して筋放電（発声関連電位）が検出されることを電気生理学的に証明している（図5-6）[8]．食道発声・気管食道

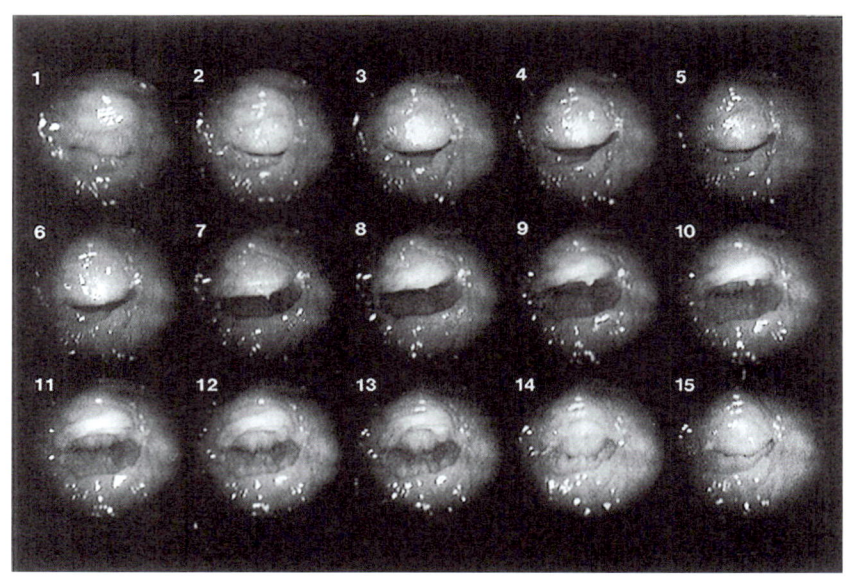

図 5-6　ストロボスコピーで観察した気管食道瘻発声の振動部[8]（大森孝一，1992）
下咽頭食道移行部に横方向の狭めができ，粘膜波動を伴う周期的な振動が観察される．

瘻発声の音源振動の観察には振動源の周期性，定常性が保証されないことを考えると，ストロボスコピーよりも近年実用化されたハイスピード撮影の良い適応であろうと思われる．

3　発話の品質の検査

(1) 発話明瞭度の検査

　発声・構音器官の形態・運動の異常による発話の障害に対して，その明瞭度を評価する様々な方法が提唱されている．無喉頭音声全般について，簡便で，よく用いられるのは，頭頸部癌術後の発話障害のための会話機能評価基準である[9]（表5-1）．コミュニケーション手段としての発話機能を，家族との会話，他人との会話という2つの場面を想定して10段階で評価するものである．口腔・中咽頭癌の術後機能評価のために提唱されたものであるが，無喉頭音声についても汎用ができる．今井らは，簡単な質問形式の文に対する短文を患者に音読させ，質問に対する健常者の回答の正答率を「文章了解度」として評価する方法を提唱している[10]．

　無喉頭音声による発話障害の背景を分析的に解明するためには，単音，単語から文のレベルまでの発話課題の整備と，聴取実験における異聴表の作成などが行われる．本邦では，成人構音障害者用に作成された単語リストを使用した報告がある[11,12]．廣瀬らは，食道発声で音源の調節機能が障害されている可能性に着目し，巧妙な語対を用いて有声音無声音の対立に関する語音調節機能を検討している[13]．

4　生活の質の検査

　喉頭摘出とこれに伴う表出機能の障害が，患者の生活の質に大きく影響することは疑い

表 5-1　頭頸部癌治療後の会話機能評価基準[9]（廣瀬　肇，2012）

会話機能評価基準	(A) 家人と	(B) 他人と
1. よくわかる	5点	5点
2. ときどきわからないことがある	4点	4点
3. 話の内容を知っていればわかる	3点	3点
4. 時々わかる	2点	2点
5. まったくわからない	1点	1点

A＋B
excellent ； 10～8点　　日常会話可能，新たな話題でも会話が可能
moderate　； 7～5点　　話題が限られていれば会話が可能
poor　　　； 4点以下　　社会的な言語生活が困難

　この会話機能評価基準は，厚生省がん研究助成金による"口腔・中咽頭がんの治療法の確立と治療後の機能評価 59-8"の研究班において廣瀬が作成したものである

がない．音声障害による生活の質の評価法として提唱されている Voice Handicap Index（VHI）や，Voice-Related Quality of Life（V-RQOL）などが，無喉頭音声についても適用されている[14]．これらの評価法については，日本語版が作成されている[15]．

　他覚的評価による音質や発話明瞭度の検査結果は，患者の自覚する生活の質とは必ずしも相関しないことが指摘されている[16]．無喉頭音声による発話では，話しことばとしての品質に加えて，それぞれ異なる生成機構が獲得の難易度や発話行動の利便性に影響し，患者側の身体的，社会的要因と関連して生活の質を修飾するからである．小宮山らは，患者に食道発声の習得をすすめる際に，この方法が社会復帰には有利であるが，習熟に長い時間を要するものであることを考慮し，年齢，性格，職業，運動能力などの要因を評価して参考とすべきであるとしている[17]．

● 文献

1) 日本音声言語医学会編：新編 声の検査法．医歯薬出版，2009.
2) 大森孝一・他：食道音声の客観的評価法─母音の音質を対象として─．耳鼻臨床，83(9)：1423～1427，1990.
3) Moerman MB, et al.：Perceptual evaluation of substitution voices：development and evaluation of the（Ⅰ）INFVo rating scale. Eur Arch Otorhinolaryngol. 263(2)：183～187, 2006.
4) Imaizumi S, et al.：Evaluation of Alaryngeal Voice Quality by Nonparametric Procedures. Auris Nasus Larynx, 10(1)：49～60, 1983.
5) 西澤典子・他：TE シャント発声の空気力学的検討．喉頭，6(2)：152～159，1994.
6) Kinishi M, Amatsu M：Aerodynamic studies of laryngectomees after the Amatsu tracheoesophageal shunt operation. Ann Otol Rhinol Laryngol. 95：181～184 1986.
7) Aguiar-Ricz L, et al.：Behavior of the cricopharyngeal segment during esophageal phonation in laryngectomized patients. J Voice, 21(2)：248～256. 2007.
8) 大森孝一：気管食道シャントによる発声機構．耳鼻臨床，85(3)：447～461，1992.
9) 廣瀬　肇：会話機能評価基準．頭頸部癌取扱い規約（日本頭頸部癌学会編），第 5 版，金原出版，2012, p76.
10) 今井智子・他：構音障害者用文章了解度検査法の開発─口腔・中咽頭癌術後患者への使用経験─．音声言語，38(4)：357～365，1997.
11) 伊藤元信：成人構音障害者用単語明瞭度検査の作成．音声言語，33(3)：227～236，1992.
12) 尾原恵美，伊藤元信，菊地義信：食道発声における発話明瞭度─明瞭度低下の要因について─．音声言語，

47(1)：5〜15，2006．
13）廣瀬　肇，澤島政行，吉岡博英：食道発声法による語音調節─有声・無声の弁別を中心に─．音声言語，**24**(3)：197〜203，1983．
14）Oridate N, et al.：Voice-related quality of life after treatment of laryngeal cancer. Arch Otolaryngol Head Neck Surg, **135**(4)：363〜368, 2009.
15）城本　修，池永絵里：音声障害の自覚的評価尺度 VHI，V-RQOL 日本語版の信頼性と妥当性の検討．音声言語医学，**52**(3)：254〜262，2011．
16）Eadie TL, et al.：Auditory-perceptual speech outcomes and qualiy of life after total laryngectomy. Otolaryngol Head Neck Surg, **148**(1)：82〜88, 2013.
17）小宮山荘太郎・他：無喉頭者の発声方法の適示に関する研究．耳鼻，**20**(2)：113〜121，1974．

第5章 無喉頭音声

❸ 無喉頭音声の種類と特徴および選択基準

1 緒言

　発声発語機能のうちで喉頭全摘出術によって一次的に失われるのは，発話の音源を生成する機能であり，基本的な構音機構は保存される．したがって，喉頭全摘出術後の発話機能の再建では，発話音源を何らかの方法で生成し，それを声道に導くことが必要である．大森[1]は，様々な無喉頭音声を，①振動体として何を用い，②どのように駆動させ，③どこに置くかという観点から整理し，表5-2のように分類した．このなかで，現在主に使われているものは，笛式人工喉頭，電気喉頭（皮膚電動型・口腔チューブ型），食道発声，気管食道瘻発声である．

2 主な無喉頭音声

1 振動源を器具に求める方法（人工喉頭発声）

(1) 笛式人工喉頭

　気管口から導出した呼気で振動膜（リード）を吹鳴し，この音をチューブを介して，口唇から口腔内に導入する（図5-7）．欧米ではTokyo（またはOsaka）Pneumatic Larynx

表5-2　振動体，駆動力，音源の位置から分類した様々な代用音声[1]

	振動体	駆動力	音源の位置
笛式人工喉頭			
口腔チューブ型	ゴム膜，金属板	呼気	口腔
皮膚下咽頭瘻	金属板	呼気	下咽頭
電気喉頭			
皮膚伝導型	ブザーなど	電気	中咽頭
口腔チューブ型	スピーカーなど	電気	口腔
口腔内振動体型	スピーカーなど	電気	口腔
体内埋め込み型	スピーカーなど	電気	下咽頭
シャント発声			
気管咽頭瘻	粘膜	呼気	中〜下咽頭
気管食道瘻	粘膜	呼気	下咽頭・食道
食道発声	粘膜	空気	下咽頭・食道

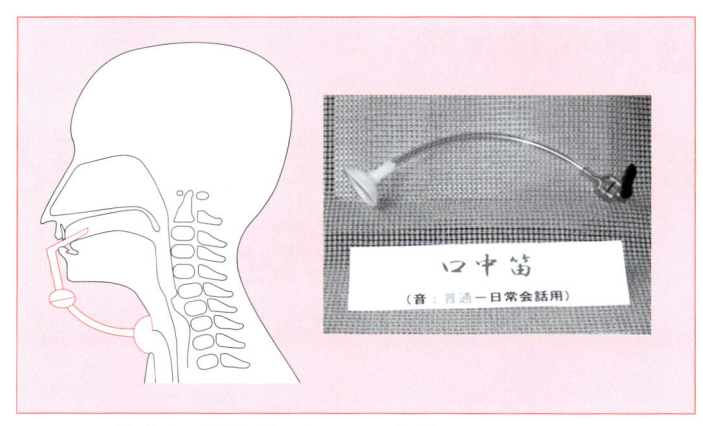

図 5-7 笛式人工喉頭（口腔チューブ型）
左：気管口から導出した呼気でゴム製の振動膜を吹鳴し，この音をチューブを介して，口唇から口腔内に導入する
右：製品の一例（公益財団法人　阪喉会製）

と呼ばれる．Tapia（1883）の発案によるとの記載もある[2]が現在実用化されているものは，阪喉会，銀鈴会など喉頭摘出者団体の創案による．

使用方法は，手を用いて人工喉頭の呼気導出端を気管口に圧着し，チューブの口腔端を口唇から口腔内に挿入する．呼気努力を行うことによって，振動膜が吹鳴され，原音は口腔から声道に共鳴することになる．呼気圧の調節によって，ある程度の声の高さの調節が可能であり，熟練者では韻律調節を行うことができる[3]ため，自然で明瞭度の高い発話が得られる．軽量であり，発話の習得はさほど難しいものではない．しかし，気管口の形態によっては，呼気導出端を密着させることが困難で，呼気漏れにより安定した吹鳴が行えない場合がある．また，口唇にチューブをくわえて発話することと，音源と共鳴腔の関係が健常喉頭音声と異なるために，歪みが起こることがある．使用者によっては，口唇にくわえたチューブを，ポケットから出し入れすることの不潔感を厭う場合がある．本邦では広く用いられてきたが，電気喉頭の普及により，使用率は減少している．

(2) 電気式人工喉頭

振動の駆動力を電気エネルギーに求めるものである．現在使用されているのは，電池により駆動されたバイブレータの振動を経皮的に咽頭粘膜に伝達するもの（皮膚伝導型）や，音源を経口的にチューブで口腔内に導入するもの（口腔チューブ型）である（**図 5-8**）．

皮膚伝導型電気喉頭は，手を用いて電気喉頭の振動子を前頸部に圧抵し，スイッチを入れると，振動が前頸部皮膚から軟部組織を介して咽頭に伝わり，下咽頭腔で粘膜が振動することによって，原音が生成される．振動を効率よく伝達するために，圧抵部位には，平坦で，放射線照射や手術操作などによる軟部組織の硬化を起こしていない皮膚を選ぶ必要があり，術後の状態によっては使用できない場合がある．

口腔チューブ型電気喉頭は，電気によって生成される音源を，口唇からチューブを介して口腔内に伝達する．頸部組織の硬化などによって皮膚電動型が使用できない例にすすめられる．口腔チューブによる構音操作の障害や，清潔感の問題は，笛式人工喉頭と同様である．義歯型の口腔内装具にスピーカ音源を埋め込む方法も試みられているが，広く実用されるには至っていない．

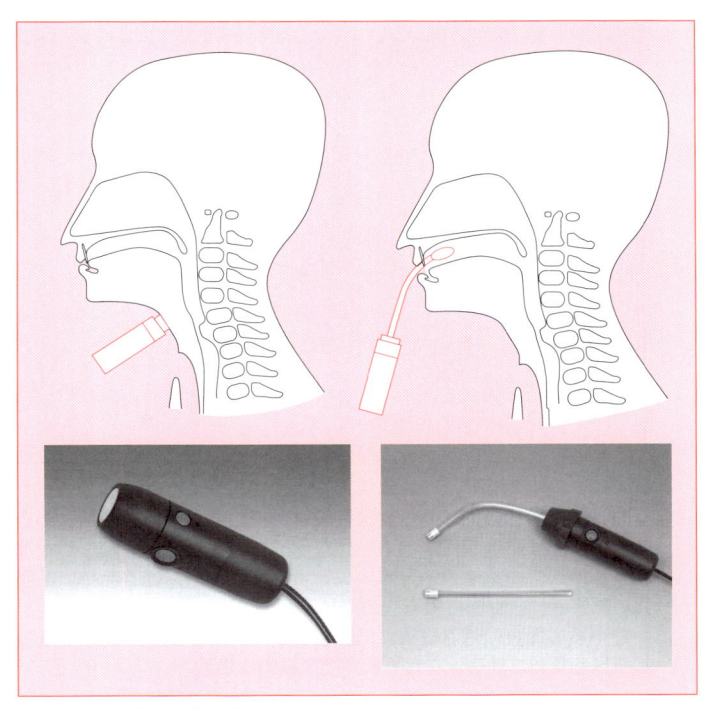

図 5-8　電気式人工喉頭
　　上左：皮膚電動型．手を用いて電気喉頭の振動子を前頸部に圧抵し，振動を下咽頭粘膜に伝えて音源とする
　　上右：口腔チューブ型．音源を，口唇からチューブを介して口腔内に伝達する
　　下：製品の一例（ニューボイス社製）．皮膚電動型（左）にチューブを取り付けることで，口腔チューブ型（右）として使用できる

2　振動源を自家組織に求める方法（食道発声，気管食道瘻発声）

　食道発声，気管食道瘻発声の音源とその駆動力は，術後の残存器官に求められる．残された下咽頭食道入口部の粘膜を，気流によって振動させて音源をつくるのである．この2つの発声法における振動部位（新声門）は同じ構造を持つが，駆動力として気流を生成する方法が異なる．食道発声では鼻腔あるいは口腔から頸部食道内に取り込んだ空気を，声道に逆流させて，下咽頭食道入口部の粘膜を振動させ，原音を生成する．気管食道瘻発声では気管と上部食道の間に手術的に形成された瘻孔を介して，呼気を食道内に導入し，粘膜の振動を引き起こす．

(1) 食道発声・気管食道瘻発声の音源＝新声門

　食道発声，気管食道瘻発声の振動源は，下咽頭食道移行部に形成される粘膜の狭めである[4]．この部位を新声門（neoglottis）と呼ぶ．単純喉頭全摘出術後では摘出された喉頭の高さに新声門があり，喉頭全摘出術によって切断された下咽頭収縮筋群（甲状咽頭筋，輪状咽頭筋）の残余部がその形成に関与していることがわかっている．新声門部からは発話に際して筋電位が導出でき，正常喉頭と類似した開大閉鎖や，振動体としての物理的特性の調節を想定することが可能である．さらにこの部位は食道入口部として機能すると共に，食道発声における気流の取り入れ口である．新声門部におけるこれらの機能を円滑に運用

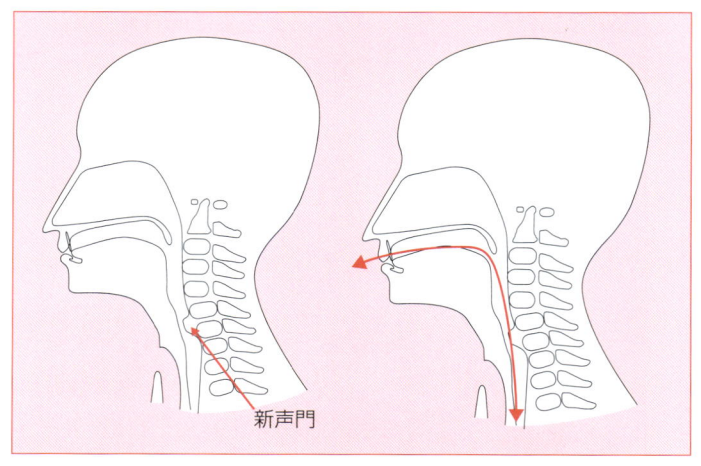

図 5-9　食道発声
　左：新声門．単純喉頭全摘出後には，摘出された喉頭の高さにできる咽頭後壁からの隆起によって狭めが形成され，ここが振動して音源となる．新声門の由来は食道発声，気管食道瘻発声に共通であり，粘膜下に残った下咽頭収縮筋によるものである
　右：食道発声の気流経路．口腔あるいは鼻腔から上部食道に取り込んだ空気をすかさず逆流させて新声門を振動させる

するためには，喉頭摘出後に残った外喉頭筋，嚥下・呼吸筋群の協調をリハビリテーションによって再構築することが必要である[5]．

　一方拡大喉頭全摘出術を行った症例，とくに切除範囲が下咽頭から食道に及ぶ場合においては，新声門を形成すべき下咽頭食道移行部の粘膜や筋構造が失われている場合がある．拡大喉頭全摘出術においても，口腔からあるいは気管からのシャントを介して取り入れられた気流によって，音源を生成することが可能である．この場合は，気流と再建下咽頭食道移行部の形態の相互関係によって，筋皮弁，移植された粘膜，瘢痕など種々の構造が振動源となり得る[6]．

(2) 食道発声

　食道発声では，口腔あるいは鼻腔から上部食道に取り入れた空気塊を吐出する際に生じる気流によって，新声門を振動させる（**図 5-9**）．発声法の習得における最大の難関は，空気摂取と吐出の技術の獲得である．食道発声における空気摂取の原理は，新声門上下での圧格差の生成と，これに協調する新声門部の抵抗減弱である．新声門上下の圧調節の方法は，吸気における胸郭の陰圧を利用して空気を吸引する方法（吸引法）と，口腔咽頭の運動によって新声門上の圧を上昇させて空気を押し込む方法（注入法）に大別される．また，空気摂取に際して，新声門の空気抵抗を減少させる協調が行われる．いったん上部食道内に取り込まれた空気が口腔内に再流入するためには，上部食道内に摂取された空気塊に，食道の収縮，呼気努力や腹圧の生成による胸郭内の陽圧などが複合的に作用するといわれる．詳細は訓練法の項に譲る．

　食道発声において一度に摂取できる空気量は多くて 150〜200 ml であり，正常喉頭音声で用いうる最大呼気量（ほぼ肺活量に相当）と比較して，著しく少ない．しかし熟練者では空気摂取の操作は，発話の切れ目を利用して，敏速かつ効率よく行われるため，流暢で

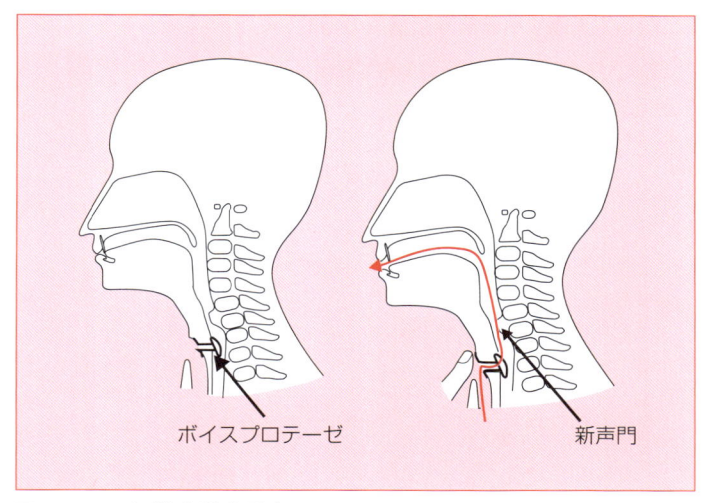

図 5-10 気管食道瘻発声
　左：気管食道瘻部に逆流防止用の一方向弁（ボイスプロテーゼ）を装着している．
　右：発声時，永久気管孔を手指でふさぎ，呼気努力を行うことによって，呼気が食道に導入され，新声門を振動させる．

切れ目のない発話が可能となる．

(3) 気管食道瘻発声

　気管食道瘻発声では，永久気管孔に近接した気管粘膜から食道に，手術的に瘻孔（気管食道瘻，tracheoesophageal shunt，TEシャント）を形成し，これまでに様々な手術法や医療器機が開発されてきた．喉頭全摘出手術時に一期的に行われる場合と，術後に二期的に行われる場合がある．また，気管食道瘻を介した誤嚥を防止するために，括約機能を持つ粘膜管として瘻孔を形成する方法[7] や，シリコン製の一方向弁（ボイスプロテーゼ）を留置する方法がある（術式の詳細はコラムを参照）．

　気管食道瘻発声では新声門を振動させるための気流は，気管食道瘻を介して上部食道に導かれた肺からの呼気によって得られる．発声者は手指を用いて永久気管孔を閉鎖し，呼気努力を行うことで，呼気を新声門下に導くことができる（図 5-10）．この方法は，食道発声における空気摂取法ほど複雑な協調運動を習得する必要はなく，気管食道瘻部の狭窄や過緊張などの問題がなければ比較的短期間のリハビリテーションで実用的な音声を獲得することができる．

　気管食道瘻発声では，正常喉頭音声と同様，ほぼ肺活量に相当する量の空気を持続発話に用いることができる．その反面，発声時の空気抵抗は正常喉頭音声に比較して高く，新声門を駆動するのに大きい呼気努力を必要とするため，呼吸機能が著しく低下しているものでは，発話が難しい場合がある．また，拡大手術や皮弁による再建などによって，気管口に変形が起こっている場合，手指による閉鎖が難しい場合がある．

3　無喉頭音声の選択基準

　無喉頭音声は，音源の生成方法と声道への導入方法が異なる複数の発話機構の総称であ

表 5-3 選択に際して考慮すべき無喉頭音声の特徴

	笛式人工喉頭	皮膚伝導型電気喉頭	食道発声	気管食道瘻発声
周期性	周期的(呼気圧により可変)	周期的(固定)	準周期的～不規則(可変)	準周期的～不規則(可変)
雑音	小	小(未熟者は気管口雑音が混じることがある)	大(音源由来)	大(音源由来)
発声持続	喉頭音声に匹敵	無制限(スイッチのon/offによるフレージングが必要)	2～3秒の発声と空気摂取を反復する	喉頭音声に匹敵
音量	十分	十分	雑音下の会話には不足	十分
手の使用	片手	片手	なし	片手
器具の使用	あり	あり	なし	なし
習得の難易度	易	易	難(通常1年以上の訓練を要する)	易
適用できない場合	気管孔の変形	頸部組織全体の硬化	指導者がいないと習得は難しい	気管口変形,呼気圧形成障害
その他				ボイスプロテーゼの管理と病院での定期交換が必要

る.個々の患者がどの方法をコミュニケーションの手段として選択するかは,患者側の要素(術後機能,社会的活動性,パーソナリティなど)と,発声法ごとの特性から相対的に判断されるべきである.臨床家には画一的な視点にこだわることなく,患者側の情報収集を行うと共に,コミュニケーション手段の選択肢に関して患者への情報提供を行い,より早期に,より安定した表出手段を獲得できるよう,訓練を含めた支援をすることが求められる.身体的心理的要因や発声指導を受けられないなどの環境的要因により,音声表出手段を習得できない場合には,筆談やコミュニケーションボードによる表出も,排除すべきではない.詳細は音声訓練の方法の項に譲る.ここでは,選択の際に考慮すべき発声法ごとの特徴を表 5-3 にまとめた.

●文献

1) 大森孝一,児嶋久剛:振動部からみた喉摘後の代用音声—文献的考察—.耳鼻臨床,83(6):945～952,1990.
2) 佐藤武男:食道発声法—喉摘者のリハビリテーション,金原出版,1993.
3) 小林範子:喉頭摘出後の音声訓練.聴覚言語障害,17(2):67～78,1988.
4) 西澤典子,酒井 昇,犬山征夫・他:食道発声と TE シャント発声—同一被験者による比較—.日本耳鼻咽喉科学会会報,96(7):1058～1064,1993.
5) 西澤典子,目須田康:気管食道瘻音声,食道音声—新声門調節をめぐって—.音声言語医学,39(4):468～476,1998.
6) Kinishi M, Amatsu M, Tahara S, et al.: Primary tracheojejunal shunt operation for voice restoration following pharyngolaryngoesophagectomy. Ann Otol Rhinol Laryngol, 100(6):435～438, 1991.
7) Amatsu M, Makino K, Kinishi M, et al.: Primary tracheoesophageal shunt operation for postlaryngectomy speech with sphincter mechanism. Ann Otol, 95:373～379, 1986.

第5章 無喉頭音声

4 無喉頭音声のリハビリテーション

I 無喉頭音声のリハビリテーションとは

1 無喉頭音声のリハビリテーションとは何か

　無喉頭とは，alaryngealの邦訳で，手術（喉頭全摘出術：total laryngectomy）によって喉頭を喪失した状態を指す．無喉頭状態の患者は，通常，喉頭摘出者（以下喉摘者）と呼ばれる．喉摘者は，後述するような様々な生活上の問題に直面する．無喉頭のリハビリテーション（以下リハ）には，複数の医療専門職の連携が重要で，これが喉摘者のQOLを効果的に回復・向上する鍵になる．喉摘者はとくに，永久的に声を失った"音声喪失"状態としてとらえられる．無喉頭のリハの一つとして，音声喪失によるコミュニケーション障害に対して行うのが，無喉頭音声のリハである．その主体は代用音声の獲得を目的とした"無喉頭音声訓練"であるが，"無喉頭音声訓練"は喉摘者の状態によっては，実施されないこともありえる．無喉頭音声のリハとして必須なのは"情報提供"と"コミュニケーション指導"である．

2 無喉頭音声のリハビリテーションを開始する前に

(1) 喉頭摘出者の生活上の問題を理解する

　喉頭全摘出術では，口腔からは咽頭を経て食道につながる飲食物が通るルートと，気管孔を介する新しい呼吸ルートが完全に分離し，しかも発声器官を失う．言語聴覚士は，喉摘後の解剖・生理学的変化と生活上の障害を理解しておく必要がある．具体例として，次の諸項目などがある．

1. 声が出せない．対人コミュニケーションが困難になる．
2. 口から息を吸ったり吹いたりすることが困難となり，熱いものを吹いて冷ますことや，飲食物を口の中に啜り込むことが難しい．
3. 鼻から呼吸ができないので嗅覚が鈍り，また鼻をかむことが困難となる．
4. 鼻から呼吸ができないため吸気に適度な湿度，温度を与えることが困難で，さらに塵埃などが侵入する可能性を生じる．
5. 痰を切ることが難しい．
6. 強くいきむ動作ができない（便秘の原因の一つになりえる）．
7. 風呂に深く浸かることができず，シャワーの水が入る可能性がある．
8. 手術の種類と範囲にもよるが，上肢・肩・腕の運動が制約されることがある（肩こり

が生じる可能性がある).
9. 術後に飲食物の通過障害をきたす可能性がある.
10. 生活上の困難から二次的な精神衛生上の問題を起こす可能性がある.

(2) 患者について情報収集する

　患者一人ひとりの状態に合わせて，リハの内容や進め方を決定していくためには，術前から情報収集しておくのが望ましく，またリハを開始しても最新の情報を常に収集する．医学的情報は，カルテを参照するだけでなく，できれば医師の診察に同席し，さらに言語聴覚士の面接においても，問診（医療面接）・視診・触診を行って収集する．医学的情報とは，一つは原病（すなわち喉頭を全摘出するに至った癌）について，現病歴・癌の広がり・術式（どの範囲まで組織が失われたか），その他，既往歴・全身状態（癌以外の疾患の有無など）などが含まれる．とくにリハに関連する術後の医学的情報（身体・精神の状態）としては，構音器官・上肢・気管孔・食道の状態，さらには聴力や高次脳機能などがある．医学的情報以外で，最も重要なことは，患者本人の"話す"ということについてのニーズである．これに関連して社会環境やコミュニケーションの必要性などの日常生活について，患者本人や家族から聴取する．さらに，他の医療職と意見交換などをして，総合的に情報収集に努める．

2　無喉頭音声のリハビリテーションの内容

1　情報提供

(1) 声を失うということについての説明をする（解剖・生理的変化など）
(2) 無喉頭コミュニケーションの紹介をする
　1. 口頭で話さない場合のコミュニケーション方法として，表情，ジェスチャー，筆談，携帯メール，トーキングエイド，スマホやタブレットでの音声補助アプリ，などを紹介する．
　2. 声を失っても，代用音声を使えば口頭で話ができることを説明し，各種の無喉頭音声の紹介をする．無喉頭音声については，その原理と特徴を説明する．無喉頭音声の訓練への同意が得られた場合には訓練の概要を説明する．
　3. 緊急時の対応のため，緊急カードやブザーなどの携帯について説明する．
(3) 福祉関係の説明（ソーシャルワーカーと連携する場合もある）をする
　1. 身体障害者手帳と，無喉頭音声に対する補助制度（電気式人工喉頭や気管食道瘻発声など）について説明する．地方自治体によって扱いが異なったり，また電気式人工喉頭などは，自分で自費購入してしまうと，後から補助の請求ができない場合などもあるので注意する．
　2. 喉摘者団体について説明する（サイドメモ参照）．喉摘者同士の交流，患者家族の交流ができ，代用音声の指導・訓練を行っている．

2　コミュニケーション指導

　術直後のコミュニケーション方法を指導する．筆談もできない場合があるので，患者本人と家族に，具体的にどのような方法でコミュニケーションをするか指導する．術後は無

> **サイドメモ　喉摘者団体と言語聴覚士**
>
> 　現在本邦には，各都道府県に1つ以上，合計64の喉摘者団体がある．患者同士の交流や相談だけではなく，それぞれの団体では，日本喉摘者団体連合会（日喉連）の認定資格を持つ喉頭摘出者発声訓練士が，会員の指導・訓練を行っている．この訓練士は，すべて自らが喉摘者であり，自分で無喉頭音声を習得した経験がある．地域性もあるところから，こうした団体の存在を喉摘者に紹介することは有意義である．いうまでもなく，そのような団体に入会するか否かは喉摘者自身が決めることである．喉摘者団体についての詳細はホームページなどで調べることができる（本項末参照）．現実問題として，本邦では上記のような喉摘者（しかもそのうちの，喉頭摘出者発声訓練士資格保有者）による指導・訓練が大勢を占めている．このようななかにあって，言語聴覚士が無喉頭音声リハにどのように関わっていくかについて，最終的な結論が得られているとは言い難い．しかし，少なくとも術直後に喉摘者に向き合い，その後のコミュニケーション活動について情報提供と助言する最初の役割を担うことが，言語聴覚士に求められている．
>
> ◎喉頭摘出者団体：特定非営利活動法人（NPO法人）日本喉摘者団体連合会
> 　　　〒105-0004 東京都港区新橋5-7-13　ビュロー新橋901
> 　　　TEL 03-3436-1820/2686　FAX 03-3436-3497
> 　　　ホームページ　http://www.nikkouren.jp/

喉頭音声訓練と併用してのコミュニケーション方法の指導を行う．コミュニケーションについてのニーズは様々であるので，個々に解決方法を提案していく．

3　無喉頭音声訓練

　無喉頭音声訓練は，医学的に適応があり，医師からの訓練依頼と共に，患者本人（と家族）に十分な情報提供と説明をして同意が得られた場合にのみ開始できる．医学的適応の評価項目としては，全身状態と頭頸部・咽頭局所の状態，構音器官の器質的欠損などによる構音の状態，難聴，高次脳機能・認知機能の低下，上肢や手指の運動障害などがあげられる．環境・社会的適応の評価項目としては，コミュニケーションのニーズがあることが条件になる．訓練の詳細は次項で述べる．

3　無喉頭音声のリハビリテーションの開始

1　リハビリテーションの流れ

　医師からの処方箋に基づいてリハを開始する．一般的には，術前に医師からの処方箋が出ることが多く，術前に情報提供とコミュニケーション指導から開始する．ただし術前のリハの開始の有無にかかわらず，術後も，まず情報提供とコミュニケーション指導から実施する．無喉頭音声訓練は，医学的適応と本人のニーズなど適応条件がそろえば，電気式人工喉頭の訓練をまず開始する．状況に応じて食道発声や気管食道瘻発声の訓練を実施する．音声訓練は訓練効果を評価しながら，その都度リハの方針を決定していく．なおいずれの音声訓練も主治医が音声訓練を開始するにあたって医学的に問題がないと判断するまでは開始しない．

> **サイドメモ　無喉頭音声訓練のポイント**
> ・喉頭があったときの発声とは全く異なり，全く新たな発声方法を獲得するということを理解させることが重要である．よって無喉頭音声の原理と特徴（長所と短所）をよく理解できるようにわかりやすく説明する．
> ・喉頭があったときのような発声努力をさせないための簡単な教示としては，「大きな声を出そうとしない．小さな声で静かに」．
> ・明瞭度をあげるために，構音を強調してきちんと発音するように意識する．区切りの良いところでフレージングする．若干発話速度を落とす．
> ・傍目から見ても姿勢や動きが不自然にならないように注意する．
> ・喉頭がある健常者においても，コミュニケーションはもともと声だけで行われているのではない．アイコンタクトや表情やジェスチャーなども重要である．また患者に合わせて拡声装置（「ビバボイス」など）や筆談具やトーキングエイドなど様々な補助具も駆使して，スムーズなコミュニケーションができるように工夫をする．

　術前からリハが開始されることが望ましいとされているが，術前に面接できたとしても，あいさつ程度しかできないこともある．術後も入院中に開始できることもあれば，退院後，外来で開始できることもある．リハの開始時期は流動的である．

2　術前の初回面接

　術前のセッションの意義は，術後のリハが円滑に行われるための礎となるように，患者との信頼関係をつくることにある．患者の状態を把握して，患者に合わせた情報提供をして，無喉頭でのコミュニケーションについての患者の不安を取り除き，手術とその後の治療に専念できるようにする．術前の初回セッションに，言語聴覚士が過剰な情報提供を行って，患者を疲労困憊させないように注意する．状態によってはあいさつだけということもありうる．言語聴覚士という無喉頭音声のリハの担当者がいることを知るだけでも不安が軽減することもある．術前の情報提供では，ごく簡単な説明をして，患者が質問できるようにしておくぐらいにしておくのがよい．

4　無喉頭音声訓練の方法

1　無喉頭音声訓練の開始にあたって

(1) 訓練の目的と基本的な考え方

　無喉頭音声訓練の目的は，基本的には新しい音声言語コミュニケーション方法を獲得することにある．まず無喉頭という状態を受け入れ，呼吸や構音器官などの身体の新しい使い方に慣れる必要がある．そのうえで，それぞれの患者の状態とニーズなどから適応のある無喉頭音声を導入する．無喉頭音声の選択にあたっては，「第5章3　無喉頭音声の種類と特徴および選択基準」を参照のこと．無喉頭音声を用いた新たな音声言語コミュニケーション方法を習得していくためには，ゴールを設定し基礎からステップごとに進んでいく系統的訓練が必要となる．患者が確実に自主練習ができるようにすることが重要である．訓練の目的・ゴールは短期・中期・長期ごとに定める．効果的かつ集中的な訓練によって，

できるだけ短期間での訓練終了を目指す．効果が上がらないときには，医師と連携して問題点について検討する．無喉頭音声訓練でのゴール設定は，個々の患者の状況や施設の状況にもよるので，一律には決められない．

(2) 無喉頭音声の導入

　医学的適応さえあれば，無喉頭音声の種類については患者に選択の自由がある．強いて言語聴覚士の立場からいえば，医学的適応と患者の同意があれば，まず電気式人工喉頭を導入するのが実際的と考える．その理由としては，術後局所の状態さえ安定していれば，術直後から導入でき，しかも習得に時間がかからず，早期に日常会話が可能になることがあげられる．常時携帯していれば，最低でも緊急用の音声ブザーとして役にも立ち，購入にあたっては，自治体からの補助が期待でき患者の費用の負担は少ない．電気式人工喉頭での練習によって力を入れずに発話することを身につけられ，口腔囁語や咽頭発声などの望ましくない発声の悪癖の予防になり，食道発声や気管食道瘻発声などの予備的訓練となる．食道発声や気管食道瘻発声を選択する場合でも，電気式人工喉頭は併用でき，将来的に高齢になり体力が低下し，食道発声や気管食道瘻発声が困難になったときにも，電気式人工喉頭が使用できるので無駄になることはない．音が機械的であるという短所を除けば，短期間に日常会話が可能になることから，再び話ができるという自信と喜びにつながり，QOL向上への貢献は大きく，人工喉頭の導入が推奨される．

2　人工喉頭（電気式人工喉頭 electrolarynx：EL）

(1) 導入

①言語聴覚士によるデモンストレーション

　導入時には患者本人だけでなく，家族に同席してもらうのが望ましい．まず言語聴覚士が人工喉頭を使用して話し，デモンストレーションする．次に人工喉頭を当てないで，いわゆる口パクだけでの構音動作を見せておいて，人工喉頭を頸部に当てて，どのように話しことばになるかを聴かせ説明する．

②患者でのトライアル

　まず普通に静かに呼吸を続ければ，気管孔からの雑音がしないことを確認させる．そのまま口だけを動かす口パクで（発声動作をするのではない）後述の単語などの構音動作をさせる．構音動作を続けさせながら，言語聴覚士が患者の頸部や頬に人工喉頭を当て，話しことばになる場所を確認する．言語聴覚士はここで，素早く人工喉頭の音が声道内によく伝わる場所を見つける．人工喉頭は仮名1音では明瞭度は低く，不得意な音（たとえば「は」行）もあることから，仮名1音や無意味語ではなく「やまのぼり」「だいじょうぶ」「あるばいと」などの，母音と半母音と有声子音といった有声音が連続した4〜5モーラの長めの単語を使用する．ここまでのトライアルで，患者と家族に人工喉頭で話しことばが伝わるということを実感してもらうことが重要である．続いて人工喉頭の器械の操作や人工喉頭の特徴（長所・短所），今後の訓練内容を説明する．人工喉頭では当てる場所と当て方が最重要でそれが正しくできるようになるために（慣れてもらう）練習が必要であることを説明する（図5-11）．

③家族指導（聴き方のコツ）

　人工喉頭は万能ではないので，使用する側だけではなく，聴き手の聴き方にもコツがあることを説明し，家族に聴き方の指導をする．1対1で正面を向き合い顔を見て口の動き

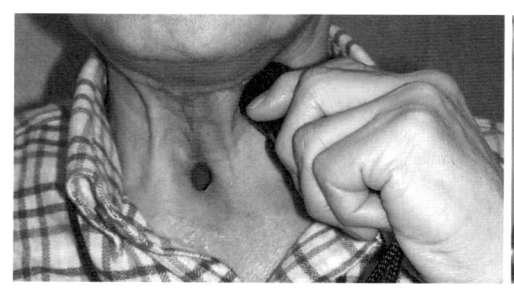

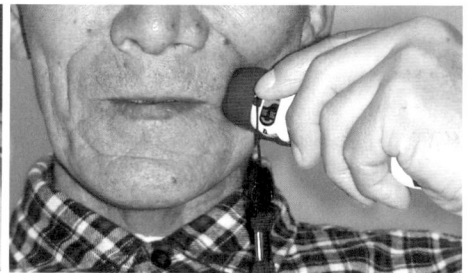

図 5-11 電気式人工喉頭の使用例[17]

を見ながら聴き取ること，また，1音の聞き取りは困難であり，話の前後関係から類推して理解するように指導する．

(2) 発声から構音・発話へ

①最も効率よく人工喉頭の音を声道に伝えられる場所をみつけ，振動面を皮膚から浮かさずにぴたっと当てられるように練習する

　人工喉頭を使用しながら電話したり書いたりできるように，非利き手で操作する．利き手側にしか最適な場所がなかったり，利き手でなければ操作できなかったりする場合は，利き手を使用する．前述のように母音と半母音と有声子音でできた4～5モーラの長めの単語を使用する．最適の場所がみつかるまで色々と試すが，最適な場所がみつかったら，そこにいつも素早く当て，安定してぴたっと当てられるようにならなければならない．練習は，前述の単語につき，たとえば「やまのぼり」なら，人工喉頭を当てて1回「やまのぼり」と言う．いったん人工喉頭を離し，また当てては「やまのぼり」と言うということを，数回繰り返し練習する．なお次項目②の発話の練習に入ると，発話が長くなるにつれ，最適の当て場所にぴたっと当てているつもりでも，話している間に，顔や首や手や身体が動くと，そのたびに人工喉頭が皮膚から浮き，当て場所も当て方もずれてくるので，手や身体を動かさない練習も合わせて行う．

②発話と人工喉頭の音のオン・オフのタイミングを合わせられる（スイッチの操作ができる）ように練習する

　最適なのは発話開始の直前にオン，発話終了直後にオフにする．発話開始時にオン，終了時オフでは，語頭の音も，語尾の音も途切れる．一方発話開始前のオンが早すぎたり，単語や句や文が終了しているのにスイッチを押しっぱなしでオフにするのが遅すぎたりでは，人工喉頭の器械音がうるさい．絶妙なタイミングを覚える練習をする．①と同様にまずは長めの単語ごとに5回前後繰り返し練習する．だんごばなー，とか，あるばいとー，など，単語の語尾を少し伸ばしぎみにすると，切るタイミングをとるコツがわかりやすい．次に短文で練習する．短文例は，「アルバイトを／やめました」「暖房を／入れました」などの2語文から開始して徐々に伸ばしていき，単語や句ごとに，スイッチをオン・オフする練習をする．慣れてくれば，患者本人にとってきりのよい句でスイッチ操作をすればよい．

③気管孔からの雑音を小さくする練習をする

　人工喉頭では，息は使わないことを説明する．術前は発声しようとすると自動的に呼気を使っていたので，人工喉頭で「ちゃんと話そう」「大きくしっかりと話そう」とすればするほど，呼気が強くなり，気管孔からの雑音が大きくなり，耳障りで明瞭度を下げる．練習では人工喉頭を使用せずに自然な呼吸を静かにしつつ，さらに呼吸とは関係なく口パ

クの構音だけをしっかりしつつ，さらに気管孔からの雑音がないことを確認することを繰り返し練習する．

④**人工喉頭の最適な音の大きさ，高さをみつけ，適宜調整できるように練習する**

本人と家族が聴きやすい大きさや高さをみつける．大きさや高さを変えることで，明瞭度が変化することもある．また環境によって心地よく聴こえる大きさや高さもある．本人と家族に遊びながら色々と試してもらうのが良い．器械の操作にも慣れる．

⑤**構音器官を大きくしっかり強調して動かし，構音を明瞭にできるように練習する**

気管孔雑音を防ぐために，口パクだけで話す練習で，構音動作の力を抜いてしまう癖がつくと，軟口蓋の挙上が弱くなり，ことばが鼻に抜けるようになる人工喉頭話者が少なくないので注意する．人工喉頭の音は口から出てくる．口の開きが小さく，構音器官の動きが小さいと，明瞭度が落ちるので，顔や口や舌を大きくしっかり動かすように指導する．構音器官をしっかり動かそうとすると，自然に発話速度も落ちるので，スイッチのオン・オフもしやすくなり，全体的に発話が安定し，明瞭度の改善が図れる．大きな声を出すのではなく，構音の動作を大げさにするだけであることを説明する．

⑥**適度なフレージングをしてゆったりと発話できるように練習する**

話す速さは"少し遅め"くらいが適当である．スイッチのオン・オフを練習していくと，フレージングにつながるので，自然と発話速度の低下につながる．はっきりと話そうとし

> **サイドメモ　電気式人工喉頭の機種の色々**
>
> 現在本邦では7社から種々の電気式人工喉頭が発売されている．最低でも2〜3種類くらいは試してから患者と家族で決定すればよい．検討事項としては，①機能，②操作性，③音の好み，④本人の持ったときの手のなじみ，などがある．なお手動のピッチ調節機能を備え，抑揚をつけたり，歌を歌ったりできる機種もある．
>
> チューブつき（口内型）電気式人工喉頭は，局所の状態から頸部にも頬部にも電気式人工喉頭を当てられない場合に，人工喉頭の振動音をチューブを通して直接口の中に伝え，話すことができる．チューブの先端を口の脇から歯列と頬の間に3〜5cm程度入れて振動音を伝える．チューブが舌の動きを妨害したり，舌や頬でチューブの先端を塞いだりしないようにする．チューブに唾液がたまると，人工喉頭の音がうまく口の中に伝わらない．チューブは常に清潔に保ち，良い状態で使えるようにする．

> **サイドメモ　笛式人工喉頭**
>
> 肺からの空気を使っての発声である．気管孔にカップ様の部分を当て，呼気でチューブの途中の笛（振動板：管楽器のリードに相当する）を吹き鳴らし，その音を他端から口の中に導いて話す．基本的には特別な訓練は必要なく，誘導して発声さえできれば，すぐに日常会話ができるようになり，1〜2度の指導・訓練で終了する．
>
> 指導・訓練としては，まずはカップを気管孔のところに当て，呼気時（発声時）にはぴったりと気管孔を塞ぎ，息を吸うときには気管孔から少しカップを浮かせる，という動作練習を繰り返す．発話練習に入る前に，安定して笛を鳴らせるように十分に練習する．次にチューブの先端を口の中に入れ，呼気時に「あいうえお」など母音を構音する．チューブを口腔内に安定させて話せるように短文から練習していく．

て，1音1音を区切って話す人がいるが，1音1音になると発話が不自然なだけでなく明瞭度が落ちる．単語を強調しようとして，片言の外人が話すように単語だけを連ねて助詞を省略して話す人がいるが，自然度が損なわれて内容を把握しづらくなる．「ふつうに自然に話す」ように注意する．

⑦電話で練習する

　慣れてきたら電話で言語聴覚士と話してみる．自信がつき日常での使用への励みにもなる．ポイントとしては，電話の受話器を持っても，人工喉頭の当て方など基本的なことが変わらないようにする．受話器は口の前に持ってくる．携帯は聴き取りづらい傾向があるので，最初は固定電話で話す．

⑧円滑なコミュニケーションへ

　1対1での対面で，アイコンタクトしながら話す．聞き返されたときに，1音だけを繰り返し言い直しても意味がない．句や短文などで，前後関係からわかるように話したり，ことばをわかりやすいことばに言い換えたりする工夫をする．万能ではないので，ジェスチャーや文字なども併用して円滑にコミュニケーションするようにする．

3　食道発声

　食道発声では，空気を食道入口部より下に押し込み，直ちに腹圧をかけるようにしてその空気を上向きに食道入口部（新声門部）を通過させて口から出す．そのときに新声門部の粘膜が振動し気流を断続して音源をつくる．食道発声の熟練者では，声帯の機能を代用する技術を身につけ，高さも変え，音の大きさも変えることができる人もいる[*1]．ただし，食道発声の習得率（成功率[*2]）が人工喉頭や気管食道瘻発声に比べて低い傾向があり，訓練は長期間に及び，訓練から脱落することも少なくない．

(1) 空気の取り込み

　食道発声の訓練で最も難しいのは，空気の取り込み方法の習得である．食道発声における空気の取り込みは嚥下とは全く異なるものであることを，言語聴覚士も患者もよく理解しなくてはならない．空気の取り込み法は2つある．1つは注入法であり，もう1つが吸引法である．注入法には発話前に注入する方法と子音注入法がある．実際には吸引法，もしくは両方を併用した吸引注入法が使われていることが多い．

①注入法

●一般的な注入法

　口唇を閉じて口腔咽頭内にある空気が鼻や口から抜けないようにして，口腔内の圧力を高めていき，咽頭壁にそって空気を食道の方へ送り込み，空気が食道入口部を越えるように押し込む方法である．

　歯と歯の間を少し開けて，そのまま口唇を閉じ，口の中が空気でいっぱいになるようにし，舌先は軽く口蓋につけ，舌背から奥舌の上にピンポン玉やゆで卵などが乗っているイ

[*1]：声の高さの変化は，振動部分の緊張の変化によると考えられる．また声の大きさについては，食道入口部の緊張と，空気を呼出する力で変化させるといわれている．

[*2]：無喉頭音声において"習得"とはどのような基準であるかには議論がある．ただ，人工喉頭や気管食道瘻発声で，日常会話ができるようになる割合は8～9割であり，習得までの期間が半年を超えることは少ないのに対し，食道発声で日常会話ができるようになる割合は3～6割であり，習得まで半年以上かかる例もある．

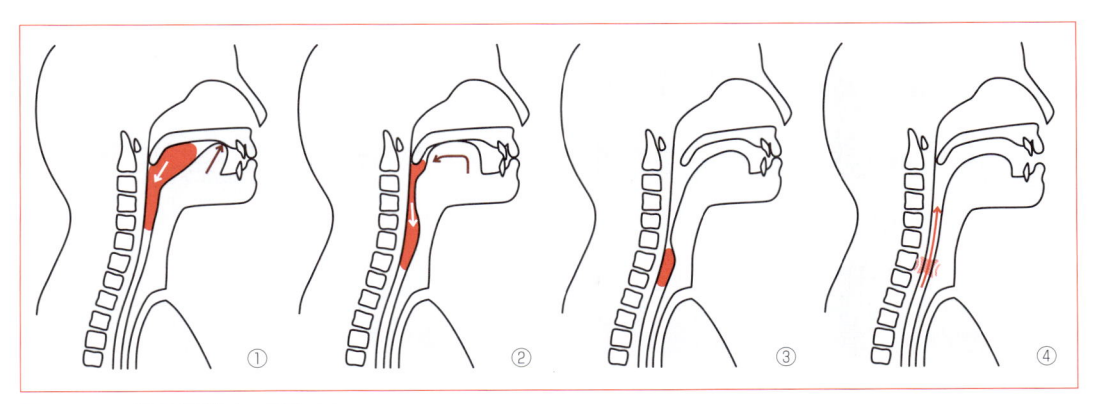

図 5-12　注入法[17]（一部改変）

メージをする（図 5-12-①）．歯を軽く閉じていき，ピンポン玉をのどの奥から下へとスムーズに押し入れることをイメージして，舌先を後ろに少しずらすのと同時に，舌を波のように後ろへ動かすつもりで，舌全体を舌先から奥舌へと動かしつつ，硬口蓋から軟口蓋へと密着させていくのを，同時に素早く行う（図 5-12-①②）．咽頭壁にそって空気を食道の方へと送り込み，空気が食道入口部を越えるように押し込む．小さく「ぐ」という通過音がする（図 5-12-③）．

● 子音注入法

子音の発話，破裂音（閉鎖音）生成時には口腔内圧が高まるので，これを利用して口腔内の空気を食道へ押し入れる方法である．練習では/pa/，/ta/，/ka/などを，強く構音して繰り返し発話する．これらを繰り返していると，構音のあと食道発声による母音が発声される．この子音注入法では，食道を振動させずに口の中の音で発話してしまう口腔囁語や咽頭発声（サイドメモ参照）などの望ましくない発声の悪い癖がつく恐れがあるので注意する．

サイドメモ　口腔囁語と咽頭発声

口腔囁語と咽頭発声は食道内に空気を取り込んで発声したものではない．口腔囁語は頬壁と側方の歯茎の間，口蓋と舌の間など口腔内の狭い空間の空気を動かすことで雑音を生じさせ疑似音声をつくっている．奥舌破裂音の「か」行の音が出やすい．咽頭発声は口腔囁語に似ているが，音をつくる部分が異なり，舌根と咽頭後壁の間の狭めで音をつくっている．咽頭発声の方が口腔囁語よりも若干明瞭度が良い．しかしいずれにせよ少量の空気による雑音だけで発声しており，音量は小さく，母音をはじめとする有声成分がつくれず，明瞭度が低い．電話は困難で，職場復帰には適さない．いったん癖がつくと癖の除去は困難で，明瞭度の改善策もない．喉頭摘出後に，教えられなくてもこのような話し方を開始してしまい，少し通じることがあることから，食道発声で話せていると勘違いする人がいる．しかしこれらの発声は口腔咽頭に余計な力を入れている癖であることから，人工喉頭や食道発声や気管食道瘻発声の習得の妨げにもなる．言語聴覚士も患者も，正しい食道発声とのメカニズムの違いを理解し，音の違いを聴き分けられるようにすることが重要である．

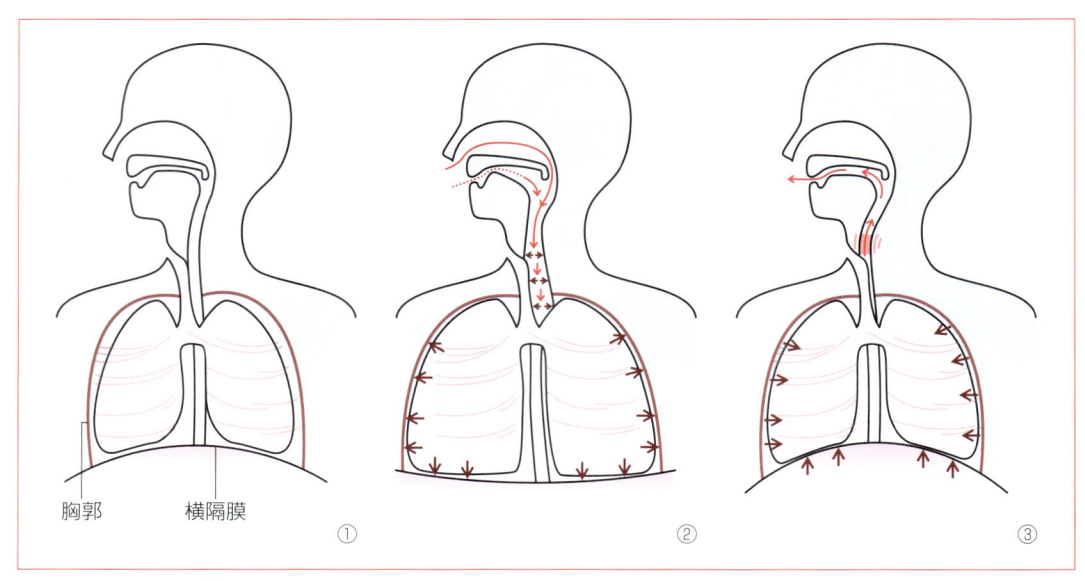

図 5-13　吸引法[17]（一部改変）

　　②吸引法
　　　吸引法では，食道内に生じる陰圧を利用して，空気を食道に引き込む．気管孔から吸気して胸郭が広がる際に食道も陰圧になるので，吸気のタイミングと同時に鼻や口から空気が取り込まれ，陰圧になった食道に引き込まれるというのがその原理である．
　　　鼻や口は開放し，舌も口腔内でリラックスさせ，ふつうに静かに呼吸する（図 5-13-①）．頸部や胸郭上部ではなく，胸郭の下部と横隔膜を意識して腹式呼吸をすると胸郭下部が全周囲にわたって拡大したり縮小したりする．安定して，楽に胸郭と横隔膜を使って呼吸し，かつ気管孔からの雑音が出ないように静かに呼吸する．胸郭が拡大するのと同時に胸郭内が陰圧になる．気管孔から吸気されるが，そのタイミングで，クンクンのクンと鼻から吸うような感じ，または鼻を啜るような感じにすると，空気が食道内に吸引される（図 5-13-②）*3．下顎を少し突き出したり，口を開けずにあくびをするようにのどの奥を広げるようにしたりすると，空気の吸引がしやすいことがある．
(2) **発声**
　　　空気を食道に取り込んだ瞬間に間髪入れずに少し腹圧をかけると，食道に入った空気が口の方へ押し出される．そのとき，食道入口部の粘膜（新声門）が振動して「ぶ〜」という振動音が出る（図5-12-④，図5-13-③）．発声時には少し腹圧をかけるだけでよい．大きな声を出そうとすると，気管孔雑音が大きくなるだけである．発声時に，肩や頸部に力が入りすぎると振動が起こりにくくなるので注意する．
(3) **構音・発話へ**
　　①基本練習
　1. 母音を1音ずつ楽に伸ばすことができたら，息継ぎを素早くしつつ，確実に安定して出せるようにする．1音の長さが伸びてきたら，「あお」「あい」「うえ」と口と舌の形だけを変えて音をつなぎ，ことばにする．

＊3：無喉頭者の嗅覚障害は鼻腔を空気が通らないためである．吸引法で鼻から空気を入れれば，副次的効果として嗅いのリハビリテーションになる．

2. 母音の組み合わせでつくったことばを，息継ぎを入れながら句や文にして話す．たとえば「あおい」－空気の取り込み－「いえ」というように．子音は，口の前部でつくる音*4．たとえば「おちゃ」などの音から練習する．
3. 上記の練習と並行して，1回の空気の取り込みで発話できる時間を徐々に長くしていく．一方どのくらいの長さの句で話せるかを練習して，適切な個所の区切りで空気摂取するようにする．

②応用練習

上級者になると，本来食道発声では出し分けが困難な子音の有声と無声の出し分けをすることができ，また音の高さと大きさも変えることができる．有声と無声の出し分けには，voice onset time（VOT）に変化をつけている場合もあると考えられている．音の高さと大きさは，新声門の緊張と呼気の強さで調節している．

●食道発声がうまくいかない場合
・食道に空気がうまく入っていかない．空気を食道に入れる（吸い込む）瞬間に，食道の入り口が十分に弛まないことが考えられる．肩や頸部の力を抜いて食道の入り口をリラックスさせている必要がある．稀に，喉摘後も残っている筋が強く収縮して，食道の入り口が開かない場合がある．耳鼻科医に相談して，疑いがあるときにはX線検査などで調べ対策を講じる．
・どうしても声にならない．のど全体に力が入りすぎると強く閉まってしまい振動は起こらない．逆に食道再建手術後など，入口部が開き放しのことがあり空気が通っても振動が起きない．この場合には指で前頸部を軽く押さえ，入口部に狭めをつくる．
・初心者では，食道発声の練習で，頻回の過剰な発声努力をすることにより，逆流性食道炎や過換気症候群を引き起こすことがあるので注意する．

4　気管食道瘻（シャント：shunt）発声

シャントとは，側路あるいは切り替え路線を意味しており，手術的に気道（気管孔後壁）と食道をつなげることによって肺からの呼気流を，ボイスプロテーゼを介して食道内に送り，食道の新声門を振動させて発声する．発声時に気管孔を塞ぐ必要があるだけで，習得には数回の指導のみで，特別な訓練は基本的には必要ない．喉頭があったときと同じよう

サイドメモ　食道発声における悪い癖：雑音と大げさな動作

雑音にも色々とあるが，一つは気管孔からの雑音，もう一つは，空気を食道内に取り込むときの雑音で，注入法に伴いがちで，空気を押し込む際のグーッという音が大きいことがある．稀には吸引法で吸い込むときにも似たような音がする場合がある．

望ましくない動作としては，不自然な空気の取り込み時の動作で，頻回かつ大げさな空気摂取動作は，周囲の人に不自然な感じを与え，また，話のリズムも壊れて，スムーズな発話の障害になる．また発声努力が強すぎると，顔をしかめたり口唇を歪めたりする余分な動作が頻回かつ大げさになることがある．

---

*4：口の前部でつくる音では口腔囁語や咽頭発声になりにくい．「か」行のような奥舌軟口蓋破裂音では，誤って口腔囁語や咽頭発声（後述）になりやすいため，練習開始当初は「か」行の音を使用した練習は避ける．

に発声努力をするとうまく声が出ないことがあるので，円滑に発声できるように誘導・指導・訓練する．

気管食道瘻発声ではメンテナンス，すなわちボイスプロテーゼの毎日の清掃，定期的にプロテーゼを新しいものと交換すること（そのためには病院の受診が必要となる）などが欠かせない．ボイスプロテーゼとして，現在本邦ではプロヴォックス（アトスメディカル名優社製）のみが使用されている．ボイスプロテーゼには，気道から食道に空気を送ることはできるが，食道から気道への漏れを防ぐための一方向性の弁構造が備わっている．経過中にシャント部分からの漏れ（食道側から気道側への液体の流出）を認めた場合には，医師にすぐ相談するように指導する．メンテナンスに言語聴覚士が関わることもあるが，本書では，音声訓練についてのみ述べる．

(1) 初めての気管食道瘻発声の誘導

患者に，背筋を伸ばして座り，少し前かがみになるように指示して頸部をリラックスさせる．その姿勢で，静かにゆったり腹式呼吸をさせて気管孔の部分で雑音が出ないことを患者に確認させる．次に患者に小さく静かにためいきを「はぁ〜〜」とつくようなつもりで口の構えをとらせ，静かにゆったり腹式呼吸を続けさせる．患者の呼気のタイミングに合わせて言語聴覚士が親指などで気管孔をぴったりと塞ぐと，通常は呼気に合わせて口から声が出る．次いで，患者自身に，呼気に合わせて指で気管孔を塞がせ，自分のタイミングで発声できることを自覚させる．気管孔を強く抑えすぎるとボイスプロテーゼが食道の後ろ側に押し付けられて，呼気が通らない．気管孔の上に指を置くイメージで塞ぐ．

(2) 発声から構音・発話へ

前項と同じように静かにゆったり腹式呼吸をさせながら，小さなためいきの「はぁ〜〜」や，やさしく小声の「まぁ〜〜」などの発声を促す．呼気（発声）のタイミングで気管孔をぴったりと塞ぎ，発声している間は気管孔を塞いだままにして，指を気管孔から外さないようにする．スムーズに発声できるように，楽に確実に気管孔を塞げるように練習する．

続いて「は」や「ま」などから始まる単語（「浜辺（は〜ま〜べ〜）」「まあまあ」など）をゆったりと発声させ，力まない静かな発声を安定させる．次に有声音が連続する単語（「アマガエル」「山の上」など），さらに短文へと発話を長くしていく．無理せずに話せる程度の句の長さで切りながら，息継ぎと気管孔を塞ぐタイミングを練習していき，ちょうど良い調子をつかんでもらい発話を安定させる．ポイントは，とにかく力まないことである．患者には，腹式呼吸と小声を心がけさせ，構音器官はしっかりと大きく動かすようにする．

●気管食道瘻発声がうまくいかない場合

うまくいかない場合は力みすぎていることが多い．色々と試みてもうまく発声できないときには，適度な狭めが新声門でつくられていない可能性もある．その場合は，気管孔を塞ぎつつ，もう一方の手で新声門あたりを軽く押さえ，狭めをつくる．その他は，ボイスプロテーゼのサイズ，気管食道瘻そのもの，新声門の過緊張や痙攣の可能性の有無などを医師にチェックしてもらう．

●文献

1) Liu HJ, et al.：Aerodynamic characteristics of laryngectomees breathing quietly and speaking with the electrolarynx. J Voice, **18**(**4**)：567〜577, 2004.

2) Liu HJ, Manwa L：Electrolarynx in voice rehabilitation. Auris Nasus Larynx, **34**：327～332, 2007.
3) Risberg-Berlin B, Moller RY & Tinanzia C：Effectiveness of olfactory rehabilitation with the nasal air flow-up study. Arch. Otolaryngol. Head and Neck Surg., **133**：650～654, 2007.
4) 佐藤武男：喉摘者のリハビリテーション（耳鼻咽喉科医のリハビリテーション）．耳鼻咽喉科・頭頸部外科，**61(4)**：271～277, 1989.
5) 藤井　隆・他：喉摘者の音声リハビリテーション．とくに食道発声習得について．日耳鼻，**96**：1086～1093, 1993.
6) Wirth G：Stimmstoerungen , lehrbuch fuer aertzte, logopaeden, sprachheilpaedagogen und spracherzieher, 4. Auflage, Deutscher Aerzte-Verlag, 1995.
7) Case JL：Clinical Management of Voice Disorders, 3rd ed. PRO-ED, 1996.
8) Casper JK, Colton RH：Clinical Manual for Laryngectomy and Neck and Cancer Rehabilitation, 2nd ed. Clinical Competence Series, Singular Publishing Group, 1998.
9) Stemple JC, Glaze LE, Gerdeman Klaben B：Rehabilitation of the Laryngectomized Patient, Clinicla Voice Pathology Theory nad Mangement 3rd ed. Singular Publishing Group, 2000, pp439～512.
10) Hilgers FJ, et al.：A practical guide to postlaryngectomy rehabilitation, including the Provox system 4th ed., The Netherlands Cancer Institute/Antoni van Leeuwenhoek Hospital, 2003.
11) Gross M：Stimmrehabilitation nach Laryngektomie, Sprach-, Sprech-, Stimm- und Schluckstoerungen Band 2：Therapie（Hrsg. Boehme G）4. Auflage, Urban & Fischer Verlag, Elsevier GmbH, 2006, pp193～215.
12) Ward EC, van As-Brooks CJ：Head and Neck Cancer, Treatment, Rehabilitation, and Outcomes, Plural Publishing Inc, 2007.
13) 高藤次夫：こえよ、いまひとたび　喉頭全摘出者についてのQ&A．公益社団法人銀令会，1989.
14) 高橋次夫：食道発声の手引き─理論と実際─第14版．公益社団法人銀令会，1989.
15) 廣瀬　肇：発声訓練士教材．医学の視点から（日本喉頭摘出者連合会認定喉頭摘出者発声訓練士平成25年・26年研修資料）．日本喉摘者団体連合会，2013.
16) 廣瀬　肇：声を失った方々へ─声を取り戻すための手引き─．公益社団法人銀鈴会，2014.
17) 生井友紀子：7　無喉頭音声．標準言語聴覚障害学　発声発語障害学（藤田郁代・シリーズ監修／熊倉勇美，今井智子・編），第2版，医学書院，2015.

第5章 無喉頭音声

5 まとめ

1 喉頭全摘出術と無喉頭音声の歴史

1 最初の喉頭全摘出術

　喉頭全摘出術の最初の成功例はBillrothによるものであり1873年にウィーンで行われた[1]．この最初の症例に対して，Billrothの助手であったGussenbauerの考案による振動膜つきの気管カニューレが音声機能再建を目的として使用されたことは注目に値する．この気管カニューレは，通常の気管開口部の他に呼気を咽頭口腔に導くチャンネルと，呼気によって振動し，音源となるリードを持ち，さらに誤嚥防止のための一方向弁を備えていた．喉頭全摘出後の機能再建においては当初から①音源の再獲得，②生成された原音の口腔咽頭への導入と同時に，③気道防御機能への配慮がなされていたことがうかがわれる．Gussenbauerの理念は，一方では音源を人工的に生成して構音器官に伝達する方法すなわち人工喉頭へ，他方では原音生成の駆動力となる呼気を口腔咽頭に導入するための逆流防止弁つき音声プロテーゼによるシャント音声へと発展して今日に至っている．

2 食道発声の歴史

　Billrothの手術後まもなく，喉頭全摘出術後自然獲得された音声生成法についての症例報告がいくつか行われている[2]が，無喉頭音声が臨床的な問題として実際に注目され，食道発声についての系統的な記載とその機構の研究が始まったのは1920年代と考えられる[3]．透視動画の解析を用いたDiedrichら[4]の膨大な研究によって，食道発声の音源として新声門が特定され，食道発声の機構と獲得のための方法論は一応の体系化をみた．

2 医療における無喉頭音声のリハビリテーション

　本邦では，喉頭全摘出術後の音声リハビリテーション（以下リハ）は，喉頭摘出者自身の篤志的な活動によって支えられてきた歴史的経緯がある．しかし1997年の言語聴覚士国家資格制定以後，医療現場で喉頭摘出後の音声リハに従事する言語聴覚士は増加しつつあり，喉頭全摘出術を行う多くの施設で，周術期からの音声リハが医療主導で行われている．

　本章ではまず，喉頭全摘出手術による発声発語器官の形態的変容とこれに伴う発声・発語・呼吸メカニズムの特徴を述べた．喉頭発声の生理的機構を理解したうえで，無喉頭音

声という非生理的な発声発語機構を理解することは，効率的なリハにとって必須である．

次に，無喉頭音声の検査・評価法を概説した．無喉頭音声とは，音源の生成方法と声道への導入経路が非生理的である半面，構音機構はほぼ生理的に保存されているという特異な発話モデルである．その検査・評価については，統一された方法が定められているとはいえず，正常喉頭音声に適用される方法を参照しながら適切な方法を工夫する必要がある．

実際のリハにおいては，様々な無喉頭音声の種類と特徴を理解したうえで，訓練に臨むことが必要である．様々な発話法間で画一的な優劣を規定することは無意味であり，それぞれの方法の特徴と，患者側の要因を勘案して個々の患者に適したコミュニケーション方法を提案することが必要とされる．ここでは，本邦で実際に使われている「人工喉頭（笛式・電気式）」「食道発声」「気管食道瘻発声」について，その発声機構と訓練法を詳述した．気管食道瘻発声については，これまでに様々な手術法や医療器機が開発されてきており，その代表的な音声再獲得法をコラムにまとめてあるので，併せて参照されたい．

最後に，無喉頭者に対する社会保障の枠組みをコラムで概説した．障害者に対する福祉サービスは，現在は「障害者総合支援法」によって運営されている．この法律は，・障害の種別にかかわらず包括的な支援を行うこと，・応能負担を明確化することにより所得に応じた公平な負担を求めることなどが狙いとなっている．障害者に対する社会保障の枠組みは，年々変化しており，医療職においても，最新の法制度に関する知識をつねに補充して，障害者の助言にあたらなければならない．

●文献

1) Gussenbauer C：Ueber die erste durch Th. Billroth am Menschen ausgefuehrte Kehlkopf-Exstirpation und die Anwendung eines kunstlichen Kehlkopfes. Arch Klin Chir, **17**：343〜356, 1874.
2) Struebing D：Pseudostimme nach Ausschaltung des Kehlkopfs, speciell nach Exstirpation desselben. Deutsche Medizinische Wochenschrift, **52**：1061〜1063, 1888.
3) Burger H, Kaiser L：Speech without larynx. Acta Otolaryng, **8**：90〜116, 1925.
4) Diedrich WM, Youngstrom KA：Alaryngeal speech, CC Thomas Pub, 1966.

column TEシャント発声（天津法）

　気管食道瘻発声のなかで，ボイスプロテーゼを使用しない方法としては天津法が有名である．天津法は天津により1978年に発表された喉頭全摘出後の音声再建方法で，食道筋肉弁を用いて誤嚥を防ぐのが特徴的な音声再建方法である．では，音声再建手術はいつ頃から行われているのだろうか．

　気管食道瘻発声の歴史は非常に古く，1873年にさかのぼる．胃切除術で有名なBillrothが世界で最初に喉頭癌に対する喉頭全摘出を行った際，気管カニューレを細工した人工喉頭を用いて患者に発声させたとされている[1]．つまり，140年前にすでに気管食道瘻発声が存在していたことになる．その後，1927年には初めて穿刺による気管咽頭瘻形成術が行われた[2]．この方法の原理は，現在広く使用されているボイスプロテーゼと同じ方法であるが，弁などの誤嚥防止機構が存在しなかったため，食物の気道流入の問題があったと思われる．1958年にはConleyが気管食道瘻形成術を報告し，12例中6例が発声可能であったとされている[3]．本邦では浅井が1965年に浅井法を報告し[4]，1978年に天津が気管膜様部を用いて気管食道瘻を形成する天津法を報告した[5]．天津はさらに1986年には食道筋肉弁を用いて誤嚥を防止する術式を追加して報告しており[6]，手術施行した患者の80%は誤嚥なく発声可能だったとされている．天津法は米国に渡りSingerによって行われたが，彼は術後に気管食道瘻孔から食物が流れ出て，誤嚥性肺炎を発症した症例に悩まされていたようである．そこで，逆流防止弁のついた器具を瘻孔に挿入し，誤嚥防止を図ると共に発声も可能にし，1980年に報告した[7]．これがブロムシンガー・ボイスプロテーゼとして広まり，後に様々な形で発展していく．

　天津法は気管と食道の間に瘻孔を作製し，指で気管孔を押さえることにより呼気を咽頭に導き，咽頭粘膜（新声門）を振動させることにより発声を行う（図1）．そのため，食道からの食物の漏れを防ぐことが重要になる．天津法では誤嚥防止のために食道筋肉弁を用いるのが特徴で，食物が通過する際に，瘻孔部直上に存在する筋肉弁が食塊そのもののボリュームにより瘻孔を塞ぐ形となる（図2）．

　天津法の長所としては，いったん習得すればメンテナンスフリーで一生発声ができることがあげられる．次の項で説明するプロヴォックスなどのボイスプロテーゼを用いる方法では，器具の劣化に伴い定期的に交換をする必要がある．そのため一生病院に通い続ける必要があるが，天津法であればその必要はない．天津法を受けた人のなかには80歳を超えても問題なく会話できる人が少なくない．一方で短所としては，誤嚥の問題がある．誤嚥防止機構がうまく働かないと気管食道瘻孔から水や食物が漏れて気管に入り，誤嚥性肺炎をきたす可能性がある．そうなるといったん閉鎖するか，ボイスプロテーゼを挿入する必要がある．また天津法は喉頭全摘出術を行うときでないと施行できないという欠点もある．喉頭全摘出術を受けた後，二期的に行うことはできない．その場合にはボイスプロテーゼを挿入することになる．技術的に難しいという問題もあるが，もし可能であれば喉頭全摘出術の際に施行してみる価値のある術式である．

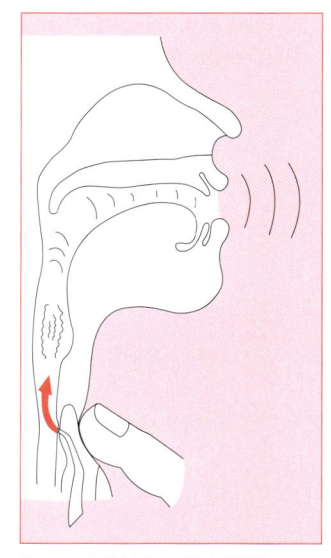

図1　天津法の発声機構
気管孔を指で押さえることにより呼気を食道に導き，新声門の振動により発声する

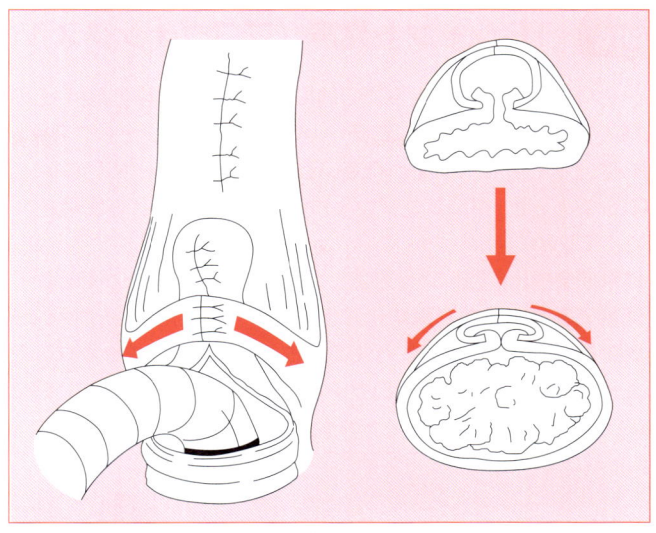

図2 天津法の誤嚥防止機構[8]
　食塊が食道を通過する際に，食道筋肉弁の張力により瘻孔が閉鎖する

●文献

1) Gussenbauer C：Ueber die erste durch Th. Billroth am Menschen ausgeführte Kehlkopf-Exstirpation und die Anwendung eines künstlichen Kehlkopfes. Archiv für Klinische Chirurgie, **17**：343～356, 1874.
2) Guttman MR：Tracheohypopharyngeal Fistulization (a new procedure for speech production in the laryngectomized patient). Trans Am Laryngol Rhinol Otol Soc, **41**：219～226, 1935.
3) Conley JJ, DeAmesti F, Pierce M：A new surgical technique for the vocal rehabilitation of the laryngectomized patient. Ann Otol Rhinol Laryngol, **67(3)**：655～664, 1958.
4) Asai R：Asai's new voice production method. 8 th International Congress of Otorhinolaryngology, 1965.
5) Amatsu M：A new one-stage surgical technique for postlaryngectomy speech. Arch Oto-Rhino-Laryng, **220**：149～152, 1978.
6) Amatsu M, et al.：Primary tracheoesophageal shunt operation for post laryngectomy speech with sphincter mechanism. Ann Otol Rhinol Laryngol, **95**：373～376, 1986.
7) Singer MI, Blom ED：An endscopic technique for restoration of voice after laryngectomy. Ann Otol Rhinol Laryngol, **89**：529～533, 1980.
8) 齋藤　幹：喉摘後の音声再建. 頭鼻咽喉科, 頭頸部外科, **81**：113～117, 2009.

column　TEシャント発声（プロヴォックス Vega®）

　TEシャント発声では気管と食道の間にシャントを作製するが，その際に逆流防止目的でシャントに挿入する器具をボイスプロテーゼと呼ぶ．プロヴォックスVega®（以下プロヴォックスと呼ぶ）は日本で最もよく使われているボイスプロテーゼである（**図1**）．過去にはこれ以外にブロムシンガー®，グロニンゲン・ボイスボタン® なども使用されていたが現在では入手できなくなっている．

　挿入は喉頭全摘出の際に行う方法と，二期的に行う方法があるが，いずれにしろ比較的簡単に留置可能である．また逆流防止弁の劣化に伴い通常3～6か月に一度交換が必要になるが，交換は外来処置で非常に簡単に行える．古くなったプロヴォックスを引き抜き，専用の挿入子，装填チューブにセットされたプロヴォックスをシャントにねじ込むだけなので，手技に慣れれ

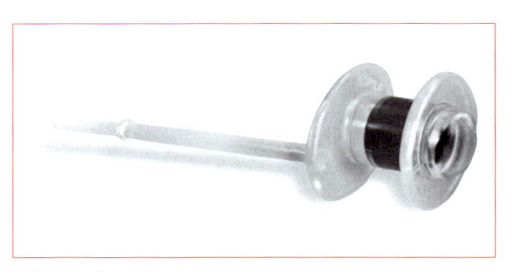

図1　プロヴォックス Vega®

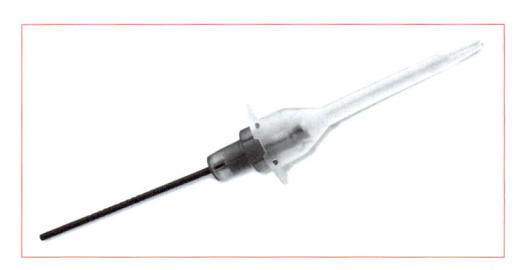

図2　プロヴォックススマートインサーター
　プロヴォックスが装填された状態のインサーター

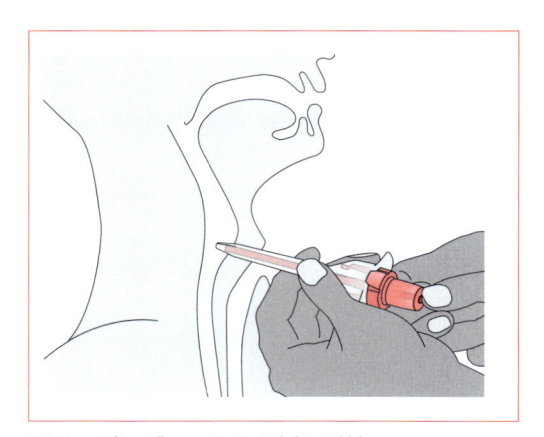

図3　プロヴォックスの挿入手技
　プロヴォックスを装填チューブに装着し，シャントにねじ込むようにして挿入する

ば10秒程度で交換可能である（**図2，3**）．交換の手順としては以下のようなものになる．

　1　患者に口を開けるように指示する．これにより交換中の嚥下動作がなくなり，唾液が流れ出すことが少なくなる．

　2　片手に準備済みのプロヴォックスと吸引管を持ち，もう片方の手に鉗子を持つ．必ず素早く吸引管を使えるように準備しておくことが重要である．

　3　鉗子を用いて劣化したプロヴォックスを抜去した後，素早く吸引管でシャント部位を吸引し，穴の位置を確認する．

　この際，吸引できないとシャントから唾液などが流出して気管に入り咳き込んでしまうことがある．そうなると咳の刺激で食道内圧が上がり，さらに唾液などが流出して交換に難渋することとなる．

　4　鉗子を置いて，片手に吸引管，片手にプロヴォックスを持ちシャントに装填チューブを挿入する．しっかりとシャント内に挿入できれば唾液流出の危険はなくなるので，吸引管を置く．

　5　左手で装填チューブを固定し，右手でゆっくり挿入子を押し込む．これで食道側フランジが食道内で展開している状態となる．

　6　装填チューブをそのまま引き抜くとプロヴォックスが装填チューブから抜けて，気管側フランジが展開する．

　挿入後は発声の確認を行い，水を飲んで漏れがないことを確認して終了である．海外では言語聴覚士が交換している国もあるようである．

　プロヴォックス挿入後は1日数回ブラシを用いて内部を清掃することが推奨されている．慣れれば十分に自分自身で清掃可能だが，初めのうちは家人に見てもらいながら一緒に行った方が安全である．合併症としては，プロヴォックス周囲からの漏れやシャント部の肉芽形成などがあるが，適切なサイズに調整，変更することで対処可能であることが多い．

　プロヴォックスの長所は二期的に挿入可能であること，誤嚥を起こす可能性がきわめて少ないことなどがあげられる．喉頭全摘出術を受ける人は手術のことで頭がいっぱいになっていて，とりあえず安全に手術を終わらせることを第一に考える．そこで術後に落ち着いてから確実に挿入可能なプロヴォックスは患者に受け入れられやすい面がある．また適切なサイズを調整して入れれば，ほとんど漏れることはない．一方で短所としては定期的な交換が必要であること，金銭的な問題などがある．挿入後数か月でプロヴォックスの食道側に真菌が付着し，弁が劣化する．弁が劣化すると水が漏れ始め，食事がとりにくくなる．病院までの距離や病院の耳鼻科医勤務体制などにより，通常は漏れ始めても数日は我慢する必要がある．よって漏れ始める前に交換することが望まれる．

column 社会保障（障害者手帳）

1. 法的枠組みと手続き

1）喉頭摘出者に対する社会保障を定めた法律

喉頭摘出者に対して，公的支援を行うための法律が整備されている．

身体障害者福祉法[1]においては，「身体障害者」を定義し，その福祉に関する大枠が定められている．

障害者に対する自立支援給付，地域生活支援事業などの福祉サービス制度は，障害者基本法[2]の基本理念に基づき，現在，障害者総合支援法[3]によって運用されている．障害者基本法においては，障害者を，「身体障害，知的障害，精神障害（発達障害を含む．）その他の心身の機能の障害（以下「障害」と総称する．）がある者であって，障害及び社会的障壁により継続的に日常生活又は社会生活に相当な制限を受ける状態にあるもの」と定義している．障害者総合支援法は，障害者基本法の理念にのっとり，「障害」を身体障害に限定せず，知的障害，精神障害，難病等による心身機能の障害を一元に支援するための法律となっている．福祉サービス受給に必要な自己負担額は，応能負担とされ，家計の負担能力に応じて負担額が決まる．

2）喉頭摘出者は3級の身体障害者手帳が交付される

喉頭全摘出後の障害は，身体障害者福祉法により「音声機能障害3級」に認定される．これは，身体障害認定基準[4]において，「音声機能又は言語機能の喪失」と位置づけられる障害のうち，「a．音声機能喪失…無喉頭，喉頭部外傷による喪失，発声筋麻痺による音声機能喪失」に属する．法律ならびに運用に関する疑義解釈の記録[5]を参照した限りでは，障害の認定は「無喉頭」の状態に対して一律に行われ，手術的音声再建や食道発声の習得がなされるか否かには関係しない．

喉頭全摘出術に際して医療職は，術後の障害に関する説明と同時に，無喉頭による身体障害認定に関する情報伝達と手続きに関する助言を行い，身体障害者手帳の取得と適切な社会保障の確保が遅滞なく行われるように配慮しなければならない．

3）身体障害者手帳交付の手続き

患者は身体障害者福祉法15条[1]の規定により知事が指定する医師の診断書に，必要な書類を添えて，居住地の福祉事務所経由で申請を行う．申請を受けて自治体では，必要に応じて地方社会福祉審議会などの調査審議を経たうえで，都道府県知事（政令指定都市においては市長）から身体障害者手帳が交付される[6]．

4）「補装具」と「日常生活用具」

障害者等の身体機能を補完し，または代替する用具を「補装具」と呼ぶ．補装具の取得に対しては，医師による補装具費支給意見書の提出あるいは，厚生相談所の判定を必要とし，市町村による費用の支給が行われる（応能負担あり）．言語聴覚障害の領域において補装具に該当するのは，「補聴器」である．

補装具の他に，障害者等の日常生活がより円滑に行われるための用具が別に定められており，これを「日常生活用具」という．厚生労働省告示に示された参考例を**表1**にあげた[7]．支給主体は同じく市町村である．日常生活用具に関しては，医師による意見書の提出は必要とされない．

2. 身体障害者手帳取得により受給できる社会保障

1）人工喉頭は「日常生活用具」

人工喉頭など，無喉頭による音声障害者の生活を支援する用具は，表1に示す通り，「日常

表1　日常生活用具費支給対象例（厚生労働省告示第529号（平成十八年九月二十九日））

日常生活用具参考例

種目	対象者
介護・訓練支援用具 特殊寝台	
特殊マット	
特殊尿器	
入浴担架	下肢又は体幹機能障害
体位変換器	
移動用リフト	
訓練いす（児のみ）	
訓練用ベッド（児のみ）	
自立生活支援用具 入浴補助用具	下肢又は体幹機能障害
便器	
頭部保護帽	
T字状・棒状のつえ	平衡機能又は下肢もしくは体幹機能障害
歩行支援用具→移動・移乗支援用具（名称変更）	
特殊便器	上肢障害
火災警報機	障害種別に関わらず火災発生の感知・避難が困難
自動消火器	
電磁調理器	
歩行時間延長信号機用小型送信機	視覚障害
聴覚障害者用屋内信号装置	聴覚障害
在宅療養等支援用具 透析液加温器	腎臓機能障害等
ネブライザー（吸入器）	呼吸器機能障害等
電気式たん吸引器	呼吸器機能障害等
酸素ボンベ運搬車	在宅酸素療法者
盲人用体温計（音声式）	視覚障害
盲人用体重計	
携帯用会話補助装置	音声言語機能障害
情報・通信支援用具 ※	上肢機能障害又は視覚障害
点字ディスプレイ	盲ろう，視覚障害
情報・意思疎通支援用具 点字器	
点字タイプライター	
視覚障害者用ポータブルレコーダー	視覚障害
視覚障害者用活字文書読上げ装置	
視覚障害者用拡大読書器	
盲人用時計	
聴覚障害者用通信装置	聴覚障害
聴覚障害者用情報受信装置	
人工喉頭	喉頭摘出者
福祉電話（貸与）	聴覚障害又は外出困難
ファックス（貸与）	聴覚又は音声機能若しくは言語機能障害で，電話では意思疎通困難
視覚障害者用ワードプロセッサー（共同利用）	視覚障害
点字図書	
排泄管理支援用具 ストーマ装具（ストーマ用品，洗腸用品）	ストーマ造設者
紙おむつ等（紙おむつ，サラシ・ガーゼ等衛生用品）	高度の排便機能障害者，脳原性運動機能障害かつ意思表示困難者
収尿器	高度の排尿機能障害者
住宅改修費 居宅生活動作補助用具	下肢，体幹機能障害又は乳幼児期非進行性脳病変

※情報・通信支援用具とは，障害者向けのパーソナルコンピュータ周辺機器や，アプリケーションソフトをいう．

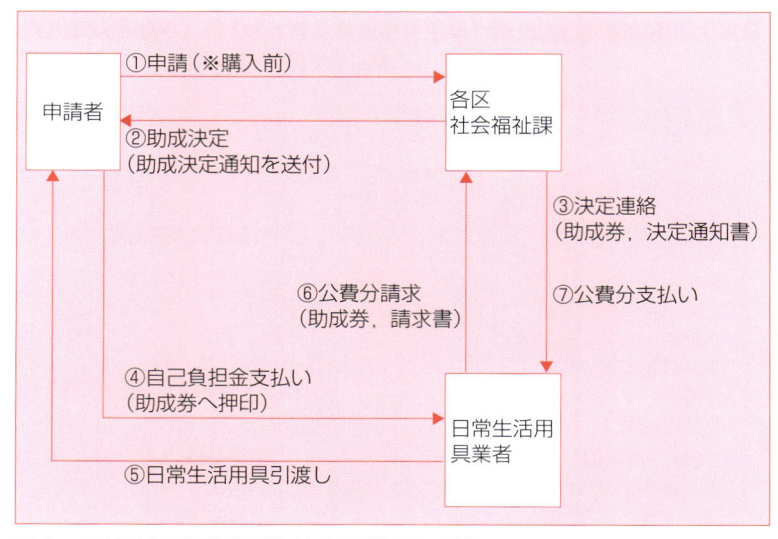

図1 日常生活用具費支給申請の流れ図（例）

　申請者は機器購入前に，業者に見積書とカタログの送付を依頼する．身体障害者手帳，収入を証明する資料に，見積書とカタログを添えて市町村の保健福祉担当窓口に日常生活用具助成の申請を行う．申請に応じて担当課から助成券が発行されるので，助成券に自己負担金を添え，業者に用具の購入を依頼，業者から日常生活用具が引き渡される．
（浜松市ホームページ　http://www.city.hamamatsu.shizuoka.jp/syoghuku/welfare/obstacle/contents/07nitigu.html より引用）
　手続きの流れは各自治体によって違うため，申請前に担当窓口に確認することが必要である．

生活用具」として購入費の支給が行われる．手続きの流れ（例）を図1に示した．ただし，事務手続きの実際は市町村ごとに異なるため，支給申請にあたっては，まず居住地の保健福祉担当部署に問い合わせを行うことが勧められる．

　無喉頭者に対する音声リハビリテーションを開始するにあたっては，まず人工喉頭（通常電気喉頭）を取得することが勧められる．人工喉頭の使用は，食道発声や気管食道瘻発声など，利便性の高い他の発話法の習得を阻害しないし，緊急用のブザーとしての使用や，ごく簡単な内容の音声発信法として術後早期から活用することが望ましい．

2）人工喉頭以外の日常生活用具

　無喉頭による音声障害者に対して日常生活を支援しうる用具は人工喉頭だけではない．たとえば表1にあげられた用具のうちで，ファックスや携帯用会話補助装置などは，音声発信が困難な障害者の生活支援に有用である可能性がある（図2）．日常生活用具の支給基準は市町村ごとに異なり，支給申請を行う用具が支給基準に該当するか否かは，市町村担当部署の裁量に委ねられる場合が多々ある．無喉頭の音声リハビリテーションに携わる者は，用具に関する情報提供を患者に対して行うと同時に，行政と基準の運用について相談することで，日常生活に対する公的な支援を拡大できる可能性もある．

3）社会保障

　福祉用具費の支給の他に，身体障害者に対する様々な福祉サービスが用意されている．
　喉頭摘出者は，国民年金・厚生年金保険の障害認定基準[8]による2級と認定される．障害認定基準は身体障害者手帳に適用される認定基準[1]とは異なる．加入期間などの支給要件を満たしていれば，障害基礎年金，障害厚生年金などの支給対象となる．相談窓口は最寄りの年金事

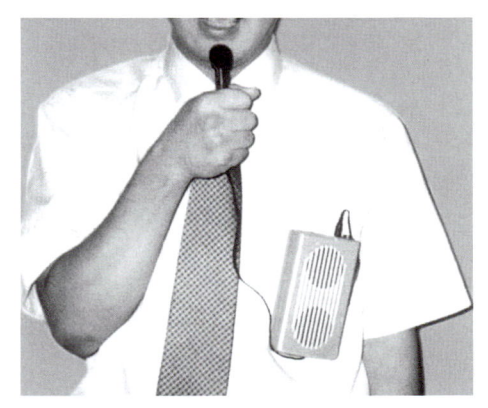

図2 携帯用会話補助装置の例
（アシダ音響株式会社製　ビバボイス）
食道発声では，声の大きさが不足するために，騒音下や多人数相手の発話が困難である．声の小ささを補うために，携帯型の小型拡声器が販売されている（販売元　公益社団法人　銀鈴会）

務所である．税制面では，所得税の障害者控除，少額貯蓄非課税制度，相続税の障害者控除などがある．問い合わせ窓口は税務署である．さらに，JR旅客運賃や有料道路の通行料金など公共料金の割引制度，博物館や美術館などの利用料割引制度などがある．

　これら様々なサービスの概要は，現在インターネット上の福祉関連ネットワークや喉頭摘出者団体などからも情報を得ることができる．言語聴覚士はそのすべてに精通する必要はないが，概要を把握し，相談窓口の情報を提供できることが望ましい．

●文献

1) 身体障害者福祉法．昭和24年12月26日法律第283号，最終改正　平成24年6月27日法律第51号．
2) 障害者基本法．昭和45年5月21日法律第84号，最終改正　平成25年6月26日法律第65号．
3) 障害者の日常生活及び社会生活を総合的に支援するための法律．平成17年11月7日法律第123号，最終改正　平成24年6月27日法律第51号．
4) 厚生労働省社会・援護局障害保険福祉部長通知．平成15年1月10日　改正平成22年3月18日．
5) 新訂第二版 身体障害認定基準及び認定要領 解釈と運用，中央法規出版，2010．
6) 身体障害者福祉法施行令．昭和25年4月5日政令第78号　最終改正 平成25年11月27日政令第319号
7) 厚生労働省告示第529号．平成18年9月29日．
8) 日本年金機構：国民年金・厚生年金保険　障害認定基準．平成25年6月1日．

第6章 気管切開患者への対応

Speech-
Language-
Hearing
Therapist

第6章 気管切開患者への対応

1 気管切開とは

　気管切開とは文字通り，頸部気管を切開し，気管カニューレを気管内に挿入することにより，気道を確保することで，鼻咽腔，喉頭の状態にかかわらず確実な換気が得られる．緊急に気道確保が必要な患者には適応とはならず，気管内挿管を行うのが原則であるが，腫瘍や異物などで気管内挿管が不可能な際は輪状甲状間穿刺や切開が選択される．

1 気管切開の適応

　気管切開は，上気道狭窄に施行されてきたが，近年では長期の呼吸管理の目的など様々な理由で行われている．また，その多くの症例ではすでに経口または経鼻的気管内挿管で呼吸管理を受けている．
　表6-1に上気道狭窄をきたす疾患を示す．

2 気管切開のインフォームド・コンセント

　本人および家族に，事前に手術の必要性，手術法，合併症などについて十分に説明する．気管切開による気道管理は長期にわたることが多く，家族の理解と協力が重要である．また，一時的に発声ができなくなることも理解してもらう必要がある．

3 気管切開術の種類

(1) 待機的気管切開
　瞬時を争う必要がなく，気管切開に必要な諸準備を整えてから行う基本的な手術法．

表6-1　上気道狭窄の原因

1) 鼻・咽頭疾患：新生児の鼻閉（後鼻孔閉鎖），咽頭浮腫，舌根膿瘍，口腔底フィレグモーネ，咽後膿瘍，舌根沈下，鼻・副鼻腔腫瘍，咽頭腫瘍
2) 喉頭疾患：喉頭軟化症，声帯麻痺（両側），声門下狭窄，急性喉頭蓋炎，急性声門下腔炎（仮性クループ），喉頭ジフテリア，喉頭浮腫，喉頭腫瘍，喉頭外傷
3) 気管・気管支疾患：気管形成不全，気管食道瘻，気管外傷，気管内肉芽，気管腫瘍，外側からの圧迫（甲状腺，食道，縦隔，大血管疾患）
4) 異物

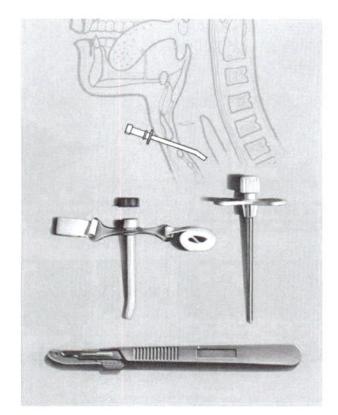

図6-1　トラヘルパー

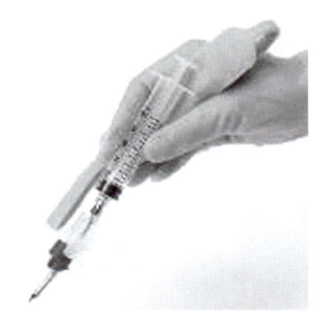

図6-2　クイックトラック

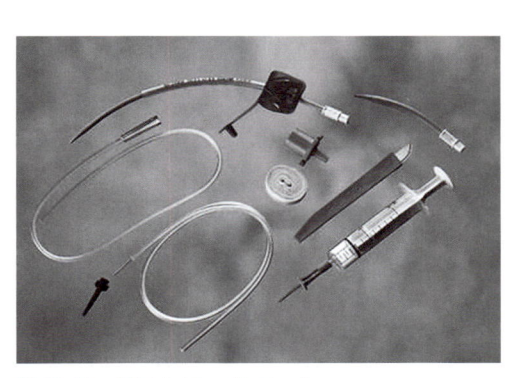

図6-3　ミニトラックキット

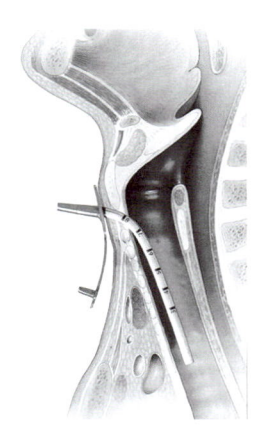

図6-4　ミニトラックの挿入

(2) 緊急気管切開

　　瞬時を争い気道を確保しなければならないときの手術法．

　　緊急気管切開のために種々のキット（図6-1〜6-4）も販売されているが，本項では基本的な術式について述べる．

　　以下，一般的手順につき記載する．

4　気管切開の方法

　1）経鼻あるいは経口挿管下の管理が可能であれば行う．体位は肩下に枕を入れ，頸部伸展位をとる（図6-5）．

　2）十分な触診を行い，下顎正中部，輪状軟骨，胸骨上切痕を指標に切開線をマークする（図6-6）．以後の操作においては，常に正中で手術をすすめることが大切である．

　3）皮膚切開は縦切開，横切開のいずれでも可能であるが，緊急性の高いときは縦切開の方が気管に到達するのが早い．術後の瘢痕は横切開の方が少ない．

　4）皮下組織を切離し，筋層を縦に正中で剥離する．電気メスを使用すると出血は少ない．

　5）甲状腺を露出させ，これを狭部で切開し左右に分けることが望ましい（図6-7）．再

1　気管切開とは　177

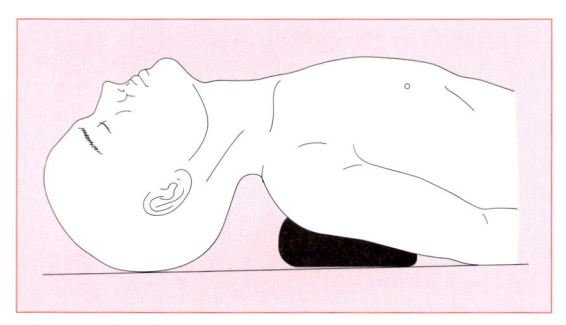

図6-5 気管切開の体位

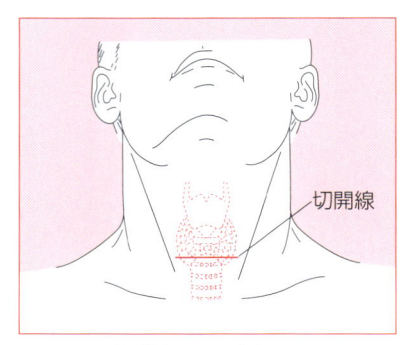

図6-6 気管切開の皮切

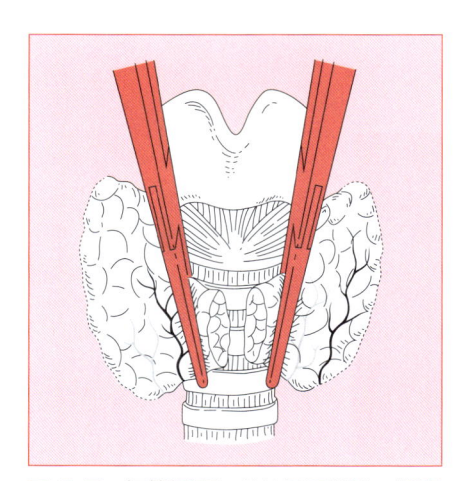

切開線

図6-7 気管切開における甲状腺の処理

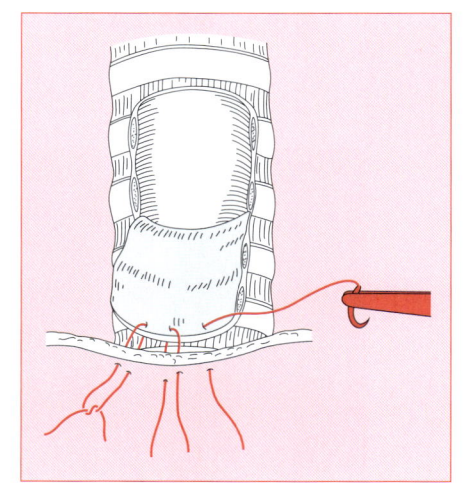

図6-8 気管軟骨の切開縫合法

気管切開の必要なとき，甲状腺がこのように処置されていると出血が少ない．

6) 気管に到達するまでは触診で気管を確認しながら剥離する．気管壁に到達したら，空注射器にて穿刺し，空気が吸引されることで気管であることが確認できる．輪状軟骨でないことも確認する．

7) 第2ないし第3気管軟骨を横切開し，さらに1〜2輪縦に切開して逆U字型にする（図6-8）．長期に気管切開が必要と思われる症例が多いので，気管軟骨と切開皮膚をナイロン4-0にて縫合し，糸は切断せずに残しておく．気管チューブを少し抜きながら用意したカニューレを挿入する．また小児に対しては長期の気管切開が必要なことと誤挿入予防に気管孔を全周性に縫合する（図6-9）．

8) カニューレテープを通し，頸部にゆるみがないように結ぶ．

9) 残した糸を胸部の両側に紙テープで固定し，次のカニューレ交換まで残しておく．術後まもなくカニューレが抜けたときに，この糸を持ち上げると気管孔が開く．

10) 頸部を含めた胸部X線撮影を行い，カニューレの長さが気管分岐部から適当な距離にあるかを確認する．分岐部に近すぎると片肺呼吸になったり，肉芽形成の危険がある．術後の縦隔気腫の有無もチェックする．

前記の方法は通常の手術機器を用いて行うが，すでに気道が挿管などで確保されている症例で図6-10〜6-12のように，皮膚切開後ブジーやペアンを用いて気管前方を露出して，

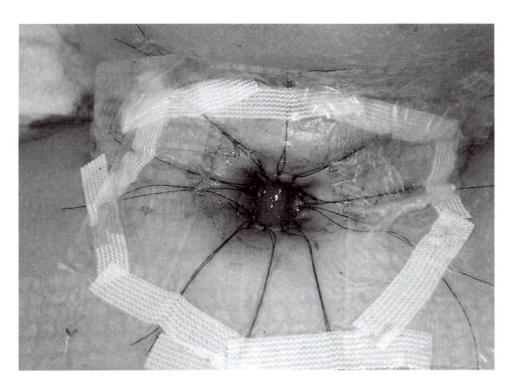

図6-9 小児の気管軟骨と皮膚の縫合

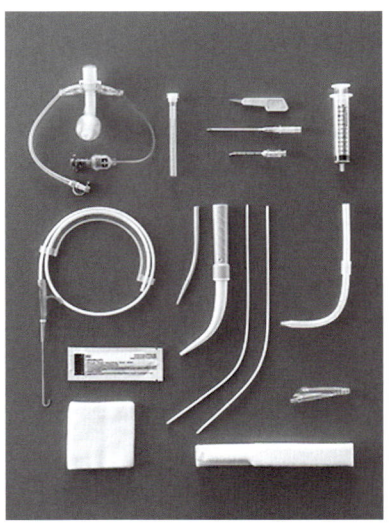

図6-10 経皮的気管切開セット（ブジーでの拡張）

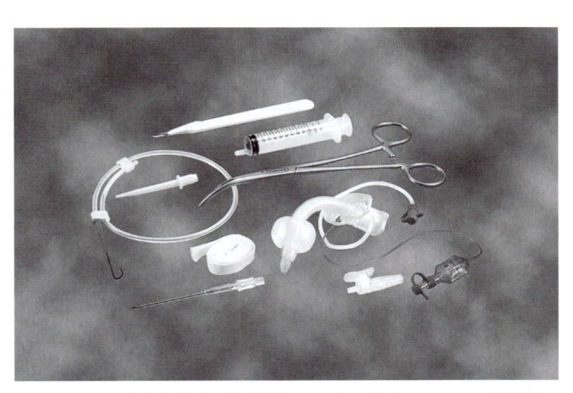

図6-11 経皮的気管切開セット（ペアンでの拡張）

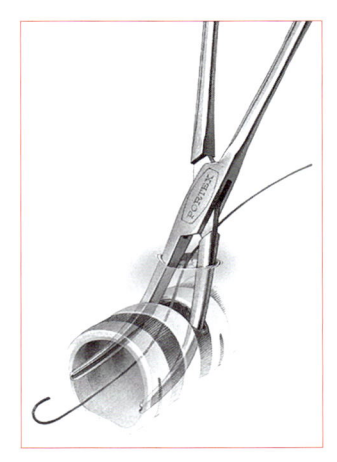

図6-12 経皮的気管切開挿入法

気管軟骨間も同様にメスで切開後，ブジーやペアンで拡張し，気管カニューレを挿入するキットも販売されている．

5　手術後の管理

　術直後に誤ってカニューレがはずれると，多くの場合，短時間のうちにチアノーゼが生じ，呼吸不全に陥る．誤抜去の予防は，カニューレを紐で確実に固定することである．場合によっては，頸と胸の両方に紐を回して止めることも必要である（**図6-13**）．

　気管内分泌物は増加するので，タッピングし，十分に吸引する．酸素飽和度モニタを常に装着しておく．

　気管孔の通路が完成するには約1週間を要するので，それまではカニューレと固定している紐を交換する必要はない．それ以後の交換は，感染時以外は1〜2週間に1度でよい．

1　気管切開とは　179

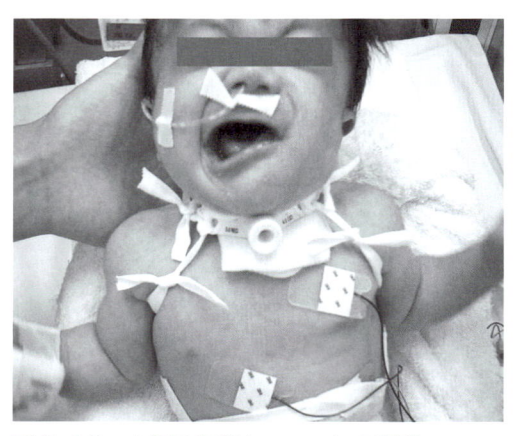

図6-13　小児の気管カニューレの固定

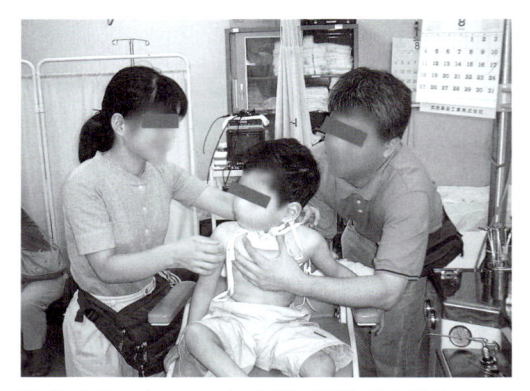

図6-14　カニューレ交換（家族での手技）

カニューレ交換の際は，カニューレに紐を通して準備しておき，抜管後素早く挿入し固定する．呼吸音の確認も必要である．自宅での長期カニューレ管理に際しては，家族全員がカニューレ交換などの処置を熟知する必要があり，指導・練習が重要である（図6-14）．

栄養補給は経鼻チューブにて行い，その後経口摂取を開始する．生後から長期にわたって経口摂取をしていない症例では，嚥下障害が顕著になることがある．こうした症例に対しては経鼻チューブによる注入が長期に必要となる．

6　合併症

（1）皮下気腫と縦隔気腫

気管切開孔を密縫合すると皮下部に空気が漏れる．多くの場合経過観察のみで軽快するが，胸部，顔面，縦隔にまで及ぶようであれば抜糸する．

（2）出血

手術時に甲状腺を損傷すると術後も出血が継続するので，手術の際，カニューレ挿入前に十分止血処置を行う．

（3）カニューレの誤挿入（図6-15）

気管の横または前の軟部組織内にカニューレを挿入するもので，気管切開孔を塞ぐだけでなく，気管の圧排で本来の気道も狭窄してしまう．また，胸膜を損傷し気胸を起こす．

（4）カニューレの閉塞

加湿が十分でないと痰により閉塞が起こる．直ちにカニューレの交換が必要である．また，人工鼻がはずれていると，下顎によりカニューレを閉塞することがある．

（5）カニューレの脱落

体動が激しくなると，カニューレが偶発的に抜けてしまうことがある．紐の固定には十分に注意する．頸紐だけでなく，たすきがけにする方法もあるが，それでも脱落の危険が完全に回避されるわけではない．

（6）気管内肉芽形成

カニューレの直上部に形成する場合と，カニューレ先端部に形成する場合がある．直上部肉芽に対しては気管切開孔の上部を切開して除去可能である．先端部の肉芽に対しては

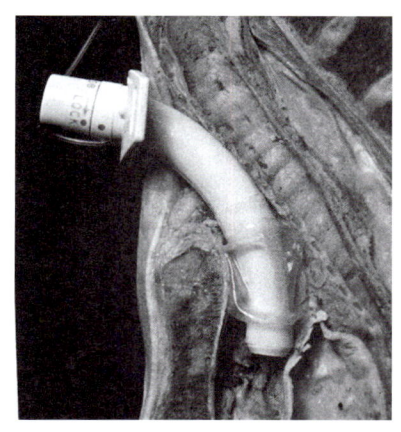

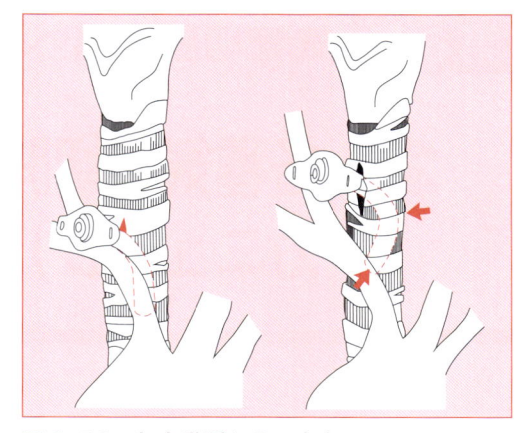

図 6-15 縦郭への誤挿入　　図 6-16 無名動脈からの出血

長いカニューレを使用したり，ガーゼの厚さを調節してカニューレの先端が常時同じ部位を刺激しないように工夫する．

(7) **無名動脈からの出血**（図 6-16）

　気管前壁に接している動脈であり，カニューレ先端部による慢性的な機械的刺激により出血が起こることがある．いったん生じてしまうと致命的である．

第6章 気管切開患者への対応

2 各種気管切開チューブ（気管カニューレ）についての基礎知識

I 気管カニューレの種類

気管カニューレは気管内に挿入される部分の他に，頸部に固定する紐を止めるフランジ

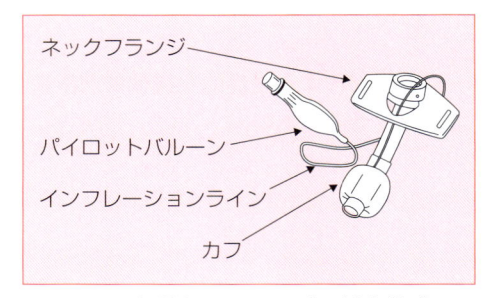

図6-17 気管切開チューブの基本構成

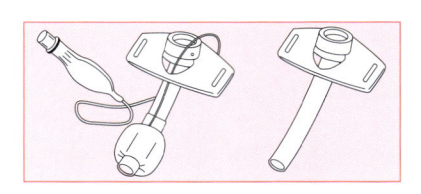

図6-18 カフつきとカフなし

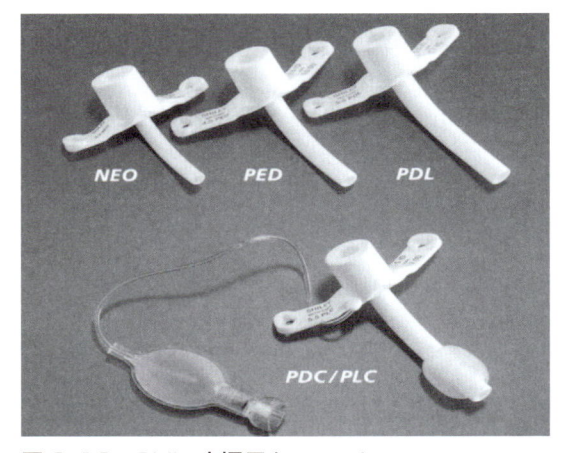

図6-19 Shily 小児用カニューレ

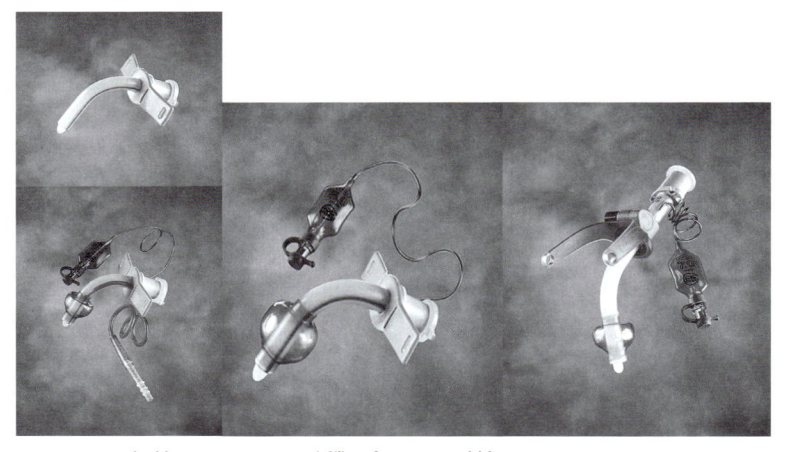

図6-20 気管カニューレの種類（Portex 社）

182 第6章 気管切開患者への対応

とカフ，パイロットバルーンからなる（図6-17）．またカフのないタイプもある（図6-18）．カフとはカニューレの外側についている風船のようなもので，これを膨らますと気管内壁に密着し，人工換気中空気が漏れなくなり人工呼吸が可能となる．また分泌物などが肺内に落ち込むことを予防する．

　カニューレは小児用（図6-19）や成人用でカフつきやフランジの位置が調整できるタイプ（図6-20），国産のカニューレ（図6-21）など様々なタイプが販売されている．

　カニューレの先端に人工鼻（図6-22）と呼ばれる除塵，加湿を目的としたフィルターを用いると気管の乾燥の予防になる．

　また長期に挿入するタイプとしてカフスボタン型のレティナと呼ばれるタイプもある（図6-23）．

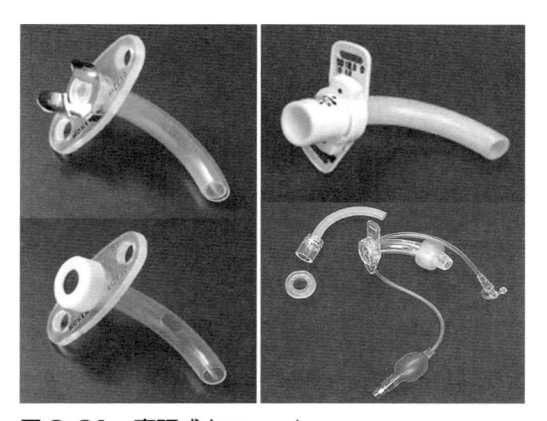

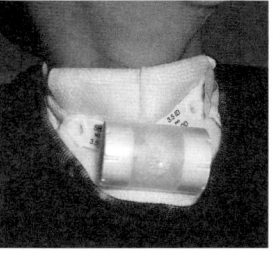

図6-21　高研式カニューレ

図6-22　人工鼻

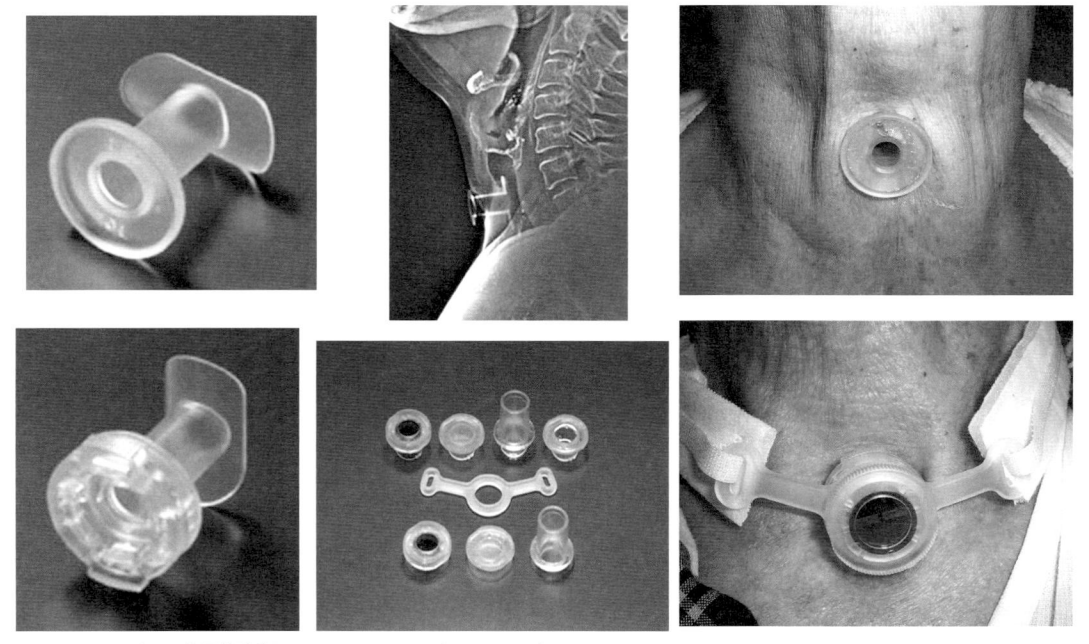

図6-23　高研式長期挿入用カニューレ（レティナ）

2　各種気管切開チューブ（気管カニューレ）についての基礎知識　183

第6章 気管切開患者への対応

❸ 気管切開患者の管理

1 気管切開部の管理

　気管孔は痰などがつきやすく放置すると感染を起こし肉芽の発生の原因となるのでこまめに清掃する必要がある．また，気管カニューレを長期にわたって使用する場合に，気管壁にも肉芽が生じることがある．肉芽はカニューレの先端が気管壁に接触し刺激を与えることで大きくなるので，時に出血の原因となったり，カニューレ先端を閉塞し，切除が必要となる．

2 気管カニューレの固定

　人工呼吸器が装着されている例では，カニューレが蛇管に引っ張られ抜去されることがあり注意が必要である．固定のためのホルダーがパッケージされている機種もあるが（**図6-24**），多くは綿テープで固定する．しかしどのような固定法を行ってもカニューレが抜ける危険性はなくならない．

3 気管吸引

　気管吸引は気管から気道分泌物，唾液などをカテーテルを用いて取り除く方法である．気管吸引を実施する者は咽喉頭，肺の解剖，患者の病態，使用器具の名称を理解することが必要である．

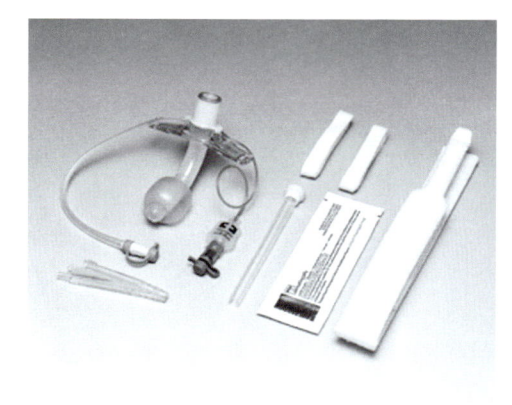

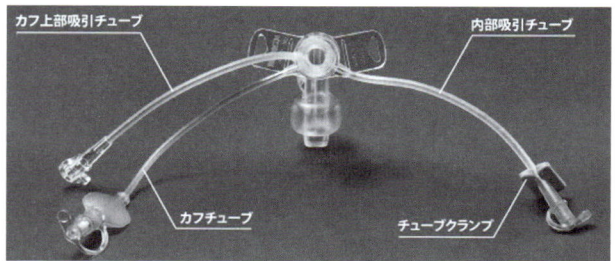

図6-24　アスパーエース　　図6-25　コーケンネオブレスダブルサクション

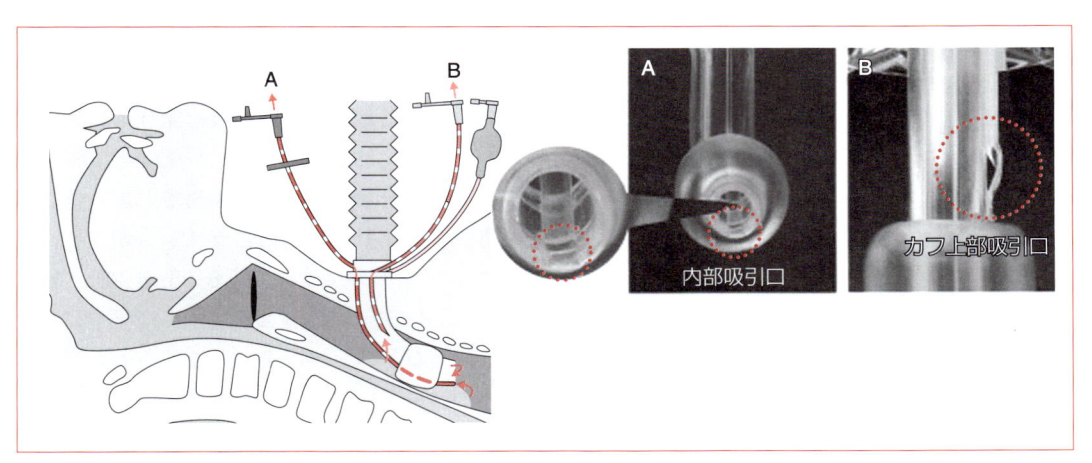

図6-26　コーケンネオブレスダブルサクションの装着

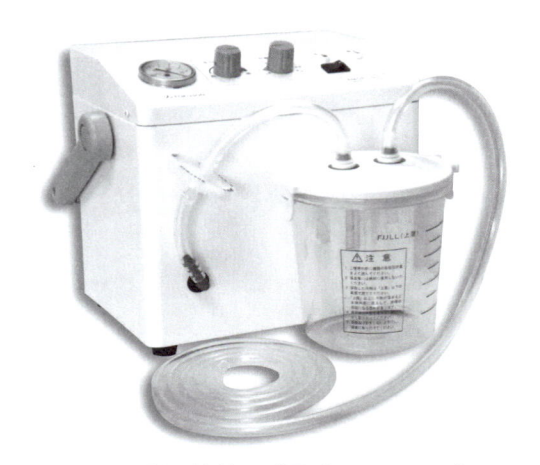

図6-27　低量持続吸引器（アモレSU1）

　吸引器・接続チューブ，滅菌済みのカテーテルでその外径が人工気道の内径の1/2以下のものを使用する．形状についてはカテーテル先端が鈍的に処理されたものを使用する．滅菌カップには滅菌精製水または生理食塩水を入れて，1回吸引ごとにカテーテル内を洗浄する．カテーテルは1回吸引ごとに破棄し再使用しない．

　吸引中の患者が低酸素になることもあり経皮酸素飽和度をモニタしながら気管吸引することが望ましい．手洗いまたは擦り込み式アルコール製剤による手指消毒をする．使い捨ての手袋，マスクを着用する．

　吸気時にタイミングを合わせてゆっくり挿入し，吸引は止めてカテーテル先端が気管分岐部に当たらない位置まで挿入する．分泌物がある場所では吸引音が変化するので引き戻す操作を少しの間止める．1回の吸引操作で10秒程とし，1回の挿入開始から終了までの時間は20秒以内にする．吸引圧は最大で20 kPa（150 mmHg）であり，これを超えないように設定する．

　1回吸引ごとにカテーテル外側をアルコール綿で拭き取り，内腔は滅菌水を吸引させて内腔の分泌物をできる限り除去してから次の吸引を行う．洗浄水は滅菌水を使用する．洗浄水は滅菌コップに入れて使用し再利用しない．滅菌コップも廃棄し再利用しない．

4 自動持続吸引器

　気管切開および人工呼吸器が装着されている在宅患者の介護で，最も家族の負担が大きいのが夜間の気管吸引である．

　近年夜間の気管吸引を自動的に行うシステムが開発され，実際に応用されている．気管カニューレにカフの上端とカニューレの先端に痰を吸引するためのラインを増設した製品が開発され認可された（コーケンネオブレスダブルサクション：**図6-25, 6-26**）．徳永装器研究所製の低量持続吸引器（アモレSU1）（**図6-27**）に装着し使用する．完全に自動化されたわけではないので，体位変換やタッピングなどのケアは変わりなく行わなければならないが，夜間の家族の負担軽減につながっている．

第6章 気管切開患者への対応

4 コミュニケーション手段の種類と選択

　気管切開が長期化する場合や，人工呼吸器依存などの場合，コミュニケーションが困難な状態が続くために，様々な問題が生じてくる．

　気管切開でカニューレを装用している際は，カニューレを通して呼吸をしており，呼吸の気流は喉頭に流れず，音声を発するための声帯振動を起こすことができない．しかし，図6-28のようにカニューレに側孔を開け一方弁などを装着することにより，吸気をカニューレを通し肺に流入させ，声門に送ることができる．ただし，機構上，患者が自発呼吸す

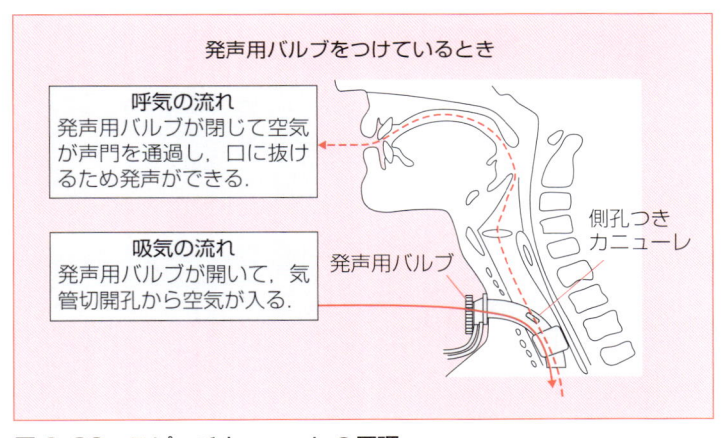

図6-28 スピーチカニューレの原理

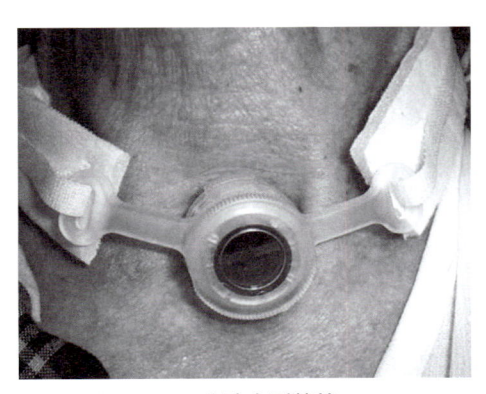

図6-29 レティナ改良型装着

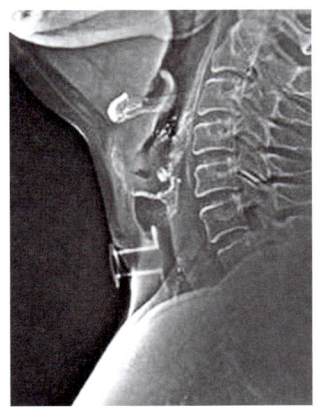

図6-30 レティナカニューレのX線

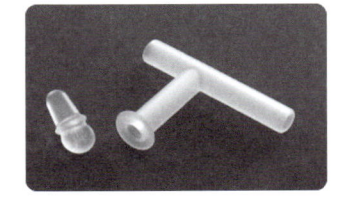

図6-31 Tチューブ

ることができ，喉頭の機能が良好でないと発声することはできない．

また，レティナタイプのカニューレにも一方弁の装着は可能で（図 6-29），X 線で示す症例（図 6-30）のように呼気を声門に送ることができ発声可能となる．

特殊な形の気管チューブとしてシリコン製の T チューブ（図 6-31）がある．これは主に声門および声門下狭窄の術後に気道再狭窄予防のため数か月挿入する．声門側を閉鎖し誤嚥を防ぐタイプもある．

第6章 気管切開患者への対応

5 まとめ

　言語聴覚士の業務は多岐にわたり，超高齢社会となり，気管切開された患者のコミュニケーションを含めた治療も増えると考える．前述手技の習得は必須とされる．

1　気管切開の適応

　気管切開は，本来喉頭閉塞性呼吸困難（上気道狭窄）に施行されてきたが，近年，長期の呼吸管理の目的など様々な理由で行われている．また，その多くの症例ではすでに経口または経鼻的気管内挿管で呼吸管理を受けている．

2　インフォーム・ドコンセント

　家族には，手術の前に手術の必要性，手術法，合併症などについて十分に説明する．気管切開による気道管理は長期にわたることが多く，家族の理解と協力が重要である．また，一時的に発声ができなくなることも理解してもらう必要がある．

3　気管切開術の種類

　1）待機的気管切開：瞬時を争う必要がなく，気管切開に必要な諸準備を整えてから行う基本的な手術法
　2）緊急気管切開：瞬時を争い気道を確保しなければならないときの手術法

4　手術後の管理

　術直後に誤ってカニューレがはずれると，多くの場合短時間のうちにチアノーゼが生じ，呼吸不全に陥る．誤抜去の予防は，カニューレを紐で確実に固定することである．場合によっては，頸と胸の両方に紐を回して止めることも必要である．

　気管内分泌物は増加するので，タッピングし，十分に吸引する．酸素飽和度モニタを常に装着しておく．

　気管孔の通路が完成するには約1週間を要するので，それまではカニューレと固定している紐を交換する必要はない．それ以後の交換は，感染時以外は1～2週間に1度でよい．カニューレ交換の際は，カニューレに紐を通して準備しておき，抜去後素早く挿入し固定する．呼吸音の確認も必要である．

　栄養補給は経鼻チューブにて行い，その後経口摂取を開始する．生後から長期にわたって経口摂取をしていない症例では，嚥下障害が顕著になることがある．こうした症例に対しては経鼻チューブによる注入が長期に必要となる．

5　合併症

　　皮下気腫，縦隔気腫，出血，カニューレの誤挿入，カニューレの閉塞，カニューレの脱落，気管内肉芽形成，無名動脈からの出血などがある．

column 現場での気管切開患者への対応

　言語聴覚士（ST）が気管切開（以下気切）患者に出会うことは稀ではない．気切について豊富な知識を持っていると医師や看護師の良いパートナーとなることができ，臨床現場での信頼を得るきっかけともなろう．

　気切下では基本的に発声ができず，意思表出に困難を生じる．こうしたコミュニケーションの問題に言語聴覚士は積極的に関与する必要があるが，気切という呼吸管理下の状態では生命に直結する医療的ニーズが優先される．しかし，たとえば「頸部が固定された四肢麻痺で気切下，集中治療室に入院中の女性で，目にマスカラが入ったまま目の痛みを訴えられず，看護師の的確な質問があって9日目に解決」といった事例は実際にあり，集中治療の現場においても最低限の意思表出手段の確保は必要である．

　意思表出は音声にこだわる必要はなく，拡大・代替コミュニケーション（Augmentative and Alternative Communication：AAC）手段も積極的に活用する．電気喉頭は音声コミュニケーション手段の最初に検討されるべきもので，顎下部に振動体を当てにくい場合は，口腔用アダプターを使用する．喉頭音源を必要としないため，声門閉鎖不全例にも適している．気切による意思表出が困難な症例への対応は，実際には以下の手順を踏む必要がある．

1. 意識レベル，全身状態，言語機能，発声発語機能，コミュニケーション意欲，四肢などの運動機能をチェック
2. コミュニケーションボード（指さし方式，Eye-Link方式，E-Tran方式）などのAACの活用で「はい／いいえ」の最低限の意思表出を確立
3. 「はい／いいえ」コミュニケーション以上の意思表出手段が必要かどうか確認
4. 「はい／いいえ」コミュニケーション以上のニーズを持つ患者を評価する際のチャート（図1）などを参照し，意思表出手段を決定

　文字盤を用いてゆっくりと一文字に思いを込めながら意思表出をすることは，ある意味コ

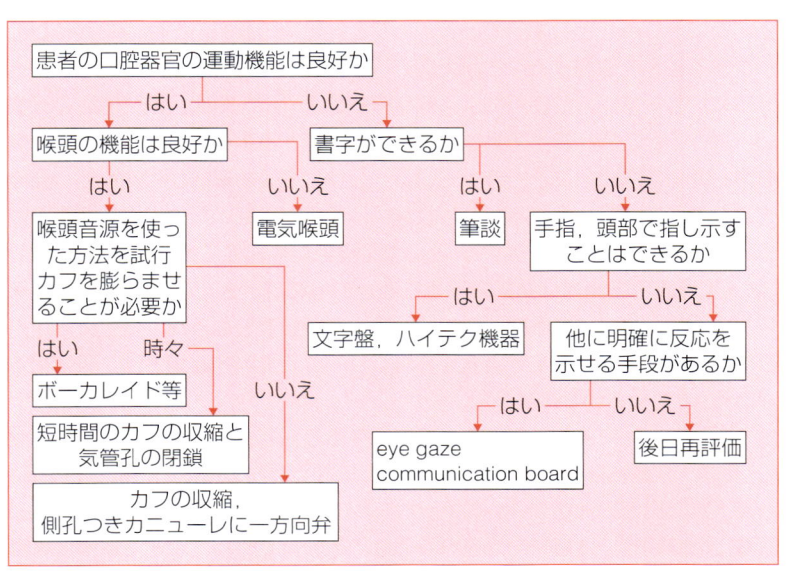

図1　「はい／いいえ」コミュニケーション以上のニーズを持つ患者を評価する際のチャート[1]（一部改変）

ミュニケーションの原点とも感じられ良いもののように思われるが，現実的にはどうであろうか．こうした意思表出の方法は，話しことばに比べて伝達の効率が悪い．さらにコミュニケーション・パートナーがそうした方法を受け入れるか，といった問題もあるだろう．

多くの臨床現場で，気切患者が ICU 症候群のような精神神経症状を引き起こす一因として，話せないことによる不満の蓄積があるのでは，という話をよく聞く．また，認知機能に問題がある患者は，文字盤のような新たな意思表出手段よりも，話しことばという今まで用いていた手段の方が新たな学習を使用しないという点で有効であろう．このような点から，可能であれば音声による意思表出手段を確保するよう働きかけることが ST の役割であると考える．

気切を理解するには，気切カニューレを知ることが大切である．慣れないうちは商品名で語らず，構造や機能で語ることがスタッフ間の誤解を防ぐことにつながる．カニューレ各社のカタログを見るだけでなく，期限切れの製品をもらって実物に触れてみる機会を持つことも良い．同じサイズのカニューレでもメーカーにより長さや弯曲の具合が異なることなどがわかるだろう．

気切に伴う合併症（感染，出血，狭窄）は，気管孔周辺の肉芽の形成から始まる．しかし多くの臨床家は「事故（自己）抜去」を恐れて，カニューレを気管孔から奥深く挿入しようとする．むやみな挿入はカニューレの先端などで気管壁の損傷を招き，肉芽の原因となる．場合によっては「ゲタ」を活用して，少し引き抜いた状態に保つことも必要である．肉芽の形成をとにかく予防することが，気切の管理においては重要となる．

カフつきカニューレの場合は，カフ圧を適正にする．カフ圧計やカフインジケーターだけでは適正圧はわからない．上気道に呼気流が流れない程度で最小限のカフ圧にする Minimal Occluding Volume（MOV）テクニックなどを用いて，頸部聴診で上気道への呼気流を確認しながらカフ圧計を併用すると良い．

カフ上吸引ラインは，本来は発声用の気流ラインである．カフ上の貯留物を除去できるが，シリンジで静かに吸引することを推奨する．持続的な吸引では誤嚥を誘発する危険性がある．カフの空気を一部抜いて，気管孔から吸引することも必要な場合がある．

話しことばによる意思表出には様々な方法があるが，カニューレに一方向弁を取り付けて発声させる手段を用いる場合が多い．このとき，きわめて重要なことは，一方向弁の装着前に呼気が上気道に流れることの確認である．カフと気管壁の間あるいはカニューレの側孔から呼気がリークすることを確認することが大切で，単に「カフの空気を抜けばよい」というものではない．不適切な一方向弁の使用による窒息事故のように，呼吸管理に関わる医療事故は後を絶たない．現在のところ，厚生労働省は一方向弁に関する事故の再発予防には，製品の構造的な改良をメーカーに求めるにとどまっている．しかし今後も事故が相次ぐと，発声や嚥下に有用な一方向弁の使用が禁じられるかもしれない．そうならないためにも，呼吸に関する処置を行ったら数分は患者の状態を観察する，という至極当たり前のことを遵守することが肝要である．

ST は人工呼吸下の患者にも対応することがあるので，人工呼吸器に関する基礎的な事柄は知っておいた方が良い．多職種でのチームワークが必要となるが，安全に声が出たときの患者の喜びは計り知れない．人工呼吸器を装着しリークで発声する場合は，吸気相で発声しやすい傾向がある．

一度，話しことばによる意思表出が可能になると，患者は次々に新しいメッセージを伝えようとし，看護・介護者はいささか辟易することになるかもしれない．こうした場合，ST はまず，家族，友人など患者の大切な人へのメッセージを受け取る姿勢を見せることが必要である．患者が医療上の諸問題に注意を向けられるのは，その後である．また，患者と看護スタッフとの間で意思表出能力を高めるような期待をしてはならない．看護スタッフは医師から受けたその日にやるべき指示内容を行うことが優先されるため，患者の話しことばを聞く余裕はないもの

である．STや家族などとのコミュニケーションの機会を実用訓練の場にするとよい．

とはいえ，気切の臨床は嚥下障害と同様にチーム医療が必要であり，transdisciplinary team model が理想的であろう．ST は単に意思表出手段の確立にのみ活動するのではない．患者のコミュニケーションの幅を広げるためには看護スタッフや理学療法士，作業療法士の協力が不可欠である．一方的に協力を依頼するのではなく，訓練時における移乗や姿勢の調整，吸引処置などはなるべく ST が対応するよう心がけたい．著効例があれば院内外に PR するとスタッフの意識が高まることも期待できる．

●文献

1) 伊藤元信（監訳），富永優子（訳）：拡大・代替コミュニケーション入門―医療現場における活用―，協同医書出版社，1996．
2) 堀口利之：気管切開とカニューレの選択．MB Medical Rehabilitation，**57**：187〜196，2005．
3) Dikeman KJ, Kazandjian MS：Communication and swallowing management of tracheostomized and ventilator-dependent adults, 2nd ed, Singular, 2003.
4) Tippett DC：Tracheostomy and ventilator dependency：Management of breathing, speaking, and swallowing, Thieme Medical Publishers, 2000.
5) Mason MF：Speech pathology for tracheostomized and ventilator dependent patients, Newport Beach, CA：Voicing！, 1993.

第7章 音声障害者の社会復帰

Speech-Language-Hearing Therapist

第7章 音声障害者の社会復帰

1 社会復帰の問題点

I 社会復帰の条件と当事者のニーズ

　社会復帰とは，一般的には「病気や事故などで従来の社会活動が困難になった人が，身体的な訓練や職業訓練によって再び社会人として活動できるようになること」（大辞林）とされている．社会復帰ということばには，病前あるいは事故前の状態に回復する，つまり元の社会的役割に復帰するという意味合いが強く出ている．音声障害では，治療により完全に治癒し，障害が残らずに社会復帰が可能な場合が多い．つまり，リハビリテーションというより治療医学における治療の範疇に入ることが多い．

　一方，障害が残存するような場合には，ICF（国際生活機能分類）によって社会復帰，社会参加について検討すると良い．ICFでは，個人の生活機能は健康状態と背景因子（環境因子と個人因子）との間の相互作用あるいは複合的な関係とみなされている（図7-1）[1]．健康状態とは，病気，変調などである．環境因子には個人にとって身近な環境と社会における公式または非公式なサービス，制度などの2つのレベルがある．個人因子とは性別，人種，年齢，職業などの個人の人生や生活の特別な背景である．同一の健康状態（たとえば声帯結節）であっても，環境因子（就労環境を変更できる職場かそうでない職場か）や個人因子（音楽の教師か英語の教師か）によって生活機能における活動制限・参加制約の度合いは異なる．したがって，個々の音声障害者における社会復帰の条件は，健康状態で

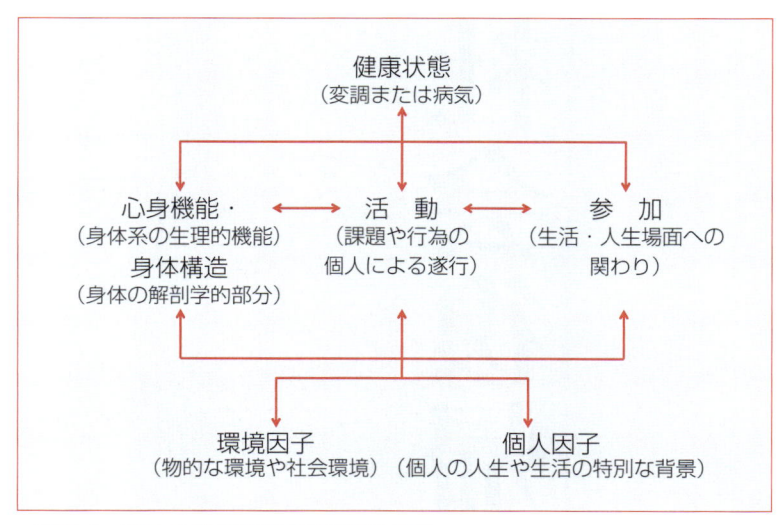

図7-1　ICFの構成要素間の相互作用[1]

表 7-1 声帯結節症例の ICF による整理

健康状態　　　　　　　　　　　　　　　　声帯結節

	肯定的側面	否定的側面
心身機能・身体構造	他の心身機能，身体構造は問題ない	両側声帯に硬い結節がある 重度の気息性嗄声である 高い声が出ない
活動	嗄声はあるが会話は可能である ピアノの演奏は可能である	音楽の授業で歌唱の指導ができない 長時間の授業はのどが痛くなりできない
参加	歌唱の指導以外の授業は，実施している	
環境因子	通院可能な範囲にある耳鼻咽喉科で言語聴覚士による音声治療が可能である 週1回程度の通院は可能である 夏休み期間中は，音楽の授業はない	音楽教師は1人しかいない 一度に40名ほどの音楽の授業を行わねばならない 音楽部の顧問で，ほぼ毎日指導しなければならない（夏休みも）
個人因子	32歳，女性 高校の音楽教師 4人家族（夫，4歳と2歳の男児） 職業継続の不安があるが，音声治療への意欲は高い	

　ある原因疾患，心身機能である音声障害の重症度，活動レベルのコミュニケーション障害の重症度，個人因子である性，年齢，職業，そして環境因子である音声障害の治療に精通した耳鼻咽喉科医や言語聴覚士（以下ST）へのアクセス環境，就労環境などの相互作用によって変化するので，否定的側面だけでなく肯定的側面を含めて総合的に評価を行う（**表7-1**）．

　いくつかの代表的音声障害を取り上げ，社会復帰・社会参加の条件と当事者のニーズについて具体的に記述していく．音声障害は治療により完全に治癒する場合も多い．声帯結節，声帯ポリープ，ポリープ様声帯などの声帯に器質的病変を有する多くの疾患は，手術的治療や音声治療によって正常声帯への回復とそれに伴う音声の回復がみられる．音声が正常な状態に回復すれば，当然のことながら病前の生活状態に復帰することができる．しかし，これらの疾患は日常的な音声酷使や喫煙などの生活習慣の問題が原因となるものであり，発声行動の変容，生活環境の改善がなければ，手術によって病変が消失しても再発する例が数多くみられる[2,3]．したがって，病前と同じ生活に復帰した後も病前とは異なる発声行動と生活環境のもとでの生活を維持する必要がある．音楽教師などは声の使用が職業継続のための必須要因となるため，歌唱に影響ないレベルまでの声の改善が必要となることが多い．

　反回神経麻痺は，声帯の固定位によって音声障害の重症度が異なる．正中位に固定している場合は，音声は正常から軽度の嗄声を呈する程度で，日常生活には支障を生じない場合が多い．しかし，副正中位から中間位で固定した場合は，発声時に声門が閉鎖せずに気息性嗄声から失声までの状態となる．大きい声が出ない，長く話すと疲れるという状態となり，日常生活に大きな支障をきたす．軽度の障害で職業的な音声使用者でない場合は，音声治療により改善を図り，日常生活に支障をきたさないレベルを目標とする．保存的治療では日常生活に支障をきたす場合は，喉頭形成術を施行することになる．声楽家でも十分な改善を示した例も報告されている[4]．

喉頭癌では発声機能が温存された場合と喪失した場合とでは，社会復帰・社会参加の状況は大きく異なる．喉頭が温存された場合でも嗄声を呈することが多く，音楽教師などのように歌うことが要求される職業に戻ることは困難が予想される．それ以外の場合は，日常生活は問題ない場合が多い．一方，喉頭摘出後のように発声機能が喪失した場合においては，食道発声やシャント発声，人工喉頭などの使用によるコミュニケーション活動への参加は可能だが，職業で使用するコミュニケーションレベルに到達するには相当の困難を有する場合が多い．このとき ICF でいう環境面へのアプローチ，つまり適切な代用音声の選択は重要である．大きな困難を有しながらも，食道発声によって市長としての職務を継続した辻一三氏（元佐世保市長）や漫談を行ったコロムビア・ライト氏，シャント発声の赤木家康氏（整形外科医）[5]や与謝野馨氏（元衆議院議員）などのように発声機能を喪失した後も代用音声の習得によって社会復帰・社会参加した事例もある．健康状態，心身機能・身体構造だけが生活機能を一次的に決定しない良い例である．

　機能性音声障害のなかの心因性音声障害は，家庭や職場，学校におけるストレスが引き金となり発症する．治療はストレスの原因の同定とその解決が治療の中心となるが，その解決そのものが社会復帰を可能とする．

2　動機づけと環境調整

　一般的に患者は病気が治り，元の生活に戻ることを願ってその治療に積極的に参加する．元の生活に戻ることができるという予測，希望が，治療や訓練，そして社会復帰への強い動機づけとなる．逆に社会復帰への動機づけが弱い場合は，治療や訓練への協力，取り組みが消極的・非協力的となる．動機づけをいかに図るかということは，ST として重要な取り組みである．社会復帰・社会参加への動機づけで重要なことは，治療終了後の社会参加のレベル評価（ゴール設定）とその説明である．とくに重度の音声障害の残存が予想される場合は，音声障害がありながらどのような社会復帰・社会参加が可能かということの説明と納得が必要となる．

　また，障害が残存する場合は周りとのコミュニケーションに支障をきたすことになり，家族や職場の上司・同僚などへの情報提供や助言，家庭環境，職場環境の改善などの環境調整が必要となることも多い．

　代表的障害にそって動機づけと環境調整について述べる．声帯ポリープ，ポリープ様声帯は手術的治療が選択されることが多いが，その術後の見通しを患者自身に把握してもらうことで，術後の安静に努めてもらうことができる．しかし，職場復帰を焦るあまり，早期より過度な発声をすると正常な音声に戻らないこともあり，注意を要する．声帯結節は職業的に声を乱用する患者が多いので，音声治療による効果がすぐに現れないことがある．このような場合には，仕事を休む，仕事内容を変える，転職などの環境調整が必要となる．手術例においても再発が多いので，難治例に実施するのと同様の環境調整を行う．

　反回神経麻痺の場合は，手術的治療により日常会話が可能となっても，大きい声が出ない，長く話すと疲れるなどの症状が残ることもある．マイクの使用や相手に近づいて話す，メモの使用などのコミュニケーションの取り方を工夫してもらうなどの代用的・代償的手段の利用の指導や情報提供が必要となる場合もある．

　喉頭癌では，喉頭摘出者の社会復帰が最も大きな問題となる．喉頭を摘出し，発声機構

を消失するということは，日常生活上の重要な要素である会話の機能を喪失するということを意味する．そのことの重大性を思うと将来に対する大きな不安を抱くことは当然であろう．声を失うという不安，ショック，怒りの状態から新たな人生を歩み出すためには，喉頭摘出後の障害を受容しなければならない．術前にも十分な説明はなされるが，術後の音声喪失状態を経験して初めて障害の受容と社会復帰への道が始まる．代用音声の獲得による社会復帰への予測が立つことは，社会復帰への強い動機づけとなるであろう．

　選択する代用音声の手段は，仕事内容と代用音声の獲得状況によって決定される．手の操作を要する代用音声（人工喉頭，気管食道瘻発声）は，両手の使用を要する仕事中は使用できない．比較的長い時間話す必要のある職業の場合は，気管食道瘻発声や人工喉頭を使用した方が良いことも多い．また，反回神経麻痺と同様に，マイクやメモを使用した確実なコミュニケーションの確立に関する指導も重要である．

　機能性音声障害のなかでも心因性音声障害は疾病利得がみられるため，「治りたい」，「声が出なくて困る」と訴えていても，深層では音声改善を願っていない可能性がある．心因が職場や学校，家庭にある場合は，心因の同定と解決への道筋を認識することが社会復帰への動機づけとなる．また，環境調整としては，職場，学校，家族などの関係者の協力を得るため，問題点の説明と本人への配慮などについて助言することも必要である．

第7章 音声障害者の社会復帰

2 社会復帰のための言語聴覚士の役割

　言語聴覚士（以下ST）による音声障害患者の社会復帰に対する取り組みは，患者を担当したときから始まる．耳鼻咽喉科初診時からの場合もあるし，治療方針が確定したときから，あるいは術後等の状態が安定したときからなど様々である．理想的には耳鼻咽喉科医の診察・検査が実施されている受診早期からSTも同席することができれば，音声治療や社会復帰への指導・助言がスムーズに進むと考えられる．STの臨床は，情報収集，評価（検査），訓練・指導，環境調整などから構成されている．臨床の経過にそって社会復帰に関連したSTとしての役割について述べる（**表7-2**）．

I 情報収集

　社会復帰に向けた指導を行う際に必要な情報には，耳鼻咽喉科医からの音声障害の原因，治療方針，予後予測に関する情報，患者本人からの職業，趣味，生活上の声の必要度の聴取などがある．可能ならば耳鼻咽喉科医による検査に同席して喉頭所見を確認すること，医師による患者・家族への説明（診断名，治療法など）を聞いておくことは，その後の訓練，指導，助言にとって有用である．また，社会復帰する場（家庭，地域，職場など）の情報は，家族，職場の上司や同僚から直接聴取し，社会復帰の条件を確認することと家族や職場の上司・同僚に情報提供を行う機会ともなる．

表7-2　臨床の各段階における社会復帰に関する取り組み

臨床の段階	社会復帰に関して言語聴覚士が実施する項目
情報収集	・原因疾患の予後予測，医学的治療法 ・職業，社会活動，趣味，声の必要度 ・職場・家庭・学校などの環境
評価	・検査の実施 ・情報と検査結果の統合 ・訓練計画の策定，音声治療の予後予測，短期目標・長期目標（ゴール）の設定と患者・家族への説明と同意
訓練・指導	・音声治療の実施 ・代用的コミュニケーション手段，補助的手段の適応判定と訓練・指導
環境調整	・職場環境，仕事内容の調整 ・代用的コミュニケーション手段，補助的手段の提案 ・社会保障制度などの情報提供

2 評価

　STは，空気力学的検査，聴覚印象による評価，声の能力に関する検査，嗄声の聴覚印象評価，患者自身の自己評価，音響分析による検査などを実施する．収集された情報と検査の結果を総合し，訓練計画，長期目標・短期目標の設定，予後予測を行うことになる．社会復帰という観点からは，長期目標（ゴール）の設定と予後予測が重要となる．適切なゴール設定は，ICFに基づく評価で設定すると良い．心身機能・身体構造，活動と参加，そして個人因子と環境因子について総合的に評価してゴール設定を行う．個人因子である職業，環境因子の職場環境は社会復帰の重要な要素である．しかし，本人の希望する復帰のレベルと評価に食い違いが生じることは多い．このときに本人が納得できるゴール設定を見つけ出すには，患者本人と共に考えるという姿勢と納得を得るまで待ち続ける時間が必要となる．

3 訓練・指導

　手術による治療がなされる場合は，術後の安静に対する指導が重要である．良性疾患の場合は早期に職場に戻る場合が多く，創傷治癒が完全でない時期に，過度に使用し始めると，音声が改善しない場合もあるので注意を要する．また，外来治療を行う患者では，仕事や通常の生活を送りながら治療を受けることになる．生活面で声の衛生に努め，再発や悪化に注意しながら，声帯病変の消失，正しい発声法の習得に努めてもらう．

　STは，声帯病変と音声の改善状態，声の使用に関する遵守項目の実行度，発声法の習得度を把握して，病前の生活と同程度のレベルに戻るタイミング，治療終了のタイミングを医師と相談する．

4 環境調整

　治療後も病前の音声レベルに改善しない，あるいは病前の生活を可能とする音声レベルまで改善しない患者の社会復帰において，環境調整はSTの役割として大きな割合を占める．職業的に音声酷使が問題になるときは，再発予防のため仕事内容の変更が必要となる．保育士，幼稚園教諭，学校教員の場合は，担当年齢・学年を変えることが可能かどうかを検討する．治療後の音声では元の仕事内容で働くことが困難であれば，仕事内容を変えることが可能かどうかを検討する．営業職であれば，事務職や声を必要としない部署への移動を職場の上司・同僚とも相談して調整する．元の職場での就労が困難であれば，転職等も検討しなければならない．声そのものを生活の中心的な道具とする患者においては，厳しい選択が必要とされる．その決定においては，生活そのものが大きく変わることになり，本人，家族への十分な情報提供が必要である．

5 喉頭摘出者への言語聴覚士の役割

　喉頭摘出者に対しては，術前から代用音声や生活面の変化などについて映像などを用い具体的に説明し，術後の社会復帰・社会参加へ向けた取り組みに積極的に取り組んでもら

うよう働きかけている．術後は代用音声の適応判断と習得訓練が実施されて，成果を上げているが[6,7]，STの関わりは十分なものではない．また，発声教室が開催されている患者会の紹介を行う．全国に喉頭摘出者の会があるので，日常的に連携・協力を図る．利用できる福祉制度に関する情報提供も重要である．主治医に身体障害者診断書を作成してもらい身体障害者手帳の交付（3級に該当）を受けること，生命保険等の申請，税の控除などについて説明する．

　STは手術前から手術後，そして退院した後の社会復帰・社会参加の時期にかけて患者本人や家族と密接な関係を持ちやすい立場にある．日常生活や趣味活動，職業などに関することの相談も受けやすい．STとしての専門的知識と社会福祉制度や地域の社会資源についての情報により，適切な助言ができるようにしておくことが求められる．

第7章 音声障害者の社会復帰

❸ まとめ

 1）ICF（国際生活機能分類）の構成要素間の概念図を用い，音声障害者の問題点の整理と目標設定を総合的に行う．健康状態，心身機能・身体構造，活動と参加，環境因子，個人因子の否定的側面と肯定的側面を整理することが重要である．

 2）音声障害が職業に影響する度合いによって社会復帰の条件は異なってくる．したがって，心身機能と個人因子の関係の調整は重要である．

 3）職業や日常生活に支障をきたす程度の音声障害が残存する場合は，物質的，社会的環境の調整が大切である．家族や職場の関係者などの理解促進，仕事内容の検討，職場環境の調整などを行い，社会復帰・社会参加の促進を行う．

 4）言語聴覚士（以下ST）は，治療初期から社会復帰までという長期間にわたって音声障害者の訓練・指導，助言，その他の支援を行う．本人・家族の持つ様々な不安や疑問に応えていくことも大きな役割である．

 5）喉頭摘出者は，音声の喪失だけでなく身体的・精神的苦痛を生じている．STは，術前からの代用音声の説明，術後の代用音声の選択と訓練，職場環境などの調整などに役割を果たさなければならない．しかし，少数ではあるが，声を失ったことで術後に喉頭摘出術を受けなかった方が良かったという方も存在する[8]．術後早期の代用音声の獲得は重要であり，STの役割は大きい．また，ピアカウンセリングと発声教室への参加という点から，患者会の紹介と日頃からの連携・協力はSTが果たすべき役割の一つである．

●文献

1) 障害者福祉研究会（編）：ICF 国際生活機能分類—国際障害分類改訂版—．中央法規出版，2002．
2) Béquignon E, et al.：Long-term results of surgical treatment of vocal fold nodules. Laryngoscope, Aug；**123**(8)：1926～1930. 2013.
3) 楠山敏行・他：声帯結節の臨床的検討．音声言語医学，**49**：149～154，2008．
4) 一色信彦：調律音声外科（あるテノール歌手における変則声帯麻痺の外科的治療）．喉頭，**25**：50～52，2013．
5) 赤木家康：喉頭・咽頭全摘出術後に期間—食道シャント術を受けて 私の発声経験．言語聴覚研究，**5**(3)：180～185，2008．
6) 小林範子：食道音声の訓練．音声言語医学，**39**：456～461，1998．
7) 西澤典子・他：喉頭摘出後の音声リハビリテーション—周術期音声指導の試み—．音声言語医学，**45**：66～67，2001．
8) 楠 威志，寺尾恭一，村田清高：当科における喉頭全摘術後患者のQOLの現状—近声会会員のアンケート調査から．耳鼻と臨床，**52**(補2)：140～145，2006．

column 保険診療（検査と治療）

音声障害の診療に関する診療報酬点数等を記載（**表 1 ～ 3**）する（診療報酬は 2 年に 1 回改定されるものであり，随時修正が必要である．本コラムの内容は，厚生労働省 HP「平成 26 年度診療報酬改定」に基づきまとめたものである）．

1．検査

- 喉頭内視鏡検査 600 点
- 喉頭ストロボスコピー検査 450 点
- 音声機能検査 450 点：嗄声等の音声障害について，発声の状態の総合的分析を行う検査であり，音域検査，声の強さの測定，発声時呼気流の測定，発声持続時間の測定を組み合わせて，それぞれ又は同時に測定するものをいい，種類及び回数にかかわらず，一連として 1 回算定する．
   ＊空気力学的検査はこれに含まれる．
- 音響分析 450 点：種々の原因による音声障害及び発音，構音，話しことば等の障害がある患者に対して，音声パターン検査または音声スペクトル定量検査のうち一方又は両方を行った場合に算定する．
- 筋電図 200 点

2．治療

音声障害は脳血管疾患等リハビリテーション料で算定する．

- 脳血管疾患等リハビリテーション料（Ⅰ）245 点
- 脳血管疾患等リハビリテーション料（Ⅱ）200 点
- 脳血管疾患等リハビリテーション料（Ⅲ）100 点

発症，手術又は急性増悪から 180 日以内に限り所定点数を算定する．

患者 1 人につき 1 日合計 6 単位（別に定める患者については 9 単位）まで算定できる．

実施単位数は，従事者 1 人につき 1 日 18 単位を標準とし，週 108 単位までとする．ただし，1 日 24 単位を上限とする（集団コミュニケーション療法の実施単位数を含む）．

表 1　施設基準

脳血管疾患等リハビリテーション料（Ⅰ）

専任の常勤医師が 2 名以上勤務している．専従の常勤理学療法士が 5 名以上，常勤作業療法士が 3 名以上，言語聴覚療法を行う場合は専従の常勤言語聴覚士が 1 名以上で合せて 10 名以上勤務している．専用の機能訓練室，言語聴覚療法を行う場合は専用の個別療法室 1 室以上を別に有している．言語聴覚療法のみを実施する場合は，専任の常勤医師が 1 名以上，専従の常勤言語聴覚士が 3 名以上勤務している．専用の個別療法室を有している．

脳血管疾患等リハビリテーション料（Ⅱ）

専任の常勤医師が 1 名以上勤務している．専従の常勤理学療法士が 1 名以上，常勤作業療法士が 1 名以上，言語聴覚療法を行う場合は専従の常勤言語聴覚士が 1 名以上で合せて 4 名以上勤務している．専用の機能訓練室，言語聴覚療法を行う場合は専用の個別療法室 1 室以上を別に有している．

脳血管疾患等リハビリテーション料（Ⅲ）

専任の常勤医師が1名以上勤務している．専従の常勤理学療法士，常勤作業療法士又は常勤言語聴覚士のいずれか1名以上勤務している．専用の機能訓練室，言語聴覚療法を行う場合は専用の個別療法室1室以上を別に有している．

集団コミュニケーション療法料（1単位）50点

患者1人につき1日3単位まで算定できる．
実施単位数は言語聴覚士1人あたり1日のべ54単位を限度とする．また，脳血管疾患等リハビリテーション又は障害児（者）リハビリテーションを併せて行っている従事者については，実施するリハビリテーションの単位数が，集団コミュニケーション療法3単位を疾患別リハビリテーション1単位とみなした上で，1日に概ね18単位，週に108単位を超えないものとする．

表2　脳血管疾患等リハビリテーション料の対象患者（特掲診療料の施設基準等　別表第九の五）

（ア）脳梗塞，脳出血，くも膜下出血その他の急性発症した脳血管疾患又はその手術後の患者
（イ）脳腫瘍，脳膿瘍，脊髄損傷，脊髄腫瘍その他の急性発症した中枢神経疾患又はその手術後の患者
（ウ）多発性神経炎，多発性硬化症，末梢神経障害その他の神経疾患の患者
（エ）パーキンソン病，脊髄小脳変性症その他の慢性の神経筋疾患の患者
（オ）失語症，失認及び失行症並びに高次脳機能障害の患者
（カ）難聴や人工内耳植込手術等に伴う聴覚・言語機能の障害を有する患者（音声障害，構音障害，言語発達障害，難聴に伴う聴覚・言語機能の障害又は人工内耳植込手術等に伴う聴覚・言語機能の障害を持つ患者）
（キ）顎・口腔の先天異常に伴う構音障害を有する患者
（ク）外科手術又は肺炎等の治療時の安静による廃用症候群その他のリハビリテーションを要する状態の患者であって，一定程度以上の基本動作能力，応用動作能力，言語聴覚能力及び日常生活能力の低下を来しているもの

表3　算定日数の上限の除外対象患者（別表第九の八）

1　失語症，失認及び失行症の患者

　高次脳機能障害の患者
　重度の頸髄損傷の患者
　頭部外傷及び多部位外傷の患者
　慢性閉塞性肺疾患（COPD）の患者
　心筋梗塞の患者
　狭心症の患者
　回復期リハビリテーション病棟入院料を算定する患者
　難病患者リハビリテーション料に規定する患者（先天性又は進行性の神経・筋疾患の者を除く）
　障害児（者）リハビリテーション料に規定する患者（加齢に伴って生ずる心身の変化に起因する疾病の者に限る．）
　その他別表第九の四から別表第九の七までに規定する患者であって，リハビリテーションを継続して行うことが必要であると医学的に認められるもの

2　先天性又は進行性の神経・筋疾患の患者

　障害児（者）リハビリテーション料に規定する患者（加齢に伴って生ずる心身の変化に起因する疾病の者を除く）

和 文 索 引

ア

アクセント法　116, 122
アテロコラーゲン声帯内注入　72
アテロコラーゲン声帯内注入術　70
アドヒアランス　83, 87
アレグロ　120
アンダンテ　120
あくび・ため息法　107

イ

医学的情報　152
医学的適応　153, 155
医療面接　52
胃酸分泌抑制薬　76
胃食道逆流症　91
移行部　8
息こらえ　104, 134, 137
息の支え　81
一方向弁　192
一色の喉頭マニュアルテスト　106
咽喉頭異常感　91
咽頭収縮筋　19
咽頭発声　155, 159

ウ

歌声　130
裏声　4
裏声様の高い話声位　98
運動学習理論　83

エ

永久気管口　136
詠唱法　113
延髄　13, 33
嚥下　134

オ

横隔膜　15, 130
表声　4

音響分析　139, 140, 88
音源　25
音質　24
音声の高さ　44
音声機能再建　164
音声訓練　77
音声言語　iii
音声再建手術　166
音声障害　24, 70, 122
音声衰弱症　123
音声喪失　151
音声治療　70, 80
音声治療単独での有効性　126
音声疲労　90
音声補助アプリ　152

カ

カニューレ　192
カニューレの誤挿入　180
カバー　26
カフ　192
下咽頭収縮筋　147
下喉頭神経　14
下唇　10
加齢性声帯萎縮症例　90
仮声帯発声　123
仮性クループ　24
家族指導　155
過緊張性発声障害　24, 65, 78, 123
歌手　130
歌唱　130
歌唱フォルマント　5, 12, 131
会話機能評価基準　142
開口法　107
開大期　55
開鼻声　27
解離性運動障害　123
外観の観察　52
外喉頭筋　19
外枝　14
外側輪状披裂筋　19

外転型痙攣性発声障害　35
外肋間筋　15
拡声装置　154
拡大・代替コミュニケーション　191
活動と参加　203
活動制限　196
患者教育　87
間接訓練　80
間接喉頭鏡　71
感情的側面　46
環境因子　196, 203
環境調整　198
鑑別診断法　126

キ

気管カニューレ　176
気管咽頭瘻形成術　166
気管孔からの雑音　155〜157, 160, 161
気管孔雑音　160
気管食道瘻　149
気管食道瘻発声　145, 147, 149, 152, 153, 161, 166
気管切開　176, 191
気管切開術　78
気管内肉芽形成　180
気息性　40, 41
気息性起声　107
気息性嗄声　98
気道食道分離　135
起声　104
基本周波数　4
機能性音声障害　24, 123
機能的側面　46
機能的要因　97
疑核　13, 33
逆流防止弁　168
弓状変形　30
吸引注入法　158
吸引法　158, 160
吸気発声　111

急性声帯炎　24
急性声門下喉頭炎　24
嗅覚　151
嗅覚障害　160
共鳴強調訓練　122
共鳴腔　iii, 11, 25, 27
胸郭　160
曲達内視鏡　38
筋ジストロフィー　35
筋緊張性発声障害　126
筋電図検査　139
禁止事項　89
緊急カード　152
緊急気管切開　177

ク

空気の取り込み　158
空気力学的検査　42, 88, 139
空気力学的評価　140
口パク　155

ケ

ケナコルト-A®　76
外科的治療　122, 70
系統的訓練　154
経口腔喉頭手術　71, 122
経内視鏡的喉頭手術　122
痙攣性発声障害　24, 66
携帯用会話補助装置　172
健康状態　196, 203

コ

コミュニケーション　iii
コミュニケーションボード　150
コミュニケーション医学　iii
コミュニケーション指導　151, 152
小声　162
呼気圧　20, 44
呼気流　iii
呼気流率　43
呼吸　130, 134
呼吸運動　15
呼吸筋　25
呼吸訓練　81, 104, 115

個人因子　196, 203
誤嚥防止機構　166
口蓋裂　27
口腔チューブ型　145
口腔チューブ型電気喉頭　137
口腔囁語　155, 159
口腔内圧　159
甲状咽頭筋　147
甲状腺癌　33
甲状軟骨　16
甲状軟骨形成術　73
甲状軟骨形成術Ⅰ型　74
甲状軟骨形成術Ⅱ型　74, 125
甲状軟骨形成術Ⅲ型　74
甲状軟骨形成術Ⅳ型　74
甲状披裂筋　19, 20
甲状披裂筋切除術　125
光電グロトグラフィー　55
肯定的側面　197
後部声門　8
後輪状披裂筋　19
高速度デジタルカメラ　55
高速度デジタル撮影　55
硬起声　103, 104, 111
硬起声の除去　107
硬性内視鏡　38, 39
喉摘者　151
喉摘者団体　152, 153
喉頭ストロボスコピー　55
喉頭マッサージ　107
喉頭横隔膜症　24, 32
喉頭蓋軟骨　17
喉頭癌　31, 65
喉頭筋電図検査　58
喉頭腔の観察　52
喉頭形成術　122
喉頭形成不全　24
喉頭原音　6, 134, 135, 137
喉頭効率　80
喉頭周囲筋の過緊張　98
喉頭全摘出術　134, 135, 151, 169
喉頭像　126
喉頭摘出者　151, 198
喉頭摘出者の会　202
喉頭摘出者発声訓練士　153

喉頭内視鏡　38
喉頭内視鏡手術　71
喉頭軟弱症　32
喉頭肉芽腫　24, 30, 77
喉頭乳頭腫　24, 31, 65
喉頭微細手術　70
喉頭麻痺　24
喉頭枠組み手術　122
構音　130
声の安静　87, 92
声の衛生指導　76, 86
声の大きさ　3, 5, 20, 96
声の緊張度　96
声の誤用　86, 89
声の効率　12
声の持続　24
声の高さ　3, 4, 20, 24, 88, 96
声の高さの検査　43
声の強さ　24, 44, 88
声の強さの検査　43
声の長さ（持続）　3
声の能率指数　43
声の配置法　109
声の響き　96
声の翻転　98
声の乱用　86, 89
国際生活機能分類　196, 203

サ

最長発声持続時間　5, 42, 139
参加制約　196
3質量モデル　10

シ

シドフォビル　76
シャント発声　161, 198
ジストニア　125
子音注入法　158
指圧法　104, 107, 111
視診　52
試験的音声訓練　100
自覚的評価　139
自覚的評価方法　44
自己洞察　124
自動反射的な運動　107

時間情報　2
社会参加　196
社会的－感情的ドメイン　49
社会復帰　196
主観的評価　40, 41
周波数情報　2
習得率　158
重症筋無力症　35
縦隔気腫　180
小角軟骨　17
症状対処的音声訓練　100, 122
症状（病態）対処的訓練　82, 97
障害者基本法　170
障害者総合支援法　170
上気道狭窄　189
上喉頭神経　14
上喉頭神経麻痺　33
上唇　10
情報提供　151, 152
食道癌　33
食道再建手術後　161
食道入口部　158, 160
食道発声　145, 147, 148, 153, 161, 198
心因性音声障害　24, 78, 123, 126
心因性失声症　24, 34, 65, 123
心身機能　197, 203
身体構造　203
身体障害者　170
身体障害者診断書　202
身体障害者手帳　152, 170, 202
身体障害者福祉法　170
身体的－機能的ドメイン　49
身体的側面　46
振動感覚　118
深層　8
診断補助　126
新声門　147, 160～162
新声門部　158, 161
人工呼吸　192
人工喉頭　155, 198
人工喉頭発声　145

ス

ストロボスコピー　40

水分補給　87, 91

セ

生活の質　iii
生活機能　196
生活習慣の修正　87
成功率　158
声位　4
声域　4, 88
声楽教師　131
声区　4, 96
声質　5, 96
声質（音色）　3
声帯　134
声帯ポリープ　24, 63
声帯の振動数　43
声帯萎縮　30, 78
声帯運動麻痺　33
声帯炎　63
声帯結節　24, 63, 77
声帯上皮過形成症　31, 65
声帯振動パターン　11
声帯靱帯　8, 18, 26
声帯突起間距離　102
声帯嚢腫　65
声帯嚢胞　30
声帯瘢痕症　65
声帯麻痺　63
声帯溝症　31, 64
声道　iii, 6, 155
声門音源出力　80
声門下圧　6
声門下圧測定　43, 140
声門下型　31
声門下狭窄　32
声門開大訓練　107
声門開大術　78
声門型　31
声門上型　31
声門上部過収縮　102
声門体積流　6
声門抵抗　6, 43
声門閉鎖を促進する訓練　104
声門閉鎖を緩める訓練　104
声門面積　56

性同一性障害　25
咳払い　78, 91
舌骨下筋群　19
舌骨甲状膜　18
舌骨上筋群　19
舌突出法　107
絶対安静　92
前交連腱　8
前部声門　8

ソ

咀嚼法　107
粗糙性　40, 41
粗糙性嗄声　98
相対的な安静　92

タ

ためいき　162
他覚的評価　139
待機的気管切開　176
大脳皮質中心前回　13
代替行動　89
代用音声　151, 152, 199
代用的・代償的な手段　198
短期目標　201
男性ホルモン　34
弾性円錐　8, 18

チ

チューイング法　107
チューブつき（口内型）電気式人
　工喉頭　157
チューブ発声法　109
中間層　8
注入法　158
長期目標（ゴール）　201
聴覚フィードバック　13
聴覚心理的判定法　139
聴覚心理的評価　40
直接訓練　80
直達喉頭鏡手術　70

ツ

通過障害　152

テ

低緊張性発声障害　24, 65
低量持続吸引器　186
転換　123
電気グロトグラフィー　54
電気喉頭　145
電気式人工喉頭　146, 152, 155, 157
電子内視鏡　38

ト

トーキングエイド　152
トリアムシノロンアセトニド　76
トリル　109
ドロップアウト　82
努力性　40, 41
頭位変換法　104, 107, 111
動機づけ　198
動機づけ面接法　87
動力源　iii, 25

ナ

内喉頭筋　18
内枝　14
内視鏡検査　88
内転型痙攣性発声障害　34, 125
軟起声　107
軟性内視鏡　38, 39

ニ

2質量モデル　10
二重声　98
日本喉摘者団体連合会（日喉連）　153
日常生活用具　170

ネ

音色　5
粘弾性　86
粘膜下口蓋裂　27
粘膜固有層　25
粘膜固有層浅層　8

ノ

のど詰め発声　96, 103

ハ

波形の周期の変動性　41
波形の振幅の変動性　41
場面依存症状　124
肺癌　33
発声　130
発声の効率　140
発声機構　25
発声機能拡張訓練　116
発声機能拡張訓練法　122
発声機能検査　44, 102
発声行動の変容法　80
発声時の随意呼吸パタン　116
発声時呼気流率　42, 44
発声障害　24
発声努力　154
発話速度　154, 157
針電極　60
反回神経　14
反回神経麻痺　24, 78
半遮蔽声道エクササイズ　110
般化　102

ヒ

ビデオ喉頭手術　70
ピッチ　4
ピッチ障害　123
皮下気腫　180
皮膚電動型　145
否定的側面　197
披裂筋　19
披裂軟骨　17
披裂軟骨脱臼　24
披裂軟骨内転術　73
鼻咽腔の観察　52
鼻咽腔閉鎖不全　27
筆談　150

フ

ファイバースコープ　38
ファルセット　4
フーリエ変換　140
フォルマント　11
フォルマント周波数　3
フォルマント同調　110
フライ発声　98
フレージング　154, 157
プッシング動作　104
プッシング法　104
プロヴォックス　162
笛式人工喉頭　137, 145, 157
副腎皮質ステロイドホルモン　75
腹式呼吸　160, 162
腹式発声法　122

ヘ

β-インターフェロン　76
ベック抑うつ質問票　62
ベルヌーイ効果　9, 25
平均呼気流率　102
閉鎖期　55
閉小期　55
閉鼻声　27
変声障害　66, 112, 123

ホ

ホイッスル　4
ホルモン音声障害　113
ボイスプロテーゼ　149, 161, 162, 168
ボーカルフライ　4
ボツリヌストキシン治療　125
ボツリヌストキシン注射　72, 141
ボディ　26
ポリープ様声帯　63
保湿性　86
保存的治療　70, 122
補助制度　152
補装具　170
包括的音声訓練　100, 122
包括的訓練　82, 97
本態性振戦　66

マ

マスキング法　115
マルチキモグラフ　56

ミ

ミネソタ多面人格目録　61

ム

無喉頭　151
無喉頭コミュニケーション　152
無喉頭音声　134, 151, 152, 154, 155
無喉頭音声訓練　151, 153, 154
無名動脈からの出血　181
無力性　40, 41

メ

メンテナンス　162
迷走神経　14
迷走神経麻痺　33

モ

問診（医療面接）　88

ヤ

薬物療法　70

ユ

ゆらぎ　41
有響音　78
有鉤針金電極　60
遊離縁　30

ヨ

予後予測　200, 201

ラ

ラインケ腔　25
ラインケ浮腫　63
ラリンゴマイクロ手術　70
ラルゴ　120
乱用　29

リ

両側声帯間の衝撃応力　80
輪状咽頭筋　147
輪状甲状間穿刺　176
輪状甲状関節　17
輪状甲状筋　18, 20
輪状甲状靱帯　18
輪状軟骨　16
輪状披裂関節　17

レ

練習条件　84
練習中のフィードバック　84

ロ

ロンバール（Lombard）現象　115

ワ

話声位　4, 43

欧文索引

A

AC/DC 比　43
Accent Method　116
aero-dynamic theory　119
alaryngeal　151
APQ　42
asthenic　40
【a ha】体験　84

B

BDI　62
Beck Depression Inventory　62
breathy　40

C

CMI　61
CMI 健康調査表　61
Confidential voice　90

Cornell Medical Index-health questionnaire　61

D

DSM-5　34
duration　24
dystonia　34

E

EGG　54
electro-glotography　54

G

Galen 吻合枝　14
GERD　91
grade　40
GRBAS 尺度　40, 139

I

ICD-10　34
ICF　196, 203
intensity　24, 44

J

jitter　41

K

Kayser-Gutzmann 法　112

L

Lessac-Madsen Resonant Voice Therapy　116
Lessac-Madsen 共鳴強調訓練　116

M

messa di voce　118
MFR　102
MMPI　61
Motivational Interview　87
MPT　42

O

OQ　55

P

PGG　55
photo-electrical plottography
　　55
pitch　24, 44
POMS　62
PPQ　41
Profile of Mood States　62

Q

QOL　44
quality　24

R

Reinke's space　25
resonant voice　118
rough　40

S

SDS　49, 61
Self-rating Depression Scale　61
semi-occluded vocal tract
　　exercise　110
shimmer　41
shunt 発声　161
SQ　55
strained　40

T

total laryngectomy　151

V

VHI　45, 143
VHI-10　47
vocal function exercise　113, 116
Voice Handicap Index　45, 143
voice onset time（VOT）　161
Voice-Related Quality of Life
　　143
V-RQOL　45, 48, 143

W

Weleminsky 法　112
Werner 症候群　32

【編者略歴】

大森 孝一(おおもり こういち)

1985 年	京都大学医学部卒業
1991 年	京都大学医学部耳鼻咽喉科助手
1993 年	レノックスヒル病院（New York, 米国）研究員
1996 年	西神戸医療センター耳鼻咽喉科診療科長
2002 年	京都大学大学院医学研究科耳鼻咽喉科・頭頸部外科講師
2003 年	福島県立医科大学医学部耳鼻咽喉科学講座教授
2010～2012 年	福島県立医科大学附属病院副病院長
2015 年～	京都大学大学院医学研究科耳鼻咽喉科・頭頸部外科教授

言語聴覚士のための音声障害学　　ISBN978-4-263-21273-8

2015 年 9 月 25 日　第 1 版第 1 刷発行
2020 年 10 月 10 日　第 1 版第 4 刷発行

編　者　大　森　孝　一
発行者　白　石　泰　夫
発行所　医歯薬出版株式会社

〒113-8612　東京都文京区本駒込 1-7-10
TEL.（03）5395-7628（編集）・7616（販売）
FAX.（03）5395-7609（編集）・8563（販売）
https://www.ishiyaku.co.jp/
郵便振替番号　00190-5-13816

乱丁，落丁の際はお取り替えいたします　　印刷・教文堂／製本・皆川製本所
© Ishiyaku Publishers, Inc., 2015. Printed in Japan

本書の複製権・翻訳権・翻案権・上映権・譲渡権・貸与権・公衆送信権（送信可能化権を含む）・口述権は，医歯薬出版(株)が保有します．

本書を無断で複製する行為（コピー，スキャン，デジタルデータ化など）は，「私的使用のための複製」などの著作権法上の限られた例外を除き禁じられています．また私的使用に該当する場合であっても，請負業者等の第三者に依頼し上記の行為を行うことは違法となります．

JCOPY ＜出版者著作権管理機構　委託出版物＞

本書をコピーやスキャン等により複製される場合は，そのつど事前に出版者著作権管理機構（電話 03-5244-5088，FAX 03-5244-5089，e-mail：info@jcopy.or.jp）の許諾を得てください．